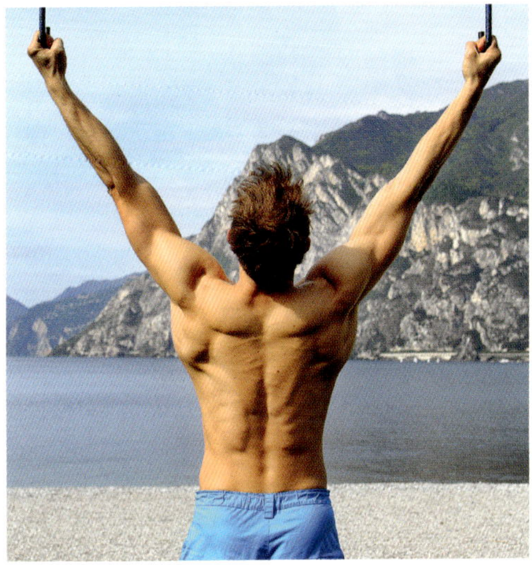

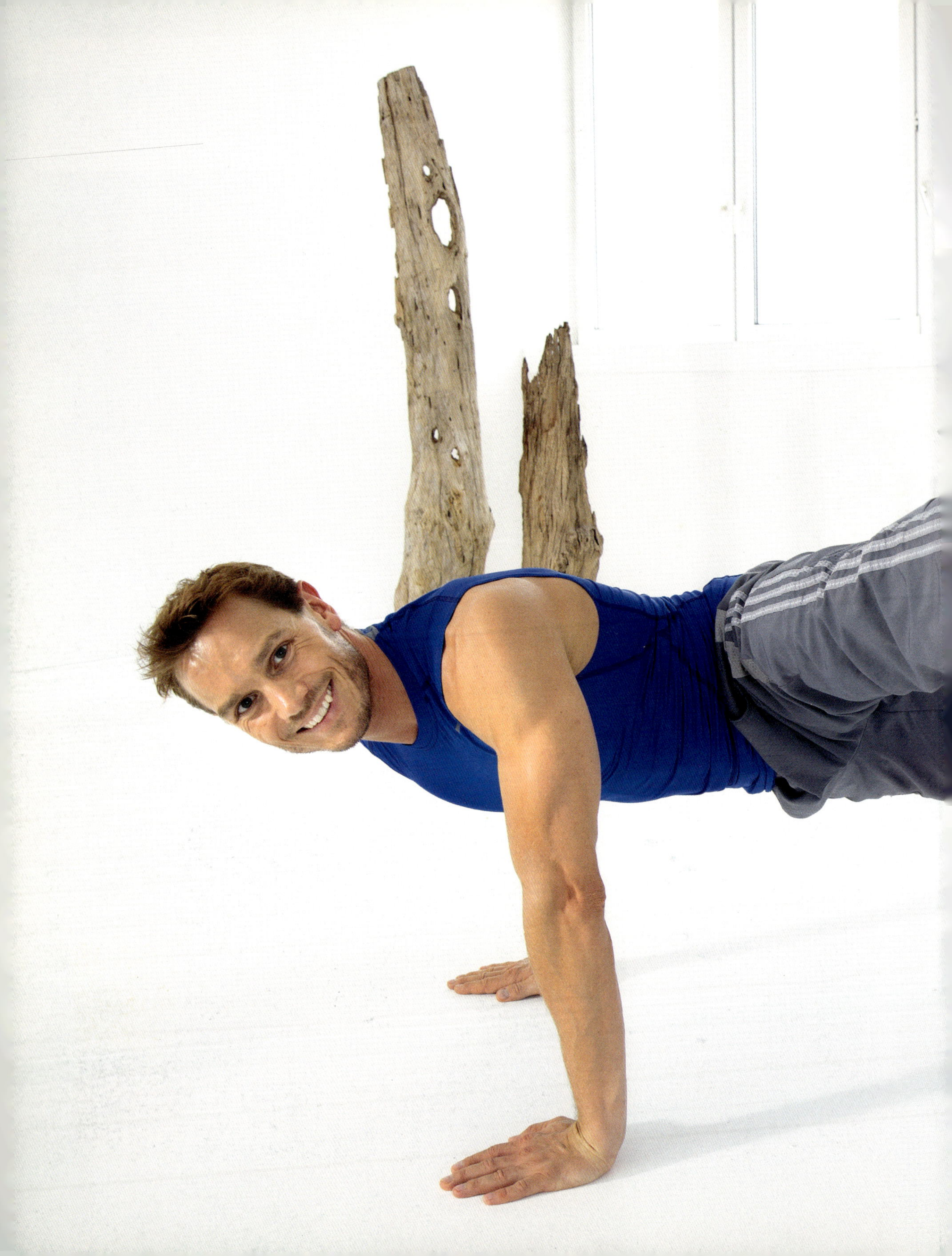

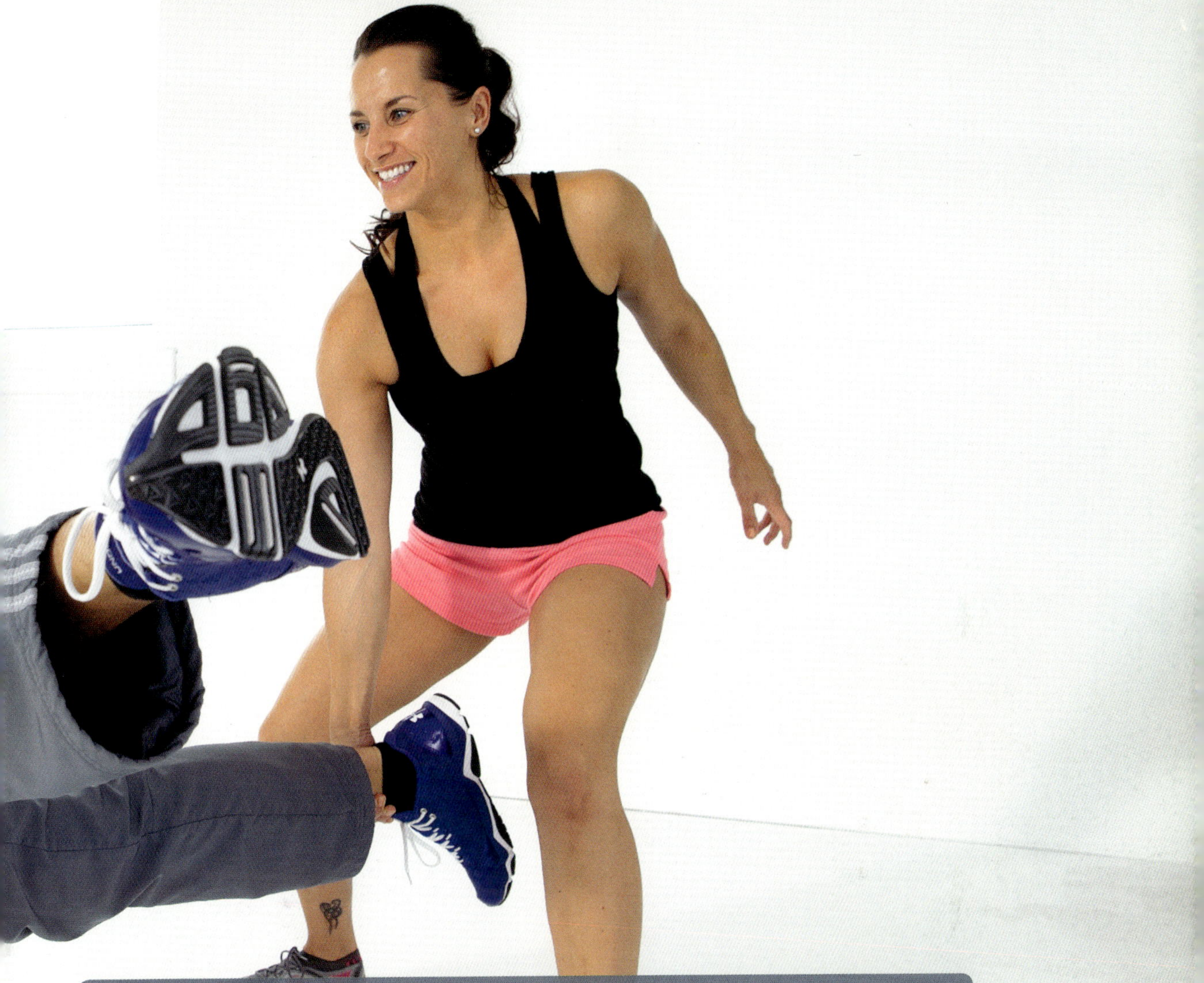

Der Muskel-Guide ohne Geräte

blv

Trainieren mit dem eigenen Körpergewicht

Dr. Daniel Gärtner

Was Sie in diesem Buch finden

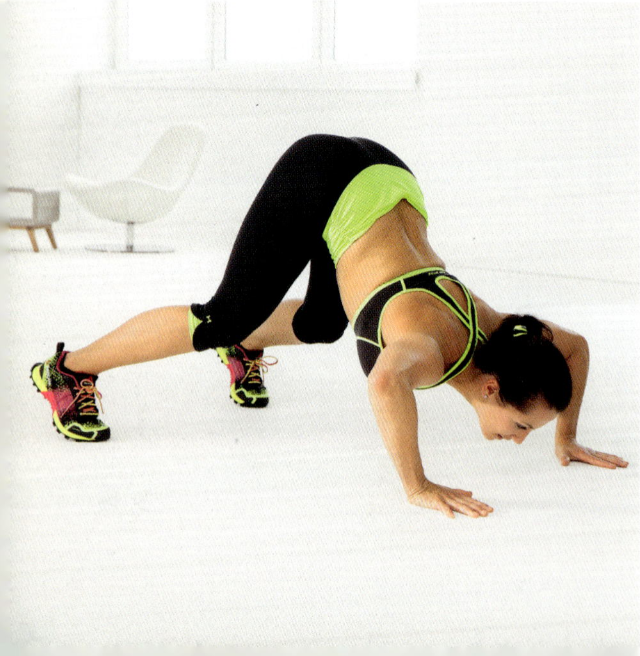

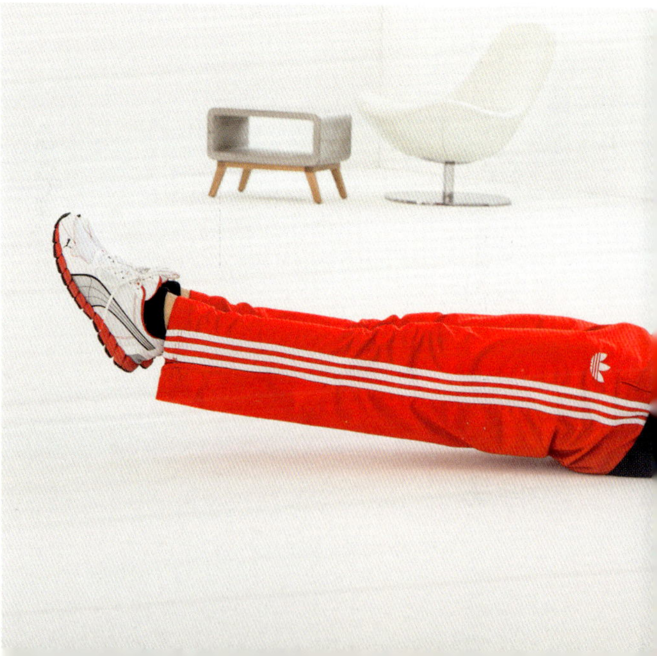

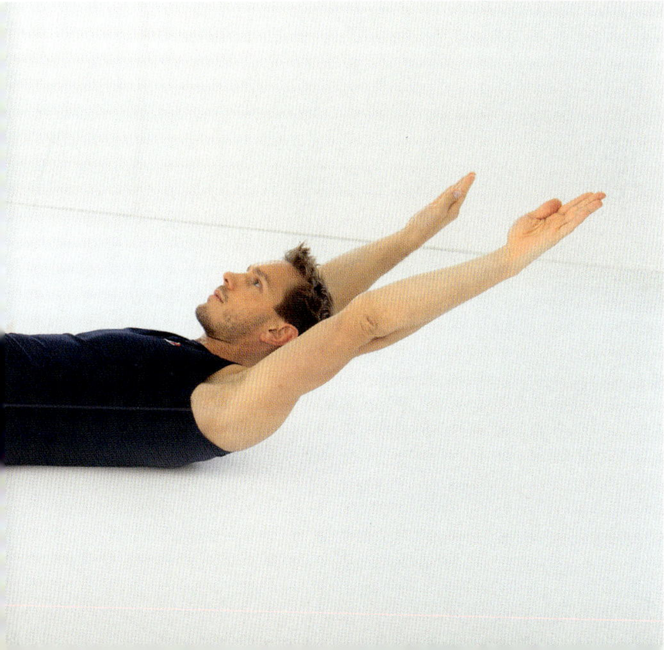

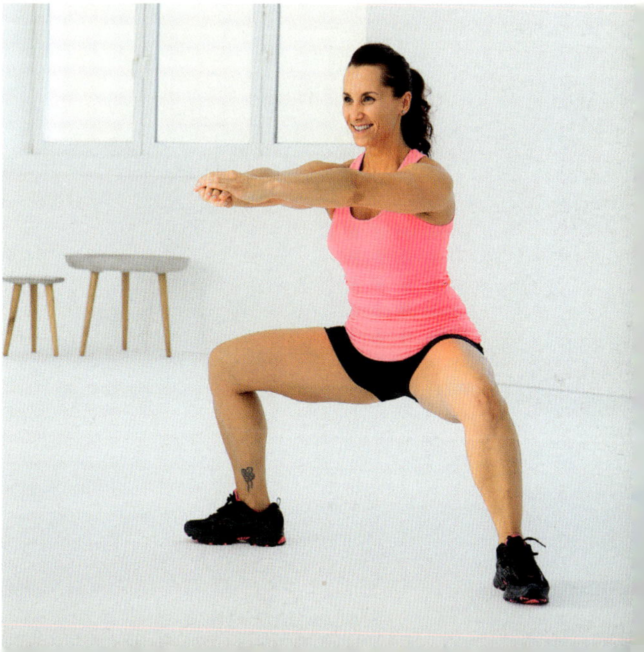

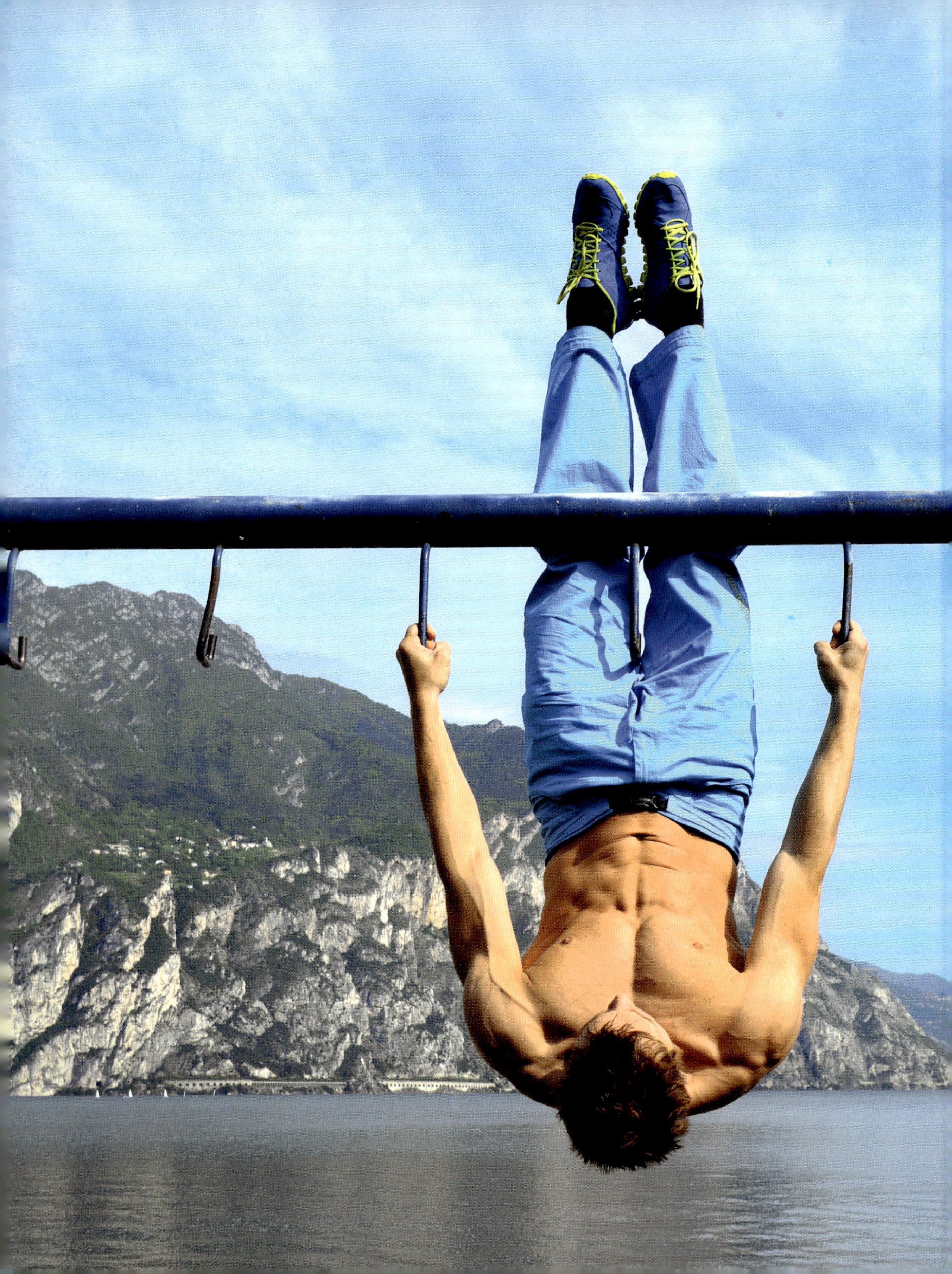

Bodyweight-Training ist IN

Der menschliche Körper ist das perfekte Fitnessgerät, das mit seinen Bewegungsarten und Belastungsmöglichkeiten jede hoch technisierte Fitnessmaschine in den Schatten stellt. Sie können mit Ihrem eigenen Körpergewicht äußerst flexibel und effektiv trainieren und das an jedem beliebigen Ort. Dazu benötigen Sie keine teuren Geräte, sondern nur den Willen, die Idee und einen auf Sie ausgerichteten Trainingsplan, der Ihnen die Richtung zeigt.

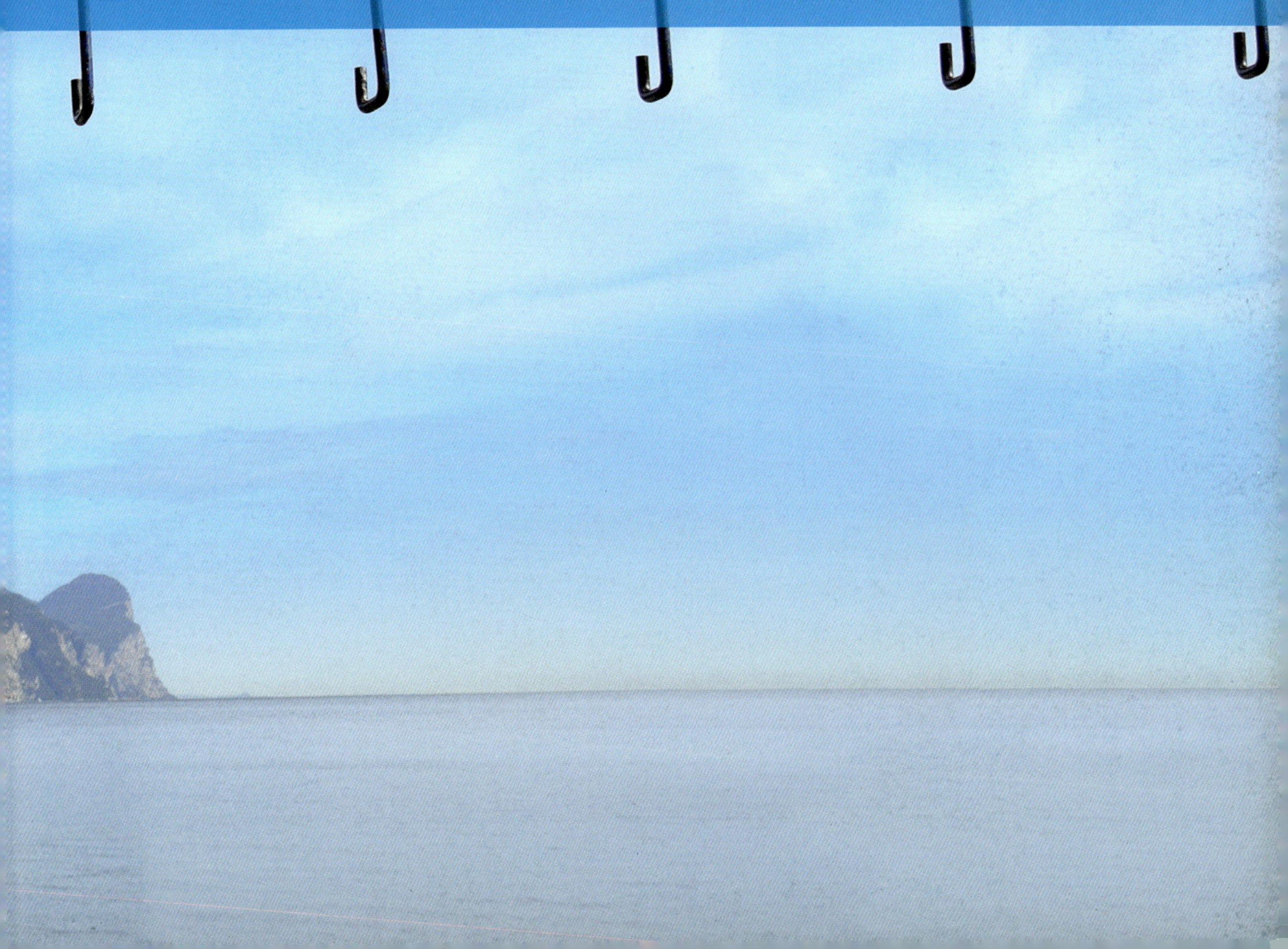

Bodyweight-Training

Die Entwicklung der Fitness mit ihren vielfältigen Erscheinungsformen und Komponenten gehört seit Jahrzehnten zum festen Bestandteil eines gut strukturierten Trainingskonzepts. Besonders dem Krafttraining wurde seitens der Sportwissenschaft in den letzten Jahren eine immer wichtigere Rolle zugeschrieben. Darum ist Krafttraining für jeden, egal ob Hobbysportler oder Hochleistungsathlet, wichtig und kann auf einfache Art und Weise gestaltet und mit anderen Inhalten kombiniert werden.

Vorteile durch unsere Anatomie

Um Kraft zu trainieren, ist keineswegs der Einsatz von hoch technisierten Maschinen nötig. Die menschliche Anatomie bietet uns nahezu unbegrenzte Übungsmöglichkeiten und Variationen, die in der Gesamtheit weitaus komplexer sind als das isolierte Training an solchen Geräten. So haben Sie die Möglichkeit, Ihr Training ganz nach Ihren Wünschen und Zielen zu gestalten.

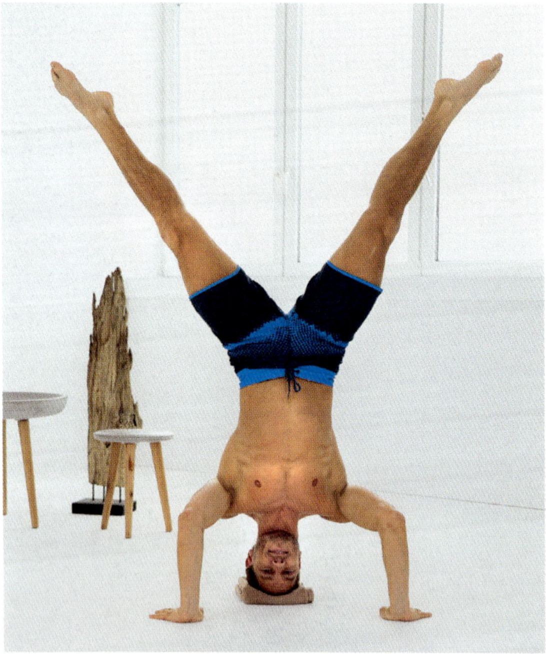

Mit dem Fortschritt steigt Ihr Übungsrepertoire.

Soll die allgemeine Fitness verbessert werden, kombinieren Sie Kraft- und Ausdauerübungen miteinander. Liegt der Fokus auf der Ausbildung der Muskulatur, werden Sie vermehrt schwerere Übungen durchführen. Wollen Sie hauptsächlich die Ausdauer oder Schnelligkeit verbessern, greifen Sie vorwiegend zu athletischen Cardio-Elementen. Durch die vielseitigen Bewegungen, die uns die Gelenke ermöglichen, sind Sie in der Lage, nahezu jede Muskelgruppe durch verschiedenste Übungen zu trainieren. Jedes Strecken, Beugen, Heben, Senken oder Drehen verschiedener Extremitäten oder Körpersegmente wird von dafür zuständigen Muskelgruppen durchgeführt. Diese Muskeln können ganz gezielt und einfach mit dem eigenen Körpergewicht trainiert werden.

Einfacher Einstieg möglich

Der Einstieg in das Training ist sehr leicht, denn je nach Leistungsstand und Erfahrung können nahezu alle Übungen in verschiedene Schwierigkeitsstufen eingeteilt werden. Schon alleine durch die Verlagerung des Schwerpunkts nach vorne, zur Seite oder nach hinten kann die Intensität einer Übung verändert werden. Darüber hinaus können durch veränderte Körperstellungen mehrere Muskelgruppen in die Übungen einbezogen oder aber ausgeschaltet und isoliert trainiert werden.

Sie sehen also, dass der menschliche Körper durch seinen anatomischen Aufbau einen umfassenden Bewegungsschatz bietet, der Übungen für jede Muskelgruppe und jeden Leistungsstand beinhaltet. Deshalb kann durch das Training mit dem eigenen Körpergewicht die Übungsintensität individuell angepasst werden.

Die Vorteile liegen auf der Hand

Das sogenannte Bodyweight-Training, also das Training mit dem eigenen Körpergewicht, ist darüber hinaus für Sie ideal, da es Ihnen räumliche und zeitliche Freiheiten lässt. Sie sind nicht an ein Fitness-Studio gebunden, brauchen keine Kurse zu besuchen und müssen auch nicht in teures und sperriges Equipment investieren. So reduziert sich das Verletzungsrisiko durch etwaige Überlastungsschäden mit zu hohen Gewichten, da die Muskulatur mit dem eigenen Körpergewicht ökonomischer und funktioneller arbeitet. Schnell wird man im Fitnesscenter dazu verleitet, sich an immer schwerere Gewichte heranzuarbeiten, obwohl das physiologische Leistungsvermögen dies vielleicht noch gar nicht zulässt. Gerade bei jüngeren Anfängern kann so ein Verhalten immer wieder beobachtet werden. Durch gegenseitige Konkurrenz legt der oft unerfahrene Hantelathlet von Satz zu Satz immer mehr Gewicht auf, bis dies dann im schlimmsten Fall mit einem Muskelriss endet.

Durch das Trainieren mit dem eigenen Körpergewicht werden diese zu starken Reize bis auf ein Minimum reduziert. Zudem wird durch das komplexe Muskelzusammenspiel von Bodyweight-Übungen ein sensibles Körpergefühl aufgebaut.

Das Trainieren mit dem eigenen Körpergewicht bietet Ihnen aber noch viele weitere Vorteile. Neben der örtlichen und zeitlichen Freiheit bleiben Ihnen starre Blicke, beispielsweise von anderen Studiobesuchern, erspart. Sie müssen auch keine langen Fahrten in Kauf nehmen und können nach dem Training bequem zu Hause duschen. Und egal, ob Sie alleine oder mit Freunden in der Gruppe trainieren, Sie können das Training jederzeit unterbrechen und kleine Pausen einlegen. Falls Sie einmal auf Reisen sind oder spontan an einem schönen Ort in der freien Natur trainieren wollen, können Sie mit Ihrer Trainingseinheit einfach loslegen – im Hotelzimmer, am Strand, auf Ihrer Terrasse oder auch ganz einfach zu Hause in Ihrem Wohnzimmer.

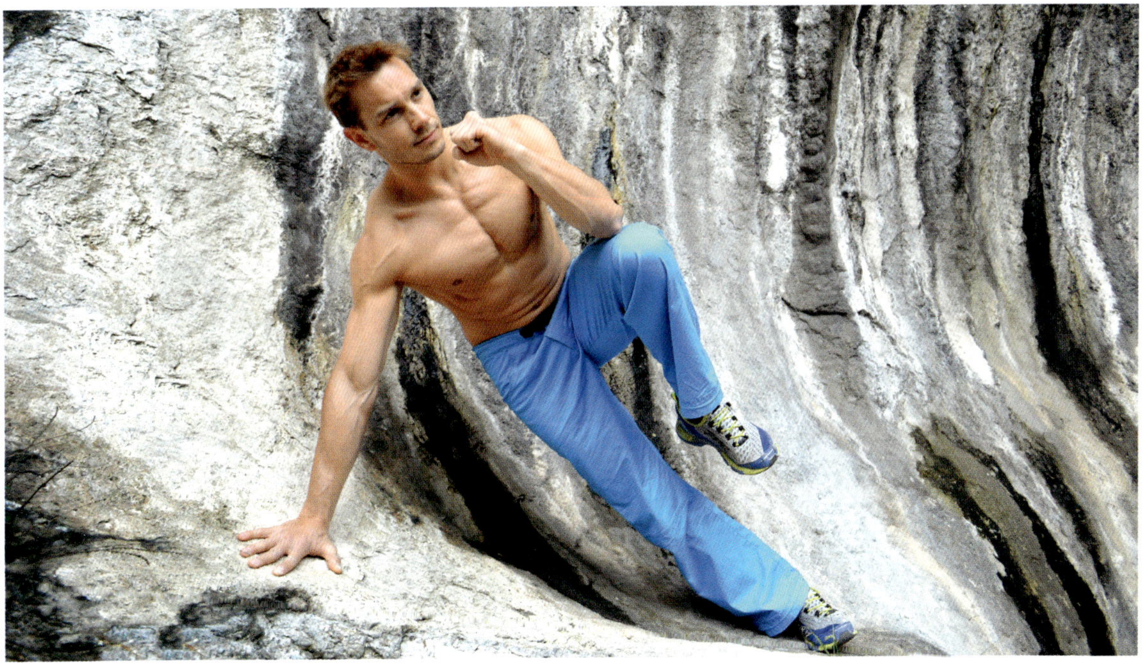

Ein Training im Freien sorgt für Abwechslung und kann fast überall schnell und unkompliziert durchgeführt werden.

Kleine Historie des Krafttrainings

Die Entwicklung eines starken und ästhetischen Körpers geht weit in die Menschheitsgeschichte zurück und ist fest in den verschiedenen Epochen menschlicher Entwicklung verankert. Häufig als Vorbereitung auf Kriegs- und Kampfhandlungen durchgeführt, fand in Griechenland durch die Olympischen Spiele ein Wandel mit sportlichem Hintergrund statt. Um bei den Spielen Vorteile für sich zu verbuchen, trainierten die ersten Olympioniken ihre Muskeln durch Kräftigungsübungen. Dabei wurde meist das eigene Körpergewicht eingesetzt, an Seilen gezogen und geklettert oder Zusatzgewichte aus Holz, Stein oder Eisen wurden als Hilfsmittel verwendet. Ein starker und ausgebildeter Körper galt bereits damals als Statussymbol, mit dem heroische Eigenschaften verbunden wurden. Ein gezieltes Krafttraining war gerade in Zweikampfsportarten, wie beispielsweise dem griechischen Pankration, einer Mischung aus Boxen und Ringen, besonders wichtig. Neben den technischen Fertigkeiten entschieden nicht selten Kraft und das Durchhaltevermögen über Sieg und Niederlage.

Entwicklung des Sports in der Neuzeit

Die Ausbildung eines sportlichen und starken Körpers unterlag im Laufe der Menschheitsgeschichte einem stetigen Wandel. Gerade im Mittelalter waren körperliche Betätigungen meist nur den Rittern oder kriegsführenden Schichten vorbehalten. Auch in den darauf folgenden Epochen geziemte es sich nicht, sich körperlich zu betätigen. Geradezu als unschick galt beispielsweise ein maskuliner Körper zu Zeiten des Sonnenkönigs um 1715.

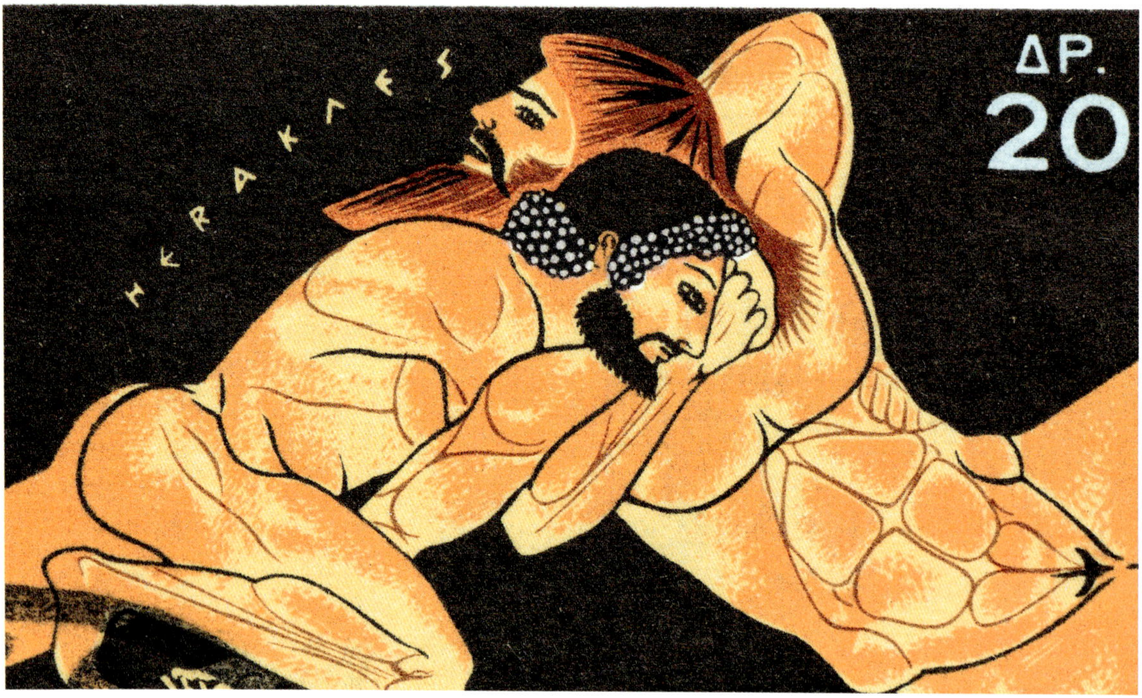

Bereits in der Antike wurde dem Krafttraining ein hoher Stellenwert zugeschrieben, um seinen Gegnern überlegen zu sein.

Erst ein Jahrhundert später etablierte sich mit den Philanthropen der Begriff **Sport**. Insbesondere der Philosoph Jean-Jacques Rousseau und der Pädagoge Johann Heinrich Pestalozzi trugen zur Etablierung körperlicher Betätigungen in der Gesellschaft bei. Das Zeitalter der Aufklärung mit seinen offenen und liberalen Ansichten bildete dabei einen wichtigen gesellschaftlichen Hintergrund. Der antik-lateinische Leitsatz »mens sana in corpore sano« – in einem gesunden Körper steckt ein gesunder Geist – erfuhr zur dieser Zeit eine Wiedergeburt.

Um 1811 trug Friedrich Ludwig Jahn wesentlich zur Entwicklung des Sports bei. Durch seine Turnbewegung, die Leibesübungen an Geräten, Schwimmen, Wandern und Fechten beinhaltete, wandelte sich die Einstellung der Bevölkerung zur Körperlichkeit und bereitete den Weg für den modernen Sport.

Bodybuilding um 1900

Im Laufe der folgenden Jahrzehnte entwickelte sich ein Körperbild, das das athletische Ideal der alten Griechen neu aufleben ließ. Durch Eugen Sandow erfuhr dieser Körperkult um 1890 eine Renaissance, weshalb er in vielen Literaturwerken als Erfinder des Bodybuildings gilt. Aber erst mit der modernen Weiterentwicklung des Krafttrainings in den frühen 60er- und 70er-Jahren des 20. Jahrhunderts wurde das Muskeltraining im Sport zunehmend populärer. Anfangs fand diese Art des Trainings wenig Anklang, denn dass diese Übungen auch einen Nutzen für »echte« Sportler haben sollten, war hinter den großen, aufgepumpten Männern nur schwer zu erkennen. Deshalb wurde damals das Krafttraining häufig als reines »Bodybuilding« oder »sich zur Schau stellen« zu Unrecht diskreditiert.

Mit der Zeit erkannten jedoch viele bekannte Sportler und Schauspieler das Potenzial dieser neuen Bewegung. Immer mehr Menschen erkannten, dass durch ein regelmäßiges Krafttraining nicht immer nur enorme Muskelmassen aufgebaut werden müssen. Vielmehr sollte der Muskelapparat durch Kräftigungsreize stabilisiert und leistungsfähiger werden. Sportwissenschaftliche Untersuchungen bestätigten in den 80er- und 90er-Jahren zunehmend den Sinn und Nutzen des Krafttrainings als Ergänzung zum regulären Sportprogramm. Dabei konnten nicht nur die positiven Wirkungen auf die sportliche Leistungsfähigkeit hervorgehoben werden, sondern auch der gesundheitliche Mehrwert eines regelmäßigen Kräftigungstrainings. So hat also das Krafttraining einen festen Platz eingenommen, denn starke Muskeln bilden den Motor des Körpers, der die Leistung eines Menschen wesentlich bestimmt, den Energiestoffwechsel positiv beeinflusst und koordinative Steuerungsprozesse ökonomisiert.

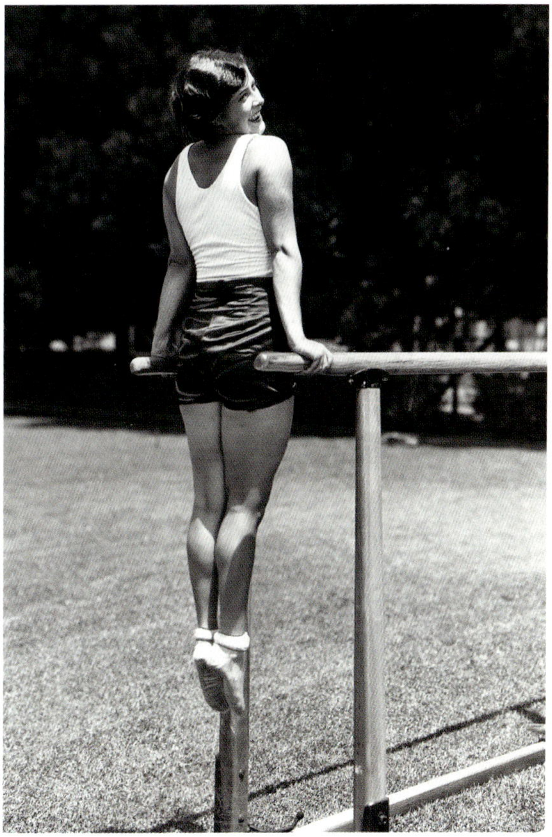

Ein neuer Zeitgeist brachte ein verändertes Körperideal.

Fitnesstraining liegt im Trend

Die körperliche **Fitness** setzt sich aus den Komponenten Ausdauer, Kraft, Schnelligkeit und Beweglichkeit zusammen und wird häufig durch koordinative Fähigkeiten wie etwa Gleichgewicht, Orientierung, Kopplung, Reaktion, Anpassung oder Umstellung beeinflusst. In früheren Jahren wurde Fitnesstraining hauptsächlich als Zusatztraining zur Verbesserung der Leistung in einer bestimmten Sportart durchgeführt. Ästhetische und gesundheitliche Ziele wurden eher von einer Minderheit verfolgt.

In der heutigen Zeit erfährt der Begriff Fitness jedoch einen enormen Wandel. Einerseits ist es vor allem durch die stetig zunehmenden sitzenden Tätigkeiten immer wichtiger geworden, sich körperlich anderweitig zu betätigen. Andererseits ist Fitness durch moderne Trends, medizinische Untersuchungen und auch einen neuen Lifestyle nicht mehr nur eine Domäne der Leistungssportler oder Bodybuilder, sondern ist zum Inbegriff für Gesundheit, Erfolg und Ästhetik in der gesamten Bevölkerung geworden.

Fit sein bedeutet IN sein und dazugehören. Es ist mittlerweile populär, sich um seinen Körper und die Gesundheit zu kümmern. Dabei spielt ein gezieltes Krafttraining eine wichtige Rolle, denn die Muskeln sind der Motor unserer Bewegungen, die aus diesem Grund besondere Aufmerksamkeit verdienen.

HINWEIS

Längst ist ein fitnessorientiertes Krafttraining keine Männerdomäne mehr. Das Training mit dem eigenen Körpergewicht erfährt gerade bei Frauen zunehmende Beliebtheit, denn das Muskeltraining wirkt sich äußerst positiv auf den Fettstoffwechsel aus und strafft das Gewebe.

Etablierung des Krafttrainings

Egal ob im Fitness-Studio, im Verein oder zu Hause, immer mehr Menschen greifen zu einem wohldurchdachten Mix aus Kraft- und Ausdauertraining. Die Schnelligkeit spielt aus gesundheitlichen und physiologischen Gründen hierbei eine weniger wichtige Rolle.

Dabei wurde dem Krafttraining lange Zeit eher wenig Aufmerksamkeit geschenkt, denn Ausdauer wurde als Sinnbild eines einzig gesundheitsorientierten Sporttreibens betrachtet. Die positiven Wirkungen des Krafttrainings waren zwar schon seit Jahrzehnten bekannt, fanden aber lange Zeit keine vergleichbare Wertschätzung. In den letzten Jahren kann jedoch ein Trend hin zum Krafttraining festgestellt werden. Zum einen werden die positiven Effekte seitens der Wissenschaft hervorgehoben und zum anderen sorgen neue Leitbilder und Ideale für ein aufgefrischtes Image des Kraftsportlers.

Weg vom Maschinentraining

Die Vorstellung, effektives Krafttraining ausschließlich an Maschinen durchführen zu können, ist längst überholt. Natürlich lässt sich über die Effektivität des Trainings mit Geräten nicht streiten. In letzter Zeit ist aber ein Trend weg vom Maschinentraining, hin zum funktionellen Training mit dem eigenen Körpergewicht zu erkennen. Immer mehr Fitnessbegeisterte verschreiben sich dem »Bodyweight-Training«, das auf einfache Art und Weise immer und überall durchgeführt werden kann.

Die Vorteile dieses Trainings erfreuen sich gerade bei fitness- und gesundheitsorientierten Sportlern großer Beliebtheit, da die Gestaltungsmöglichkeiten und Variationen häufig unterschätzt wurden.

Richtig fit?

Die meisten Fitnesssportler wollen durch ihr Training »richtig fit« werden. Genau diese Antwort ist häufig in diesen Kreisen zu hören. Doch wie wird man richtig fit und was ist damit eigentlich gemeint? Der Deutsche Olympische Sportbund (DOSB) hat diese Frage untersucht und die nötigen Voraussetzungen auf die konkrete Situation des Sporttreibens umgesetzt. »Richtig fit« zu sein bedeutet nämlich weitaus mehr, als nur Muskeltraining zu betreiben. »Richtig fit« bedeutet, sich lange gesund zu erhalten, seine Leistungsgrenzen richtig einschätzen zu können, seine Ziele zu kennen und danach seine individuelle Trainingskonzeption zu gestalten. In diesen Aussagen stecken die wichtigsten Informationen, die Ihnen bei der Gestaltung und Umsetzung Ihres eigenen Trainings helfen können. Haben Sie einmal mit dem Training begonnen, sollten Sie dieses nicht nur als lästige Pflicht betrachten, sondern als festen Bestandteil in Ihre Lebensgestaltung integrieren.

Laut DOSB spielen bei der Umsetzung, »richtig fit« zu werden, wichtige Aspekte eine Rolle, die sich in folgenden Schlagwörtern zusammengefasst in jedem Alter einfach umsetzen lassen:

- Regelmäßiges Sporttreiben, in abgestimmten, sich immer wiederholenden Trainingseinheiten über Jahre bzw. das gesamte Leben hinweg.
- Richtiges Sporttreiben, auf Ihre Lebenssituation und Leistungsfähigkeit abgestimmte Inhalte und Intensitäten.
- Angepasstes Maß an die individuellen Ziele im Kontext mit Ihrer Gesundheit.
- Mit Spaß und Freude trainieren und Sport nicht als »Muss«, sondern als »Dürfen« betrachten.

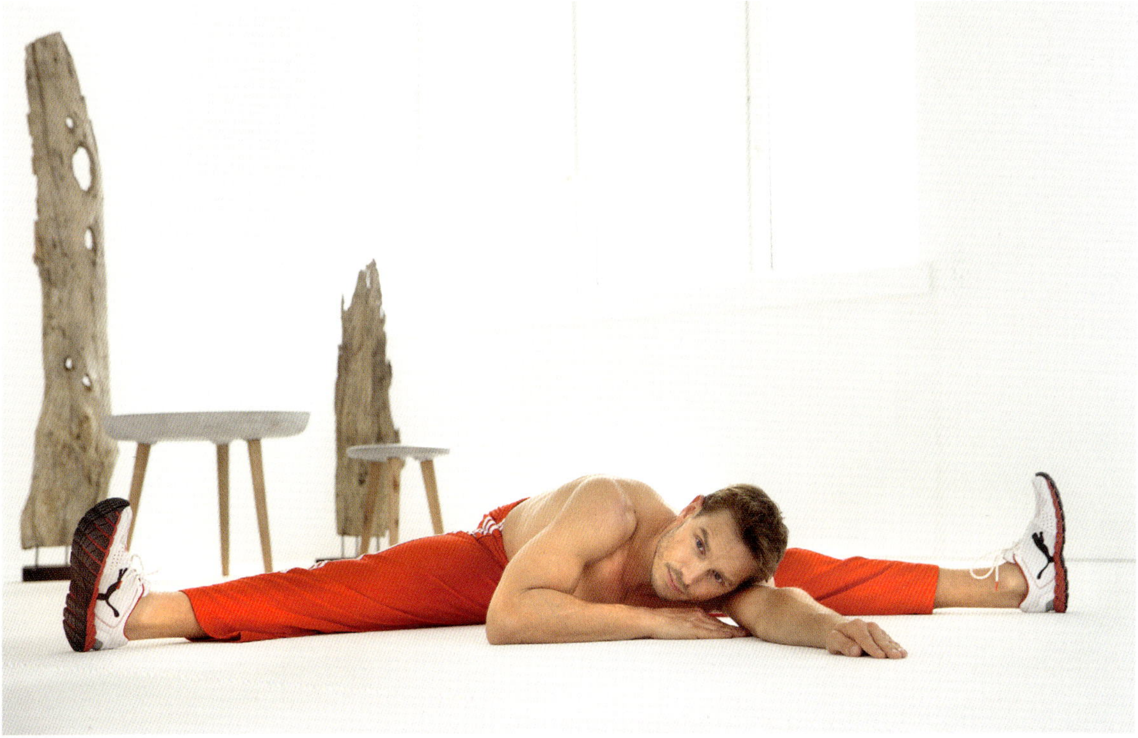

Zu einer umfassenden Fitness gehört neben Kraft, Schnelligkeit und Ausdauer auch ein regelmäßiges Beweglichkeitstraining.

Funktionelles Krafttraining

Der Einsatz des sogenannten funktionellen Krafttrainings (engl. functional training) ist nicht neu. Vor allem im leistungsorientierten Training kamen schon immer Übungen zum Einsatz, die das natürliche Bewegungsmuster eines Sportlers fördern. Hier stehen nicht aufgepumpte Muskelmassen im Vordergrund, sondern die Athletik des Sportlers, die sich aus Kombinationen verschiedener motorischer Eigenschaften ergibt.

Vielfältige Bewegungsaufgaben

Die Bewegungsaufgaben, die im Training bewältigt werden müssen, stellen dabei meist komplexe Übungsformen dar und setzen auf Vielseitigkeit. Im Vordergrund steht das Zusammenspiel mehrerer Muskelgruppen, das auf ähnliche Art und Weise von der realen Sportart oder von alltäglich zu bewältigenden Handlungen verlangt wird.

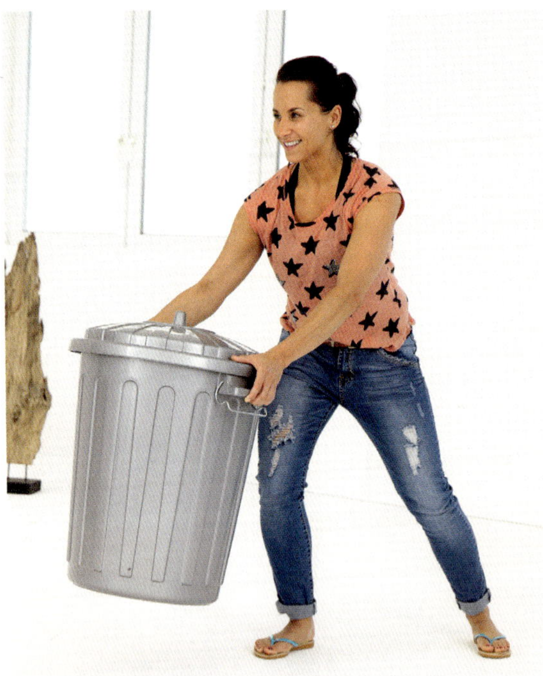

Alltägliche Belastungen aktivieren oft ganze Muskelketten.

Dies kann einerseits eine körperliche Tätigkeit darstellen, wie etwa das Heben eines Wasserkastens aus dem Kofferraum oder das einseitige Tragen schwerer Einkaufstaschen. Genau hinter diesen scheinbar einfachen und alltäglichen Bewegungen verbergen sich Verletzungsgefahren. Oft ist man auf schnelle Bewegungen oder spontane Reaktionen nicht vorbereitet. Häufig enden diese Aktionen mit einer Zerrung oder gar schlimmeren Folgen. Deshalb sollte bereits das Training so intelligent gestaltet sein, das gewisse Muskelketten ökonomischer zusammenspielen.

Andererseits profitieren die komplexen Bewegungen in realen Sportarten von einem funktionellen Krafttraining, da die Bewegungsmuster der Übungen mehr Parallelen als vergleichsweise zum isolierten Krafttraining aufweisen. Ein Beispiel hierfür wäre die Ausbildung der komplexen Kraftfähigkeit durch einarmige Liegestütze, bei deren Ausführung Schultern, Arme, Brust und der gesamte Rumpf angespannt werden. Genau diese Muskelketten werden beispielsweise bei einem Boxschlag oder dem Kugelstoßen angesprochen. Trainiert der Sportler stattdessen ausschließlich an einer Maschine, kann er die Koordination dieses Muskelzusammenspiels nicht optimieren, da durch das Maschinentraining nur jeweils eine isolierte Muskelgruppe beansprucht wird.

Übungseinsatz und Variationen

Zum Einsatz kommen häufig Übungen mit dem eigenen Körpergewicht, freie Hanteln, Ringe, Seile, Sandsäcke oder »moderne« Functional-Fitness-Geräte, wie etwa Schwungstab, Sling und Co. Unter besonderer Beachtung der Funktionalität wird der Fokus häufig auf den Körperkern gelegt, der das Zentrum einer jeden funktionellen Übung darstellt. Das Training mit dem eigenen Körpergewicht kann bereits per se als funktionell angesehen werden. Denn es gibt nichts Natürlicheres, als seinen eigenen Körper gekonnt zu bewegen. Komplexe Sportarten bedienen sich aus diesem Grund bereits seit eh und je komplexer und funktioneller Kräftigungsmethoden. Turner, Leichtathleten oder Boxer sind typische Vertreter dieser Trainingskonzepte und dienen immer wieder als Vorlage für vermeintlich neue Trends.

Altbewährtes Training im neuen Look

Heutzutage wird das Functional Training (vgl. Boyle, 2010) oder Intelligent Training (Sanata, 2000, in Fleck & Kraemer, 2004, S. 155) als revolutionär und neu bezeichnet. Doch vielmehr erfuhr das altbewährte Leistungssporttraining in den letzten Jahren eine Glanzwäsche und wurde dadurch massentauglich. Hanteln sind out – Kettlebells sind wieder in. Anstatt an isolierten Fitnessmaschinen zu trainieren, werden wieder Medizinbälle gegen die Wand geworfen, Autoreifen gezogen oder wird am Tau geklettert.

Neue Begriffe und Bezeichnungen entstehen, die teilweise Altbewährtes infrage stellen. Dabei kann schnell der Eindruck entstehen, als habe man in den letzten Jahrzehnten weniger effektiv und sogar falsch trainiert. Bei genauer Betrachtung fällt auf, dass sich eigentlich gar nicht so viel verändert hat. Alte Übungen werden häufig im neuen Style präsentiert und traditionelle Begriffe aus der Trainingslehre verstecken sich hinter einem amerikanisierten Mantel aus Wortneuschöpfungen. Die Grundlagen und Hintergründe haben sich aber meist nur geringfügig verändert.

Aber natürlich darf und soll an dieser Stelle kein Trainingskonzept zu Unrecht diskreditiert werden. Es gibt in der Tat sehr viele neue und praktische Ansätze, die das Workout wirklich positiv bereichern. Besonders durch sportwissenschaftliche Untersuchungen konnten so manche Irrtümer der altbewährten Fitnesslehre verworfen werden.

Die Entwicklung eines guten Körpergefühls

Letztendlich stellt sich immer die Frage, welches Ziel Sie mit Ihrem Training eigentlich erreichen wollen. Für die Ausbildung intelligenter Muskeln und eines athletischen und fitten Körpers reicht im Grunde das Training mit dem eigenen Körpergewicht aus. Dadurch lernen Sie den richtigen Umgang mit dem Körper und können Signale und Reaktionen leichter einschätzen und besser interpretieren. Und vor allem entwickeln Sie dadurch ein wertvolles Körpergefühl, mit dem Sie fester im Leben stehen werden und sich besser bewegen können.

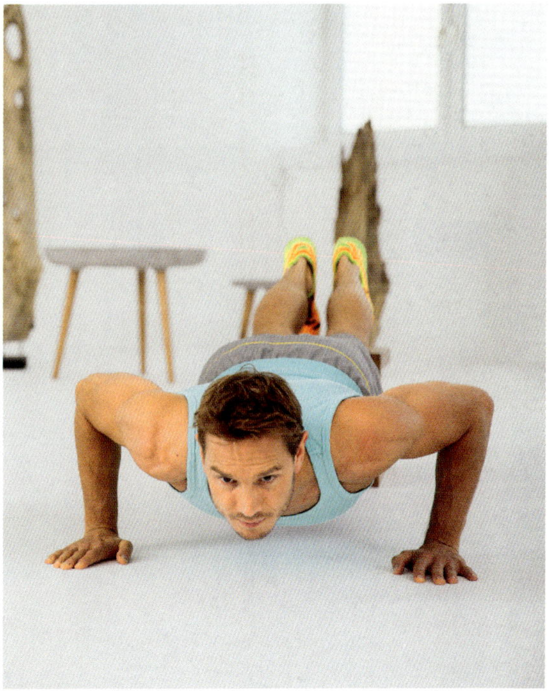

Basisübungen – Grundgerüst eines guten Trainingskonzepts

So einfach – so effektiv

Das Bodyweight-Training, also das Trainieren ausschließlich mit dem eigenen Körpergewicht, bietet eine Vielzahl an Variationen und eignet sich besonders für die Ausbildung der athletischen Fitness. Kein anderes Training kann so vielseitig, einfach und ohne Aufwand durchgeführt werden. Zudem lassen sich die Übungsmöglichkeiten durch den Einsatz von Stühlen, Bänken, Handtüchern oder Kissen variieren und beliebig an Ihr individuelles Leistungsniveau anpassen.

Der richtige Umgang mit dem eigenen Körpergewicht als Grundlage jeden Trainings

Die Grundlage eines jeden Fitnesstrainings stellt für Anfänger das Trainieren mit dem eigenen Körpergewicht dar. Vor allem im Kindesalter wird dadurch das Körperverständnis stufenweise auf gesundheitsbewusste Art und Weise gefördert. Bei Erwachsenen ist dies ebenfalls besonders sinnvoll, da auch hier von Anfang an der richtige Umgang mit dem Körper gelernt wird. Maschinen und Geräte erzeugen durch den oft künstlichen Bewegungsverlauf eine verzerrte Körperwahrnehmung.

Der Turner als Vorbild

Dass der Körper ausschließlich durch das Training mit dem eigenen Körpergewicht optimal trainiert werden kann, zeigen uns immer wieder die Turner. Mit stark ausgebildeten und definierten Muskeln bis in die letzte Faser hinein verblüffen diese Sportler durch ihre Ästhetik, Leichtigkeit und Körperbeherrschung. Die Kombination von Kraft, Koordination und Beweglichkeit kommt in keiner anderen Sportart so sehr zu Ausdruck wie beim Gerätturnen. Der Turner stellt dadurch das Paradebeispiel eines umfassend ausgebildeten Athleten dar, der alle motorischen Fähigkeiten geschmeidig miteinander vereint. Dabei trainiert der Turner fast ausschließlich mit dem eigenen Körpergewicht und verbindet komplexe Übungsformen mit isolierten Basisübungen und Übungskombinationen.

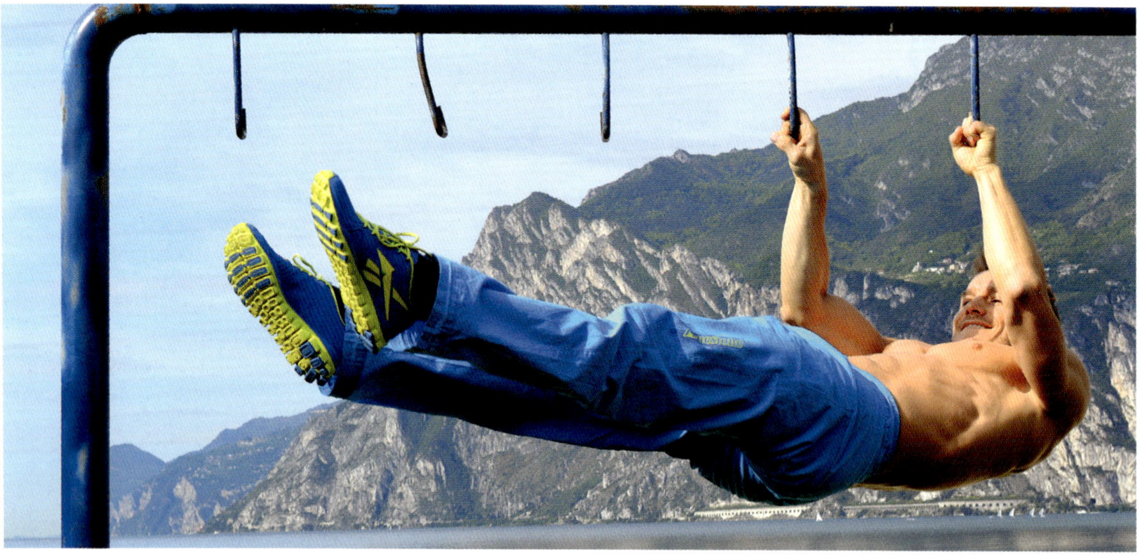

Kraft, Beweglichkeit, Ästhetik und Koordination lassen sich im turnerischen Training verbinden.

Sportwissenschaftliche Grundlagen

In diesem Kapitel werden wichtige sportwissenschaftliche Grundlagen erläutert, die Ihnen die Umsetzung Ihres Trainings erleichtern werden.

Warum Krafttraining so wichtig ist

Die Muskeln stellen die Quelle der menschlichen Bewegung dar. Sie bilden den aktiven Bewegungsapparat, mit dem wir uns willkürlich fortbewegen können. Schon alleine aufgrund dieser Tatsache spielt deshalb eine gezielte Muskelkräftigung eine wesentliche Rolle, um den Körper langfristig fit und gesund zu halten. Darüber hinaus werden durch regelmäßiges Krafttraining wichtige Stoffwechselprozesse positiv beeinflusst. Auch Osteoporose oder altersbedingten Degenerationskrankheiten wie Arthrose kann durch Krafttraining entgegengewirkt werden. Die Kraft gehört neben der Ausdauer, Schnelligkeit und Beweglichkeit zu den konditionellen Fähigkeiten, die wie Zahnräder ineinandergreifen und die körperliche Leistungsfähigkeit bestimmen. Durch ein regelmäßig durchgeführtes Krafttraining können altersbedingte Abbauprozesse hinausgezögert und die Lebensqualität erhöht werden.

WISSENSWERT

Seitens der Sportwissenschaft wird dem Krafttraining in den letzten Jahren eine immer wichtigere Rolle zugeschrieben. Die Kraftfähigkeit unserer Muskeln nimmt großen Einfluss auf alle konditionellen Fähigkeiten. Deshalb wird durch ein regelmäßiges Krafttraining weitaus mehr erreicht, als auf den ersten Blick erkennbar ist. Um von den positiven Wirkungen möglichst lange profitieren zu können, sollte der Trainingsumfang im Alter aber nicht nachlassen. Stattdessen ist ein steigender Umfang mit leicht abnehmender Intensität anzuraten, um den aktuellen Leistungsstand zu erhalten. Das bedeutet, lieber öfter, aber dafür leichter trainieren.

Warum Sie Krafttraining machen sollten

Ein regelmäßiges Krafttraining bewirkt nicht nur den Aufbau schöner Muskeln. Vielmehr werden dadurch wichtige Prozesse aktiviert, die den menschlichen Körper langfristig gesund und leistungsfähig halten.

Ein intelligent abgestimmtes Krafttraining, das verschiedene Kraftfähigkeiten mit koordinativen Elementen verknüpft, wirkt sich in besonderem Maße auf wichtige Steuerungsvorgänge, die Körperwahrnehmung und die Haltung aus. Des Weiteren werden viele Fähigkeiten und Abläufe im menschlichen Körper durch das Muskeltraining verbessert und ökonomisiert:

- Haltung und Ästhetik
- Ausbildung der Kraft
- Ausgleich muskulärer Dysbalancen
- Erhöhung der muskulären Widerstandsfähigkeit
- Verbesserung der intra- und intermuskulären Koordination
- Osteoporose- & Frakturprävention
- Optimierung der (An-)Steuerungsprozesse zwischen Nerv und Muskel
- Ökonomisierung des gesamten Bewegungsapparats
- Regulierung des Energiestoffwechsels
- Höherer Kalorienverbrauch durch Erhöhung des Grundumsatzes
- Förderung der Fettsynthese
- Stützfunktion der Gelenke, vor allem der Wirbelsäule
- Dämpfungsfunktion bei Stürzen oder Unfällen

Grundlagen und Begriffe

Dieses Buch beinhaltet einen umfassenden Übungsschatz für das Training mit dem eigenen Körpergewicht und stellt die Ausführungsformen sowie die Besonderheiten einer jeden Übung detailliert vor. An dieser Stelle werden einige wichtige Grundlagen, Bezeichnungen und Begriffe aus der Trainingslehre erläutert, die die Umsetzung und das Verständnis erleichtern sollen.

Kleine Teilziele setzen

Diese theoretischen Grundlagen sind vor allem bei der Planung des Trainings wichtig, da sie zum einen die richtige Dosierung und Gestaltung des Trainings, zum anderen die Übungsauswahl bestimmen. Ein ungeplantes Lostrainieren wäre langfristig eher ungünstig und führt häufig zum Abbruch des Trainings. Kleinere geplante Teilziele hingegen fördern die Motivation. Sie lassen sich einfacher kontrollieren und sorgen für Erfolgserlebnisse. Schaffen Sie als Anfänger beispielsweise keinen Liegestütz, so können Sie sich als Teilziel setzen, diesen nach 4–6 Wochen zu schaffen. Sie werden die Übung anfangs kniend in der einfachsten Ausführungsform machen, ehe Sie nach ein paar Wochen in der Lage sind, sich langsam der Zielform anzunähern. Gleiches gilt auch für die maximal möglichen Wiederholungszahlen in einer Übung, die Bewegungsgeschwindigkeit und das Durchhaltevermögen. Um diese Komponenten sinnvoll aufeinander abzustimmen, sind bestimmte Grundlagen aus der Trainingslehre nötig.

Wer sollte Krafttraining betreiben?

Grundsätzlich sollte jeder Mensch darauf achten, seine Muskeln möglichst lange gesund und leistungsfähig zu erhalten und regelmäßig zu trainieren. Egal ob Jugendlicher, Erwachsener oder Senior, ein individuell angepasstes Krafttrainings ist für jede Alters- und Leistungsgruppe wichtig. Vorsicht ist jedoch bei ungeklärten oder chronischen Verletzungen oder Erkrankungen geboten. Ehe

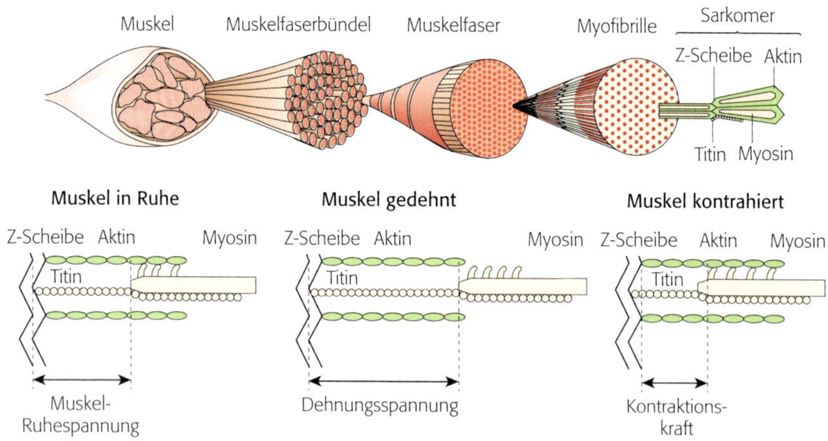

Die Physiologie unserer Skelettmuskulatur vom Muskel bis zum Aminosäurefilament

hier mit dem Training begonnen werden kann, sollte ein Trainingsplan zunächst mit einem Arzt oder einem fachkompetenten Experten abgestimmt werden.

Wie funktioniert unsere Muskulatur?

Die Muskulatur eines Menschen charakterisiert sich durch einen faserigen Aufbau und besteht zu ca. 85 % aus den kontraktilen Filamenten Myosin und Aktin. Die restlichen 15 % bestehen aus verschiedenen Bindegewebsarten, die eine wesentliche Rolle bei der Dehnung eines Muskels einnehmen.

Die Grundeinheiten eines jeden einzelnen Muskels stellen die Muskelfasern dar, die sich zu Faserbündeln vereinigen. Eine Muskelfaser wird aus einer Vielzahl von Myofibrillen gebildet. In einer einzigen Muskelfaser befinden sich zwischen 1000 und 2000 solcher Myofibrillen, die sich über die Länge der gesamten Muskelfaser erstrecken. Diese bestehen aus in Serie geschalteten Muskelzellen und werden durch sogenannte Z-Scheiben in Sarkomere unterteilt. Die zellulären Aminosäure-Filamente Aktin, Myosin und Titin bilden dabei die kleinsten Einheiten der Muskulatur und ziehen in Längsrichtung durch die Sarkomere. Das Myosin ist dünner als das Aktin und charakterisiert sich durch kontraktile Köpfchen, die über Anlagern und Lösen an den Aktinfilamenten letztendlich die Kontraktion des Muskels ermöglichen.

HINWEIS

Nicht jeder möchte riesige Muskelmassen aufbauen oder ein Leistungssportler sein. Aus diesen Gründen ist ein spezifisches Krafttraining anzuraten, das je nach Zielsetzung individuell variiert. Um die koordinativen Fähigkeiten nicht zu vernachlässigen, sollte das Training intelligent und funktionell gestaltet werden.

Die Arbeitsweise der Muskulatur

Die Bewegung des Körpers ist nur möglich, weil mehrere Muskeln zusammenspielen. Der an einer Bewegung hauptsächlich beteiligte Muskel wird bei der Kontraktion als Agonist bezeichnet. Gleichzeitig muss der gegenüberliegende Muskel locker lassen, um die Bewegung zu garantieren. Dieser wird als Gegenspieler – Antagonist – bezeichnet.

Wenn sich beispielsweise der Arm beugt, wirkt der Beuger (Bizeps) als Agonist und der Strecker (Trizeps) als Antagonist. Die jeweils tätigen Antagonisten leisten durch ihr abgestimmtes Bremsen und Dehnen die Feinabstimmung der Bewegung. Diese gegenseitige Abstimmung wird als intermuskuläre Koordination bezeichnet und beschreibt das Zusammenspiel verschiedener Muskelgruppen innerhalb einer Bewegung. Durch regelmäßiges Krafttraining verbessert sich dieser Prozess enorm.

Als Synergisten werden unterstützende Muskeln bezeichnet, die bei der Bewegung zusammenwirken und gemeinsam in die gleiche Richtung Kraft bilden.

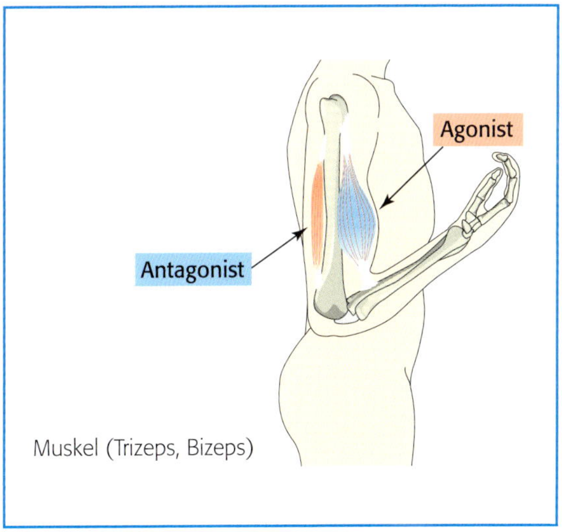

Jedem Muskel ist immer ein Gegenspieler zugeordnet.

Die intermuskuläre Koordination

Jede Bewegung stellt das Resultat der Zusammenarbeit mehrerer Muskeln dar, die sich zu Muskelschlingen zusammensetzen und Bewegung realisieren. Dieses Zusammenspiel verschiedener Muskelschlingen und Muskelgruppen wird als **intermuskläre Koordination** bezeichnet. So wirken beispielsweise bei komplexen Übungen viele Muskeln gleichzeitig als Agonisten und viele gleichzeitig als Antagonisten in ständigem Wechsel zueinander. Je komplexer eine Bewegung wird, umso mehr muss der Mensch eine Vielzahl dieser Muskelschlingen zeitlich optimal koordinieren.

Daher muss bei der Trainingsgestaltung unbedingt beachtet werden, dass Agonisten und Antagonisten gleichmäßig belastet werden. Durch eine intelligente Übungsgestaltung wird die intermuskuläre Koordination des Körpers verbessert, wodurch die Bewegungen ökonomischer, ästhetischer, kraftvoller und verletzungsfrei durchgeführt werden können. Aus diesem Grund eignen sich Übungen mit dem eigenen Körpergewicht besonders gut, um ein koordinatives Kraftgleichgewicht aufzubauen. Beim Bodyweight-Training ist der Mensch ständig dazu angehalten, seine Haltung zu stabilisieren, die Spannung aufrechtzuerhalten und mehrere Muskelschlingen zu koordinieren.

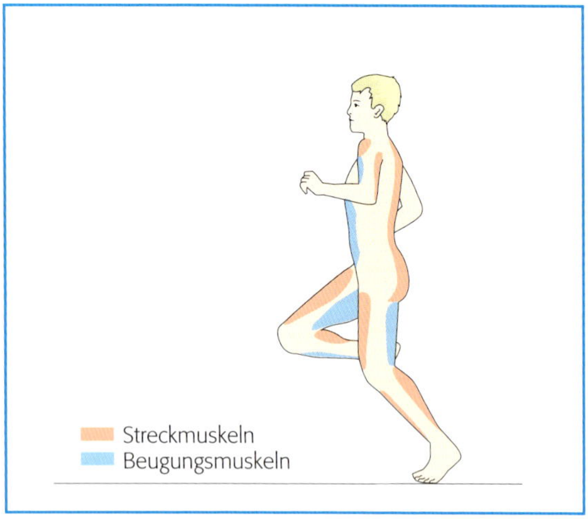

Streck- und Beugungsmuskeln spielen zusammen.

Die intramuskuläre Koordination

Die **intramuskuläre Koordination** beschreibt die Fähigkeit, möglichst viele motorische Einheiten, d.h. Nerven mit den dazugehörigen Muskelfasern, zu rekrutieren.

Bei Anfängern, die kein Krafttraining oder wenig körperliche Arbeit leisten, ist die intramuskläre Koordination meist nur vermindert ausgeprägt, da die Reizschwelle der täglich zu verrichtenden Aufgaben sehr niedrig liegt. Wird mit einem Krafttraining begonnen, so werden

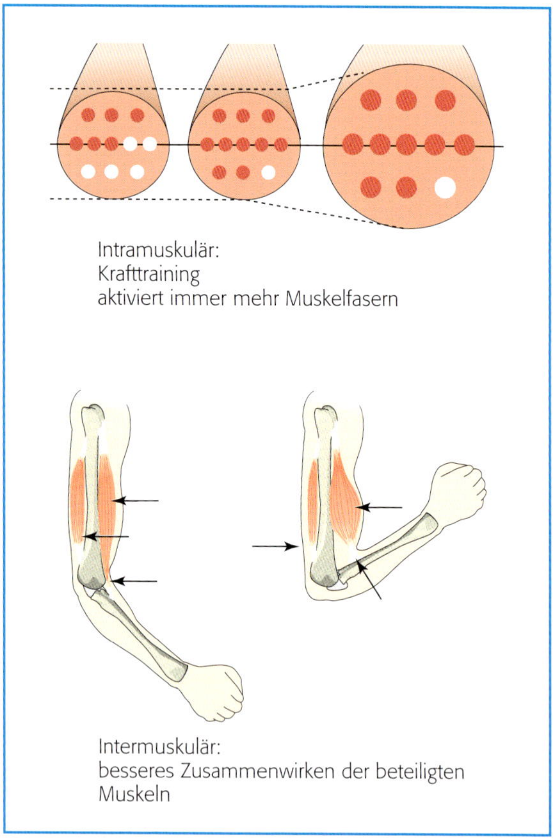

Muskelfaserrekrutierung

innerhalb der ersten Wochen sehr schnelle Fortschritte erzielt. Diese beruhen jedoch weniger auf Muskelzuwächsen, sondern vielmehr auf einer verbesserten intramuskulären Koordination. Denn durch die Erhöhung der muskulären Reizschwelle und den Einsatz neuer Bewegungsaufgaben werden zunehmend brachliegende motorische Einheiten rekrutiert, ehe sich die Muskelzellen im weiteren Trainingsfortschritt morphologisch anpassen und dicker werden.

INTERESSANT

Ein Anfänger verbessert sich im Krafttraining innerhalb von 4–6 Wochen im Verhältnis zu einem Fortgeschrittenen schneller, der bereits über eine gut ausgebildete intermuskuläre Koordination verfügt. Ein Fortgeschrittener muss demzufolge Trainingsreize durch eine morphologische Anpassung kompensieren. Dies dauert wesentlich länger als die Entwicklung der Koordination.

Kontraktionsformen der Muskulatur

Kraft im Sport äußert sich auf verschiedene Art und Weise. Ein Sportler kann Widerstände überwinden, ihnen entgegenwirken, sie statisch halten oder einfach nur die Muskeln anspannen, ohne dabei äußeren Kräften ausgesetzt zu sein. Grundsätzlich gibt es also folgende Kontraktionsformen:

- **1. Konzentrisch:** Diese Kontraktion stellt die klassische Form der Muskelarbeit dar. Hierbei werden Widerstände überwunden, weil sich die Muskulatur verkürzt (Beispiel: die Aufwärtsbewegung bei einer Kniebeuge oder einfach nur das Beugen des Armes).
- **2. Exzentrisch:** Diese Kontraktionsform stellt die Gegenbewegung der konzentrischen dar. Der Muskel wird dabei unter Spannung gestreckt, um Widerständen entgegenzuwirken (Beispiel: Abwärtsbewegung einer Kniebeuge oder das Strecken des Armes).
- **3. Isometrisch:** Bei dieser Kontraktionsform wird eine Stellung statisch gehalten. Dabei kommt es zu einem Spannungsanstieg, aber keiner Längenveränderung in der Muskulatur (Beispiel: Halten einer Kniebeuge bzw. eines Liegestützes in der tiefsten Position).

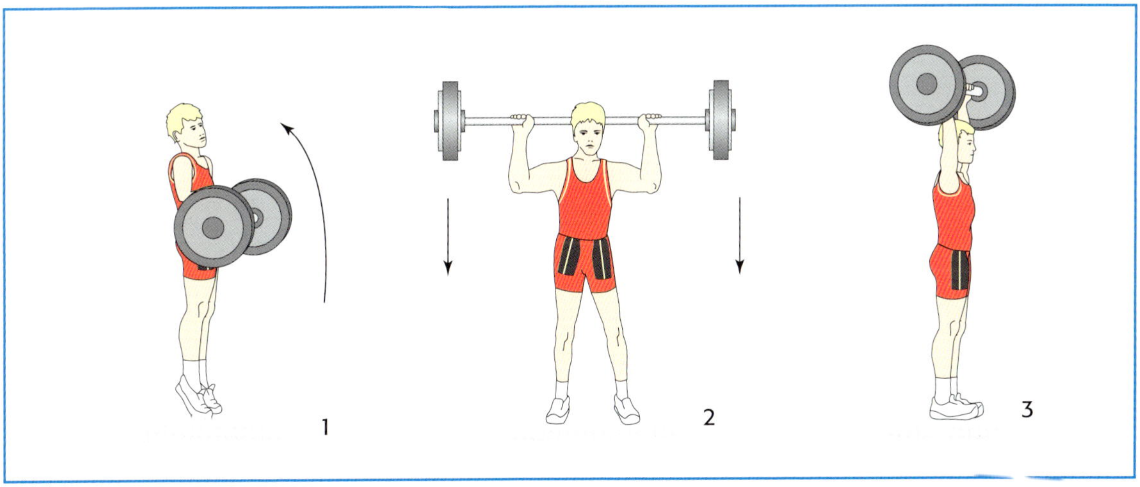

Die drei Kontraktionsformen: 1 konzentrisch (= überwindend), 2 exzentrisch (= nachgebend), 3 isometrisch (= haltend)

- **4. Isotonisch:** Diese Kontraktion stellt eine Sonderform dar. Hierbei kommt es nur zu einer Längenveränderung bei gleichbleibender Spannung (Beispiel: Posing im Bodybuilding).

Im Sport wird die Muskulatur nur in seltenen Fällen in einer Reinform kontrahiert. Die meisten Bewegungen erfordern eine Mischform, in denen meist sowohl Längen- als auch Spannungsveränderungen des Muskels erfolgen. In der Sportwissenschaft wird diese Arbeitsweise als **auxotonisch** bezeichnet.

Bei einem isolierten Krafttraining hingegen kann die Arbeitsweise gezielt gesteuert werden. Soll das Training vorwiegend exzentrisch gestaltet sein, so kann beispielsweise bei einem Liegestütz die Abwärtsbewegung sehr langsam gestaltet werden. Liegt der Schwerpunkt eher im konzentrischen Bereich, so wird das Hochdrücken aus einem gebeugten Stütz möglichst schnell und kraftvoll durchgeführt. Aber auch das isometrische Halten des Liegestützes in einer bestimmten Winkelstellung über eine gewisse Zeit wäre bei der Trainingsgestaltung eine mögliche Option.

Die Komponenten der Kraft

Der Einsatz des Krafttrainings kann sehr vielfältig gestaltet werden, denn die Erscheinungsformen der Kraft sind äußerst facettenreich. Grundsätzlich stellt die Maximalkraft die Basisfähigkeit dar, die die drei Subkategorien Schnellkraft, Reaktivkraft und Kraftausdauer beeinflussen (vgl. Grosser et al., 2001, S. 41). Zu jeder Hauptkomponente gehören darüber hinaus verschiedene Komponenten, die je nach Sportart oder Zielsetzung variieren können.

Folglich sollte man seinen individuellen Trainingsplan nach den Anforderungen der zu erzielenden Ergebnisse gestalten. So wird beispielsweise ein Sprinter verstärkt auf die Ausbildung der Schnellkraft setzen. Ein Hochspringer oder Turner hingegen benötigt eine gut ausgebildete Reaktivkraft.

In der unten stehenden Tabelle sind die Arten der Kraft und ihre Erscheinungsformen hierarchisch dargestellt. Um den Zusammenhang besser zu verstehen, werden diese kurz erklärt.

Maximalkraft

Die Maximalkraft ist die höchstmögliche Kraft, die ein Mensch willkürlich einmal erzeugen kann. Die gesamte Maximalkraftentfaltung, die theoretisch durch die Leistung der Muskeln möglich ist, kann der Mensch aber nicht willkürlich abrufen. Unser Körper hält nämlich autonom geschützte Reserven zurück, die nur in Notfällen über eine hohe Ausschüttung von Adrenalin erzeugt werden können. Ein Beispiel hierfür sind frei werdende Kräfte, die etwa bei der Rettung von eingeklemmten Personen nach einem Autounfall auftreten.

Maximalkraft		
Schnellkraft	**Reaktivkraft**	**Kraftausdauer**
Startkraft	Spannungsfähigkeit	Anaerob-alaktazid
Explosivkraft	Muskeltonus	Anaerob-laktazid
		Aerob-glykolytisch

Wie können Sie die Maximalkraft erhöhen?

Die Differenz der willkürlichen und unwillkürlichen Maximalkraft ist bei Schnellkraft- oder Maximalkraftsportlern wie etwa Leichtathleten, Turnern oder Gewichthebern besonders niedrig. Durch entsprechend intensives Training kann diese Differenz langfristig reduziert werden. Dadurch verbessert sich die intramuskuläre Koordination und die willkürliche Maximalkraft steigt. Dies liegt daran, dass sich mit zunehmend intensiverem Krafttraining brachliegende Muskelfasern durch erhöhte Trainingsreize an der Bewegung beteiligen müssen. Dieser Vorgang wird als »Muskelfaser-Rekrutierung« bezeichnet. Je intensiver und schneller also Ihre Bewegungen im Training sind, umso mehr motorische Muskeleinheiten werden aktiviert und die willkürliche Maximalkraft wird erhöht.

Durch ein IK-Training (intramuskuläres Koordinationstraining) kann die Muskelfaserrekrutierung verbessert werden. Ein IK-Training zeichnet sich durch eine hohe Intensität aus. Dies kann u.a. durch maximale Gewichte oder maximal schnelle Wiederholungsgeschwindigkeiten erzielt werden.

Aber nicht nur durch die verbessere intramuskuläre Koordination, sondern auch durch den Aufbau von Muskelmasse kann die Maximalkraft gesteigert werden. Der Fachbegriff für diesen Vorgang lautet »Hypertrophie«. Der Aufbau von Muskelmasse tritt vor allem bei mittleren bis hohen Intensitäten ein. Aber auch die vollständige Ausbelastung bis in das Muskelversagen hinein wirkt sich besonders gut auf das Muskelwachstum aus. Versuchen Sie, beim Training also immer 2–3 Wiederholungen über die Belastungsgrenze hinaus zu trainieren.

Aufgrund der Tatsache, dass die intramuskuläre Koordination eine wesentliche Einflussgröße der Maximalkraft darstellt, beeinflusst diese Basisfähigkeit all ihre Subkategorien. Denn auch beim Schnellkraft-, Reaktivkraft- oder Kraftausdauertraining muss der Sportler so viele Muskeleinheiten wie möglich ansprechen, um die maximale Leistungsfähigkeit ökonomisch ausnutzen zu können.

Schnellkraft

Die Schnellkraft wird als die Fähigkeit des neuromuskulären Systems definiert, in der zur Verfügung stehenden Zeit einen möglichst großen Impuls zu erzeugen. Bei der schnellstmöglichen Kraftentfaltung spielen zwei weitere Subkategorien, die Startkraft und die Explosivkraft, eine wichtige Rolle.

Die Startkraft bezeichnet die Leistung, wie schnell sich ein Muskel auf einen Kraftstoß vorbereiten bzw. kontrahieren kann. In dieser Bewegungsphase, die bei unter 50 ms liegt, kommt es noch nicht zu einer sichtbaren Bewegung, sondern zu einer schnellen Muskelvorspannung. Erst durch einen maximal-explosiven Kraftanstieg beschleunigt der Körper und die Bewegung wird erzeugt. Diese erste Phase der Beschleunigung wird als Explosivkraft bezeichnet und wirkt unmittelbar am Anfang der Bewegung.

Die Schnellkraftleistung kann durch das Training mit dem eigenen Körpergewicht besonders gut trainiert werden. Eine Sonderform stellt das »plyometrische Training« dar. Hierbei werden schnellstmöglich maximale Krafteinsätze durch Muskelvorspannungen über Sprünge, schnelle Wechsel am Umkehrpunkt oder kurzen Kontaktzeiten erzielt.

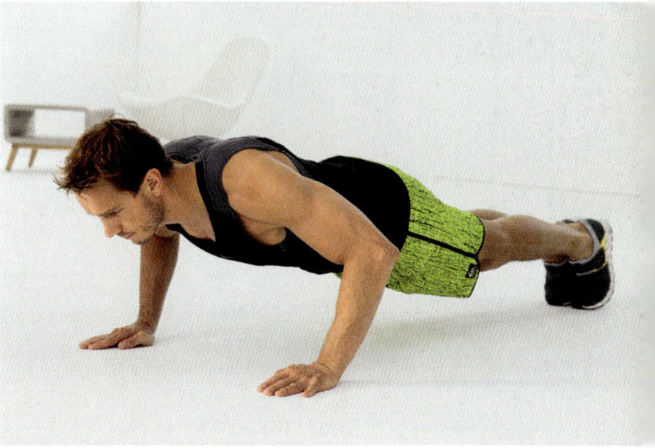

Eine schnellkräftige Bewegung

Ein plyometrisches Oberkörpertraining wäre demzufolge ein Liegestütz, bei dem Sie Ihren Körper möglichst schnell und kraftvoll hochdrücken, damit Sie am Ende der Aufwärtsbewegung in die Hände klatschen können.

Reaktivkraft

Die Reaktivkraft ist die Kraft, die bei einer schnellen exzentrisch-konzentrischen Bewegung, also einer kurzen Umkehrzeit zum Ende einer Abwärts- und zum Beginn einer Aufwärtsbewegung, eintritt. Dieser Vorgang wird als »Dehnungs-Verkürzungs-Zyklus« bezeichnet und tritt immer durch eine schnelle Kraftumkehr von weniger als 200 ms auf. Bei diesen Bewegungen bleibt den Myosinköpfen keine Zeit mehr, sich vom Aktin zu lösen, um eine neue Kontraktion einzuleiten. Sie bleiben haften und werden durch die schnelle Bewegungsumkehr gedehnt. Durch diese kurze Kontaktzeit kommt es zu einer enormen Muskel-Sehnen-Vorspannung, die durch die frei werdende Spannungskraft die nachfolgende Bewegung einleitet. Vergleichbar ist dies mit dem Dehnen und anschließenden Loslassen eines Gummibandes. Reaktivkraftbewegungen unterscheiden sich von Schnellkraftbewegungen, da für die Auslösung der Vorspannungskraft immer zuerst eine entgegengesetzte Bewegung nötig ist. Diese Kräfte treten im Bodyweight-Training beispielsweise bei mehreren aufeinander folgenden Bewegungen wie etwa Sprüngen oder wippenden Bewegungen auf. Da aber reine Reaktivkraftübungen ein gewisses Maß an Körpererfahrung benötigen, sollten Sie nicht im Anfängertraining durchgeführt werden.

Kraftausdauer

Die Kraftausdauer ist die Ermüdungswiderstandsfähigkeit bei lang andauernden, sich wiederholenden Kraftleistungen. Beim Training der Kraftausdauer werden meist mittlere Intensitäten und längere Belastungszeiten gewählt. Deshalb ist für Anfänger ein kraftausdauerorientiertes Training zunächst sinnvoll.

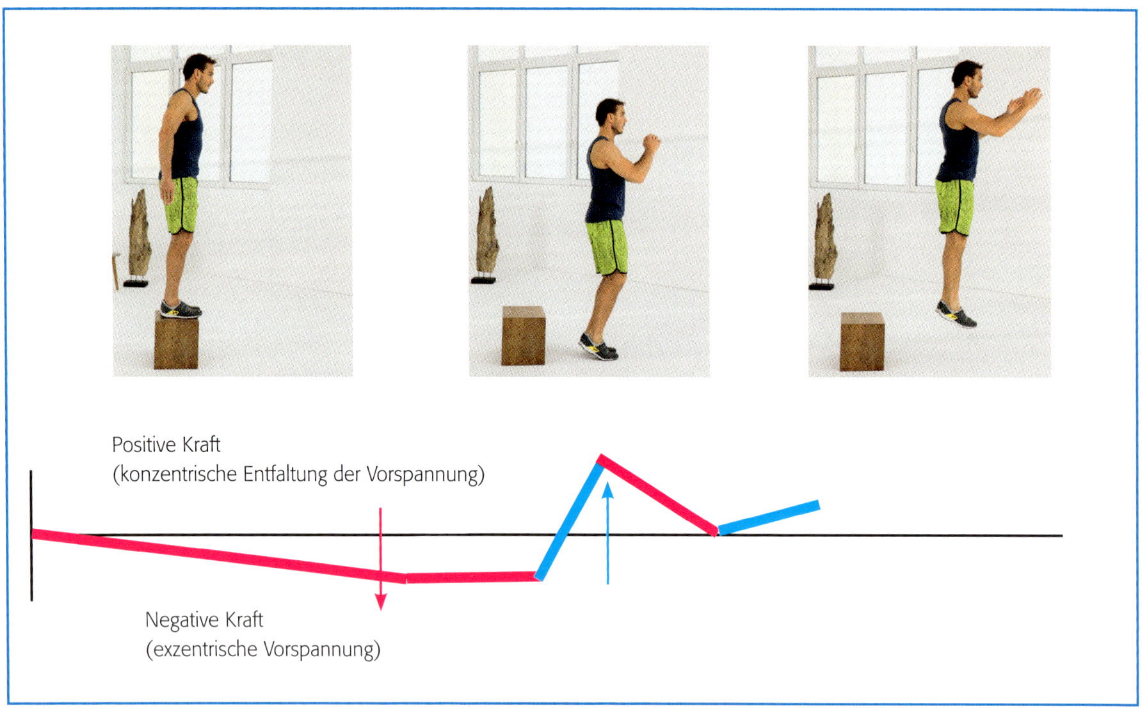

Der typische Spannungsverlauf reaktivkräftiger Bewegungen

Je nach Intensität und Dauer, können auch hier verschiedene Arten unterschieden werden. Dies hängt davon ab, ob die Leistung mit ausreichender Sauerstoffaufnahme (aerob) oder unzureichender Sauerstoffaufnahme (anaerob) geschieht und ob dabei Laktat (Milchsäure) gebildet wird.

① Anaerob-alaktazid: Der Körper arbeitet mit einer hohen Intensität über eine Belastungszeit von etwa 10–30 Sekunden und benötigt dabei hauptsächlich Kreatin-Phosphat. Die Dauer ist sehr kurz, sodass kein bzw. nur wenig Sauerstoff benötigt und auch wenig Laktat gebildet wird (Beispiel: 100-Meter-Sprint).

② Anaerob-laktazid: Bei mittleren bis hohen Intensitäten mit einer Dauer von etwa 30–60 Sekunden kommt es zunehmend zur Verbrennung von Glukose (Zucker). Als Abfallprodukt entsteht Laktat, das sich als Brennen in den Muskeln bemerkbar macht (Beispiel: 400–800-Meter-Lauf).

TIPP Die Kraftausdauer kann entweder konzentrisch-exzentrisch, also in Bewegung, trainiert werden oder aber auch isometrisch, d. h. in einer statisch-haltenden Position. Gestalten Sie Ihr Training abwechslungsreich und bauen Sie hin und wieder haltende Übungsausführungen ein, indem Sie beispielsweise eine Kniebeuge oder einen Liegestütz am tiefsten Punkt so lange halten, bis Sie nicht mehr können. Stoppen Sie dabei die Zeit und beobachten Sie Ihren Trainingsfortschritt. Das verschafft Ihnen Motivation und Erfolgserlebnisse.

③ Aerob-glykolytisch: Dieser Energieprozess betrifft nur noch bedingt die Kraftausdauer und beschreibt längere Leistungen bei niedrigerer Intensität ab etwa einer Minute. Die Energie wird hauptsächlich aus dem im Gewebe gespeicherten Zucker (Glykogen) gewonnen (Beispiel: 1000-Meter-Lauf).

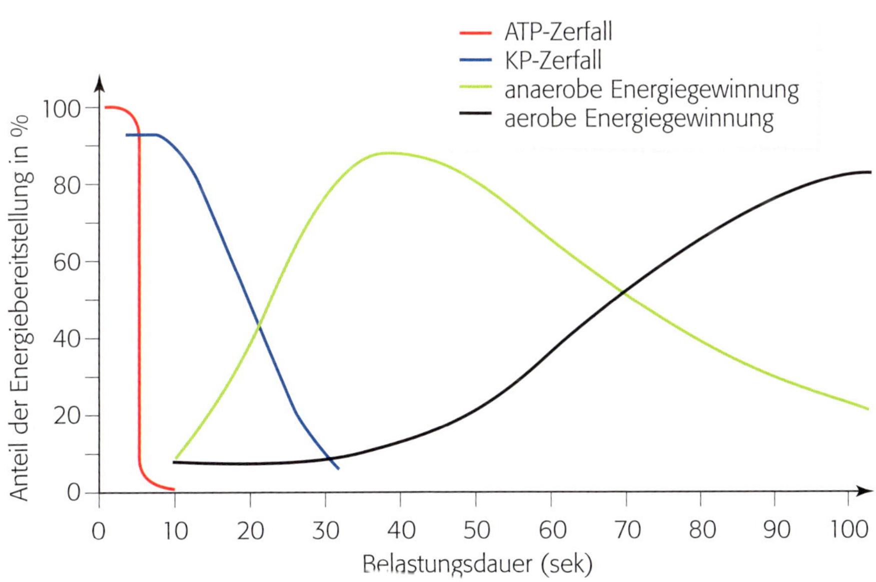

Die Energiebereitstellung im Sport erfolgt stufenweise.

Was ist das richtige Training für mich?

Verfolgt man durch das Krafttraining ausschließlich optische Ziele – etwa Aufbau von Muskelmasse, Definition des Körpers oder einfach nur die Gesunderhaltung –, bietet das Kraftausdauertraining einen einfachen Einstieg in die Trainingspraxis. Darüber hinaus kann das Training durch die Erhöhung der Belastungsdauer oder -intensität variabel angepasst werden.

Doch sollten hinsichtlich der koordinativen und athletischen Ausbildung eines Körpers nicht nur kraftausdauer- oder hypertrophiebetonte Reize erfolgen, denn der Körper erfüllt in seiner Funktion weitaus mehr als nur optische Symbolität. Durch die Vielzahl verschiedener Bewegungsmöglichkeiten, Krafteinsätze und Ausdrucksformen ist der Mensch zu variationsreichen, athletischen und ästhetischen Bewegungen fähig.

Um dieses Bewegungspotenzial nicht verkümmern zu lassen, sind athletische und koordinative Trainingsreize empfehlenswert, die sich aus schnellkräftigen, reaktivkräftigen und kraftausdauerbetonten Bewegungen zusammensetzen. Je nach Alter, Geschlecht und Leistungsstand können diese zugunsten einer Kraftfähigkeit ausgebaut werden. Als Orientierung dienen Belastungsparameter, die eine einfachere Zuordnung der Trainingsinhalte erleichtern.

Was sind Belastungsparameter?

Nicht jede Zielsetzung kann mit dem gleichen Training und mit den gleichen Belastungen erreicht werden. Um klare Aussagen zur Gestaltung des Trainingsplans geben zu können, definiert die Sportwissenschaft sogenannte »Belastungsparameter«, die je nach Zielsetzung und Zielgruppe angepasst werden können. Sie dienen als Orientierung der Inhalte und helfen bei der richtigen Gestaltung und Durchführung der Übungen.

Intensität: Definiert die Höhe des Gewichts oder die Geschwindigkeit der Bewegung, mit der der Athlet seine Wiederholungen ausführt. Die Intensität ist sehr hoch, wenn ein maximal schweres Gewicht gehoben oder ein leichtes maximal schnell bewegt wird. Als Referenzwert wird die Last als Wert der konzentrischen Maximalkraft, d. h. der einmal zu überwindenden möglichen Last, angegeben. Sie wird mit dem Begriff »1RM« (One Repetition Maximum) bezeichnet – also die einmal maximal mögliche Wiederholungszahl. Kann beispielsweise ein Gewicht von 100 kg maximal einmal hochgehoben werden, so entspricht dies einer Intensität von nahezu 100 %.

Dauer: Gibt an, wie viele Wiederholungen (Wdh.) von einer Übung gemacht werden bzw. wie lange die Übung durchgeführt wird (Zeit).

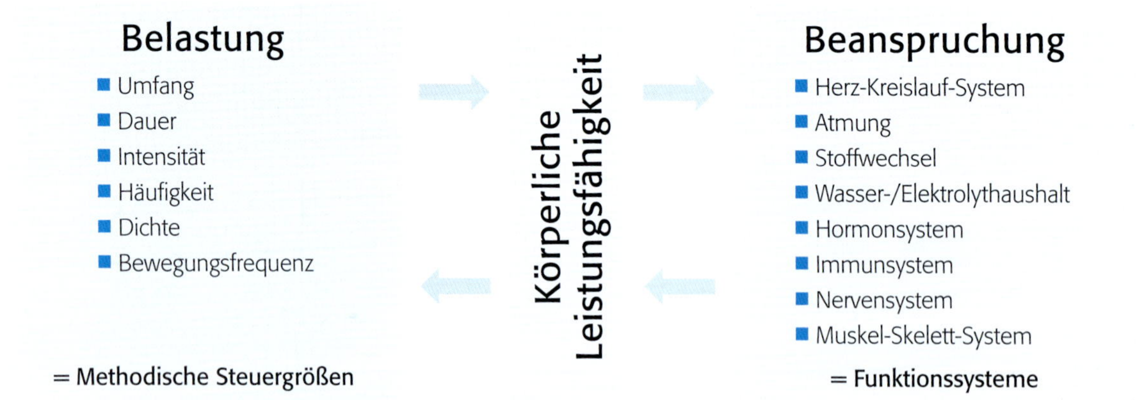

Umfang: Beschreibt den Gesamtumfang der durchzuführenden Belastungen. Als Sätze werden dabei mehrere Übungsdurchläufe einer Übung bzw. Übungskombination bezeichnet. Z. B. Liegestütze – 3 Sätze mit jeweils 20 Wdh. oder mit einer Dauer von jeweils 30 Sekunden.

Pause: Entspricht der Erholungszeit zwischen einem Satz oder gar einer gesamten Trainingseinheit. Steigt die Intensität, so sollte auch die Pausenzeit zwischen den Sätzen und zwischen den Trainingseinheiten erhöht werden.

Die richtige Körperhaltung

Das Training mit dem eigenen Körpergewicht stellt hohe Ansprüche an die intermuskuläre Koordination. Aus diesem Grund wird eine Vielzahl verschiedener Muskeln beansprucht, die bei der Übungsausführung zusammenspielen müssen. Diese sollen dementsprechend koordiniert werden, um die richtige Körperhaltung und somit gesundheitsbewusste Übungsausführung zu gewährleisten. Eine besondere Rolle nimmt hierbei der Körperkern ein.

Core – aus der Mitte kommt die Kraft

Basis einer jeden Bodyweight-Übung sollte ein stabiler Kern sein. Jedoch ist dabei nicht nur eine starke Bauchmuskulatur gemeint. Um richtig und vor allem wirbelsäulenschonend trainieren zu können, bedarf es eines stabilen Rumpfs. Dabei spielen alle Partien der Bauchmuskulatur, Gesäß- und Rückenmuskeln sowie die Oberschenkel zusammen.

Häufig wird bei der Durchführung von Übungen mit dem eigenen Körpergewicht aber zu wenig auf die richtige Haltung geachtet. Auch namhafte Trainer legen häufig vermindert Wert auf die korrekte Haltung der Wirbelsäule und des Beckens oder sind sich über die Wichtigkeit einer kompakten Körpermitte unsicher. Gerade bei Stützübungen sollte der Fokus jedoch auf ein Zurückkippen des Beckens gelegt werden, um die Bandscheiben zu schonen.

Eine Bewegungsreserve schützt die Wirbelsäule

Häufig wird beim Training zwar Wert auf einen geraden Rücken gelegt. Aber dies reicht während eines intensiven Workouts lange nicht aus. Da mit zunehmender

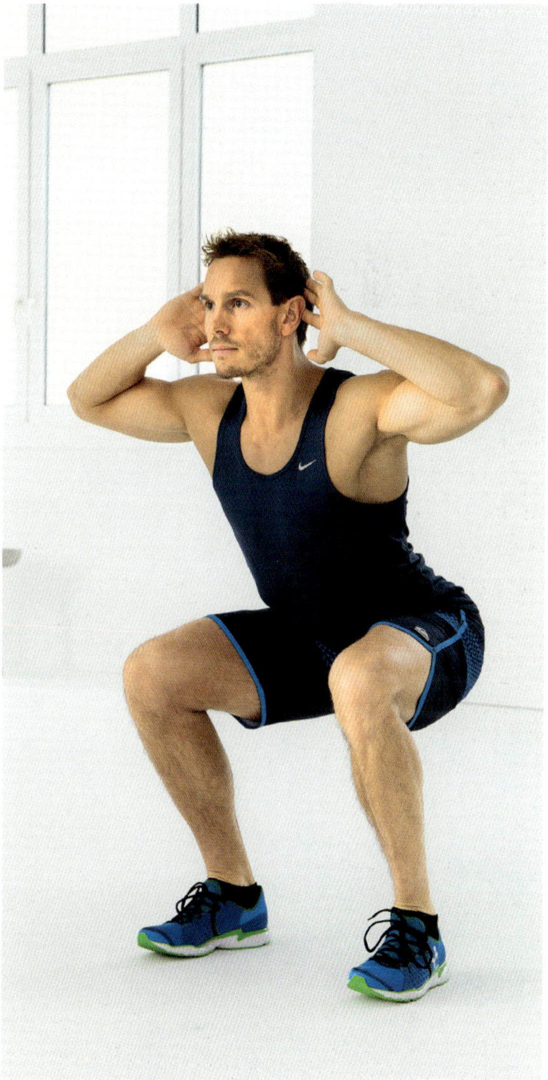

Ein stabiler Rumpf als Basis von Körpergewichtsübungen

Erschöpfung während des Trainings auch die Kraftfähigkeit der Kernmuskulatur nachlässt, können gerade Anfänger die richtige Körperhaltung nicht permanent aufrechterhalten. Um Wirbelsäulenschäden vorzubeugen, sollte aus diesem Grund immer eine sogenannte Bewegungsreserve gebildet werden. Dies erreichen Sie durch ein zurückgekipptes Becken und die Bildung eines leichten Rundrückens in der Lendenwirbelsäule. Dadurch bleibt Spielraum bei zunehmender Erschöpfung und die Wirbelsäule wird vor dem »Durchhängen« geschützt. Zudem wird das Training um ein Vielfaches effektiver, da sich mehr Muskeln an der Bewegung beteiligen müssen. Auch das koordinative Verhalten und die Körperwahrnehmung verbessern sich dadurch. Denn bleibt der Körperkern bei jeder Übungsausführung angespannt, stellt dies wiederum hohe Ansprüche an unsere Steuerungsprozesse.

Durch das feste Anspannen der Oberschenkel-, Gesäß-, Rücken- und Bauchmuskulatur bei gleichzeitig fixiertem Becken wird Rückenschädigungen durch die starken Belastungen vorgebeugt.

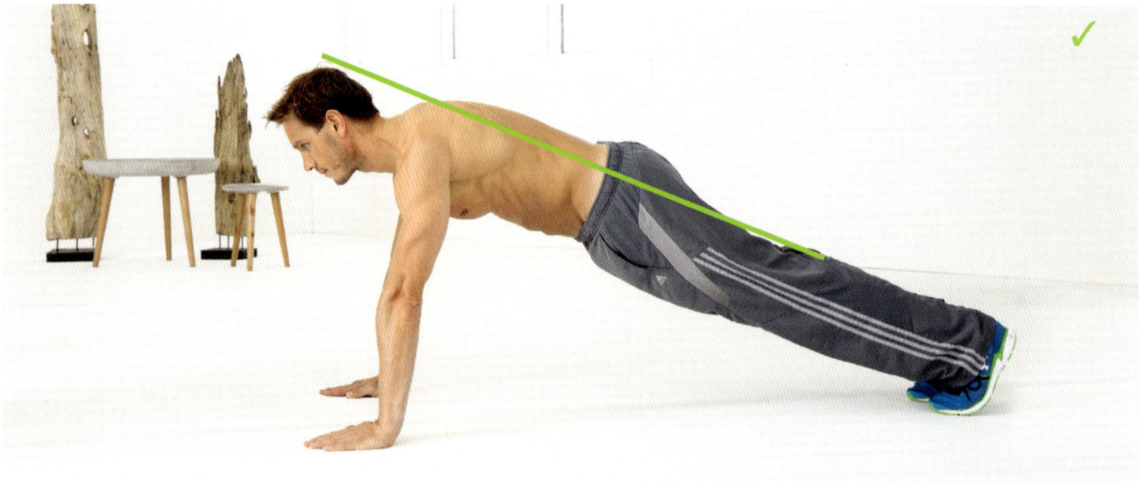

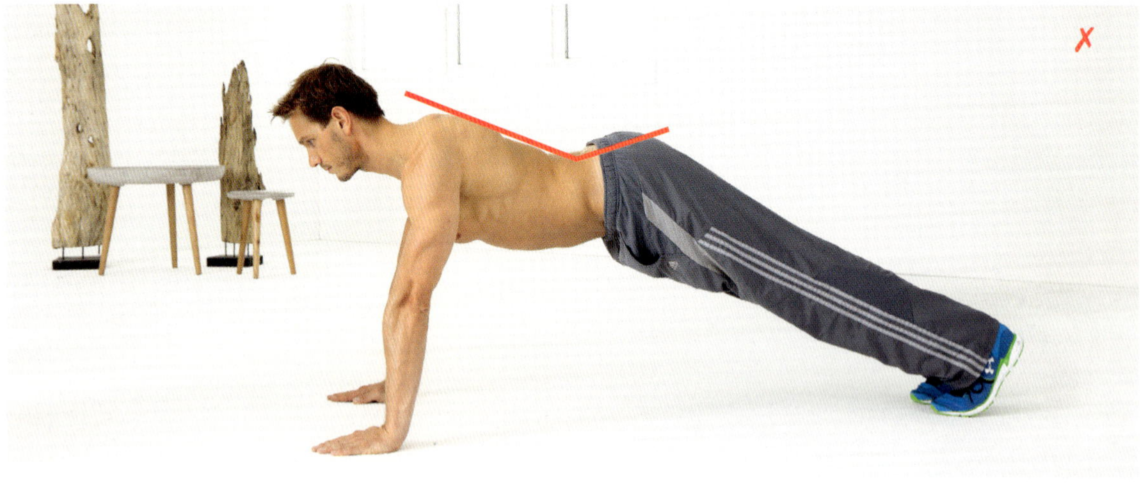

Beim Bodyweight-Training sollte immer auf einen stabilen Rumpf geachtet werden.

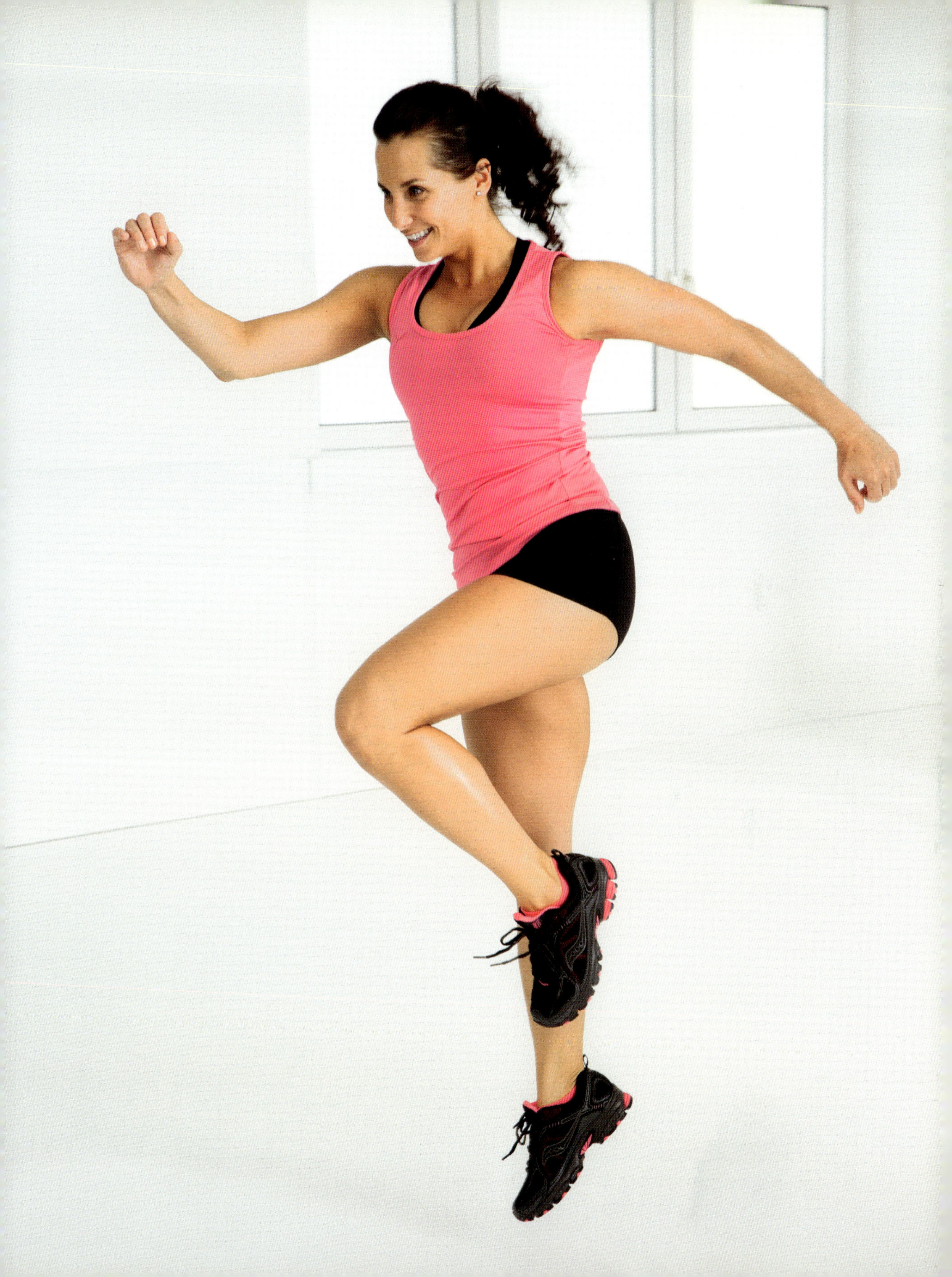

Trainingsgestaltung und Konzepte

Das Training mit dem eigenen Körpergewicht kann sehr vielseitig und abwechslungsreich gestaltet werden. Zudem lassen sich Schwerpunkte setzen, die eher ein muskelaufbauendes Krafttraining oder ein kraftausdauer- bzw. ausdauerorientiertes Training darstellen. Auch die Kombination dieser Methoden ist möglich und sinnvoll.

In den letzten Jahren konnte die Sportwissenschaft herausstellen, dass hinsichtlich des Aufbaus starker und ausgebildeter Muskeln sowie der Reduktion von Körperfett kurze und hochintensive Belastungen effektiver sind als lange Belastungszeiten mit niedriger Intensität. Zu beachten ist jedoch, dass es gerade für Anfänger von Vorteil ist, sich an neue Übungen erst langsam zu gewöhnen und die Intensität allmählich zu steigern. Befindet sich der Sportler dann auf einem mittleren Basisniveau, scheint ein hochintensives Training durchaus Sinn zu machen.

Im folgenden Abschnitt werden einige Trainingsmethoden vorgestellt, die sich beim Bodyweight-Training anbieten. Die Übungsauswahl dieser Methoden kann von Kräftigungs- bis hin zu Ausdauerübungen variieren. Die Grundlage stellt jedoch fast immer eine Abwandlung der klassischen Kraftausdauer-Methode dar.

Um die Wirkung zu gewährleisten, sollte bei jeder dieser Trainingsmethoden die körperliche Leistungsgrenze erreicht werden. Erst durch eine maximale Ausbelastung werden Stoffwechselprozesse aktiviert, die die Effektivität dieser Trainingsmethoden innerhalb kürzester Zeit garantieren.

Klassische Kraftausdauermethode

Grundsätzlich wird je nach Zielsetzung zwischen verschiedenen Kraftausdauerformen unterschieden. Die populärsten Methoden stellen die Intervallformen mit Kurzzeitintervallen dar, die sich in intensive und extensive Formen differenzieren lassen. Extensive Intervalle zeichnen sich durch mittlere Intensitäten bis ca. 50 % aus. Intensive Intervalle hingegen gehen häufig bis zur maximalen Leistungsgrenze und werden im Intensitätsbereich von 50–75 % durchgeführt. Die Belastungszeiten sind demzufolge kürzer als bei den extensiven Übungen.

Das klassische Kraftausdauertraining kann entweder als Satztraining oder als Stationstraining im Zirkelbetrieb durchgeführt werden. Ein Satztraining stellt mehrere Einzelsätze einer bestimmten Übung dar, die mit kurzen Pausen nacheinander durchgeführt werden. Je nach Pausenlänge und Intensität kann dadurch eine bestimmte Muskelgruppe sehr intensiv trainiert werden, da auf diese Weise eine starke maximale Erschöpfung erreicht wird, die entsprechende Anpassungsprozesse in Gang setzt. Legt man eher mehr Wert auf die Kombination verschiedener Übungen und auf die Ausbildung einer Ganzkörperfitness, so bietet das Stationstraining große Vorteile. Innerhalb eines Zirkels sollten sechs bis acht verschiedene Übungen nacheinander in mehreren Durchläufen absolviert werden.

Die in diesen Tabellen beschriebenen Intervallmethoden können Sie auch auf die im Praxisteil vorgestellten Übungen anwenden. Darüber hinaus finden Sie im Kapitel »Trainingspläne« weitere Anwendungsvorschläge und Alternativen.

Intensive Intervallmethode	
Intensität	50–75 %, schnelle Bewegungen
Dauer	30–45 Sek. (≈ 20–30 Wdh.)
Pause	10–30 Sek. zwischen Sätzen
Umfang	6 Sätze pro Übung

Extensive Intervallmethode	
Intensität	30–50 %, zügige Bewegungen
Dauer	60–90 Sek. (≈ 30–45 Wdh.)
Pause	10–30 Sek zwischen Sätzen
Umfang	4–6 Sätze pro Übung

Die Wirkungen dieser Intervallmethoden sind vor allem folgende:

- Erhöhung der Laktat-Säuretoleranz: Sie halten dem Brennen in der Muskulatur länger Stand.
- Verbesserung der Erhohlungsfähigkeit: Der Körper gewöhnt sich an die Belastung und regeneriert sich schneller.
- Verbesserung des laktaziden Stoffwechsels: Die Schwelle, in der die Laktaktbildung beginnt, wird erhöht.
- Vergrößerung der Glykogenspeicher in den Muskeln
- Verbesserung der Herzarbeit
- Kapillarisierung und Vermehrung der Zellkraftwerke (Mitochondrien): Der Muskel hat einerseits mehr Sauerstoff zur Verfügung und kann andererseits mehr Energie umsetzen.

HIT (High Intensity Training)

Der Grundgedanke hinter **Hochintensitätstraining** stellt ein kurzes und sehr intensives Training dar, bei dem innerhalb kürzester Zeit die Muskulatur zur vollkommenen Erschöpfung gelangt. Häufig werden mehrere Übungen mit geringen Pausen kombiniert.

HIT ist im Vergleich zu längeren Trainingseinheiten mit höherem Volumen bzw. höheren Satzzahlen effizienter und bietet sich vor allem bei Zeitmangel an. Jedoch sind zwischen den Einheiten längere Erholungsphasen von bis zu 48 Stunden nötig, da der Körper diese Zeit für Reparaturvorgänge in den Muskeln benötigt.

BEACHTENSWERTES

HIT sollte erst mit genügend Trainingserfahrung durchgeführt werden. Denn durch die hohe Intensität kann ein Anfänger die richtige Haltung über die Dauer der Belastung nur schwer aufrechterhalten. Für Fortgeschrittene stellt diese Art des Trainings jedoch eine sehr gute Alternative dar, bei der durch neue Reize bessere Anpassungen und schnellere Ergebnisse erzielt werden können.

Richtig angewendet, können durch diese Trainingsmethode enorme Fortschritte erzielt werden. Vorausgesetzt, der Athlet geht beim Training an seine Belastungsgrenzen. Pro Übung wird meist nur ein Satz absolviert. Dabei muss das Leistungslimit, d. h. die maximale Erschöpfung, erreicht werden. Bei großen Muskelgruppen werden insgesamt drei Übungen pro Muskelgruppe durchgeführt, bei kleinen nur eine.

HIT-Erschöpfungsmethoden

Für ein intensives HIT-Training bieten sich folgende Übungssonderformen an, die die Muskulatur bis zur maximalen Erschöpfung auslasten:

Supersätze: Zwei oder drei Übungen für die gleiche Muskelgruppe oder jeweils den Gegenspieler unmittelbar hintereinander ohne Pause durchgeführt (z. B. breite Liegestütze + schmale Liegestütze + Trizepsdrücken, genannt Dips).

Teilwiederholungen: Bei zunehmendem Muskelversagen wird die Übung in einer verringerten Winkelstellung weitergeführt (z. B. Liegestütze bis zum Versagen → anschließend Liegestütze bis zu einer Armbeugung von nur 30–50 %).

Negativsätze: Tritt bei einer Übung das Muskelversagen ein, kann diese durch den exzentrischen, also den nachgebenden Bewegungsanteil teilweise noch fortgeführt werden (kann z. B. kein Liegestütz mehr durchgeführt werden, so richtet sich der Athlet über die Knie in den Stütz wieder auf und führt nur die Abwärtsbewegung des Liegestützes aus).

Reduktionssätze: Sobald das Muskelversagen eintritt, wird die Übung immer wieder erleichtert und mit so vielen Wiederholungen wie möglich fortgesetzt (z. B. Liegestütze auf einer Erhöhung oder mit Zusatzgewicht → ohne Erhöhung bzw. Zusatzgewicht → mit gegrätschten Beinen → auf den Knien).

Trainingswirkungen

Die Wirkungen dieser Intervallmethoden sind vor allem folgende:

- Erhöhung der Laktat-Säuretoleranz: Sie halten dem Brennen in der Muskulatur länger Stand.
- Verbesserung der Erhohlungsfähigkeit: Der Körper gewöhnt sich an die Belastung und regeneriert sich schneller.
- Verbesserung des laktaziden Stoffwechsels: Die Schwelle, in der die Laktaktbildung beginnt, wird erhöht.
- Vergrößerung der Glykogenspeicher in den Muskeln
- Verbesserung der Herzarbeit
- Kapillarisierung und Vermehrung der Zellkraftwerke (Mitochondrien): Der Muskel hat einerseits mehr Sauerstoff zur Verfügung und andererseits kann mehr Energie umgesetzt werden.

HIIT (High Intensity Interval Training)

Wie der Name schon vermuten lässt, wird beim Hochintensitäts-Intervalltraining die maximale Muskelerschöpfung durch Kurzzeitintervalle erreicht. Anders als beim HIT werden mehrere Sätze und Übungen für eine Muskelgruppe oder für den ganzen Körper durchgeführt. Die Belastungsreize konzentrieren sich in der Regel nicht nur auf lokale Muskelgruppen, sondern wirken sich auch auf die Ausdauer bzw. das Herz-Kreislauf-System aus.

Die HIIT-Methode stellt also eine Art Sonderform des klassischen Kraftausdauertrainings dar, die sich von diesem im engeren Sinne nur durch Belastungs- (≈20–120 Sek.) und Pausenzeiten (≈10–75 Sek.) sowie Übungs- bzw. Satzzahl unterscheidet. Durchschnittlich dauern die Workouts je nach Zielsetzung zwischen 4 und 30 Minuten. Die hohe und intensive Reizdichte in dieser kurzen Zeit sorgt für eine effektive muskuläre Anpassung und optimiert den Energie- und Fettstoffwechsel.

In den letzten Jahren sind viele HIIT-Konzepte entstanden, die sich meist nur geringfügig in ihren Belastungsparametern unterscheiden. Eine der populärsten Methoden ist das sogenannte *Tabata-Training*.

Tabata-Methode

Diese Version des HIIT geht auf den japanischen Sport-Professor Izumi Tabata zurück, der die Effektivität dieser Methode 1996 an Olympiasportlern bestätigen konnte. So wurde nachgewiesen, dass sich die im Tabata-Training verwendeten Belastungs- und Pausenzeiten im besonderen Maße auf die anaerobe Kapazität und die Laktattoleranz auswirkten. Sie können dadurch also mit geringem zeitlichem Aufwand Ihr Leistungsniveau schnell verbessern. Die erhöhte Laktatproduktion beeinflusst bei dieser Trainingsmethode auch die Hormonausschüttung im Körper, die die Wirkung auf die Muskeln positiv begünstigt.

Tabata-Methode	
Intensität	60–75 %, schnelle Bewegungen
Dauer	20 Sek./Satz
Pause	10 Sek. zwischen Sätzen
Umfang	8 Sätze pro Übung

HIIT-Variationen und Gestaltungsmöglichkeiten

HIIT-Workouts können sehr vielfältig gestaltet werden. Um den Einstieg zu erleichtern, werden in den folgenden Tabellen einige Gestaltungsmöglichkeiten und Variationen vorgestellt. Diese Modelle können sowohl als Satztraining für jede Übung bzw. Muskelgruppe einzeln oder als Stations- bzw. Zirkeltraining mit mehreren verschiedenen Übungen nacheinander durchgeführt werden.

Steigendes Stufenmodell	
I. Stufe	30 Sek. Belastung, ≈ 40 % 40 Sek. Pause 3–4 Sätze pro Übung 2–3 Einheiten pro Woche
II. Stufe	30 Sek. Belastung, ≈ 50 % 30 Sek. Pause 4–6 Sätze pro Übung 3–4 Einheiten pro Woche
III. Stufe	40 Sek. Belastung, ≈ 60 % 30 Sek. Pause 4–6 Sätze pro Übung 3–4 Einheiten pro Woche
IV. Stufe	40 Sek. Belastung, ≈ 70 % 20 Sek. Pause 6–8 Sätze pro Übung 4–6 Einheiten pro Woche

Gärtner-Pyramide

Eine sehr effektive Variation des HIIT stellt ein Pyramidentraining dar, das in Kampfsportarten wie etwa Boxen oder Kickboxen gerne zum Einsatz kommt und auch hier in unserem Buch für die vorgestellten Körpergewichtsübungen verwendbar ist. Durch die expandierenden Belastungs- und Pausenzeiten innerhalb eines Pyramidendurchlaufs wirken verschiedene Reize auf den Körper. Durch diese ständigen Wechselreize reagiert der Körper mit einer schnellen Anpassung.

Gärtner-Pyramide
10 Sek. Belastung 10 Sek. Pause
20 Sek. Belastung 20 Sek. Pause
30 Sek. Belastung 30 Sek. Pause
30 Sek. Belastung 30 Sek. Pause
20 Sek. Belastung 20 Sek. Pause
10 Sek. Belastung 10 Sek. Pause

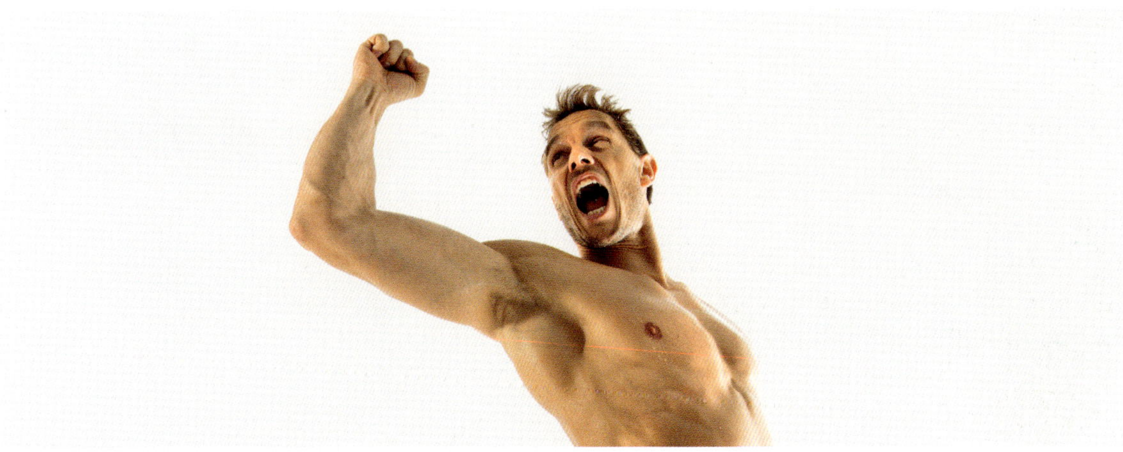

Sichtbare Trainingserfolge wirken sich positiv auf das ganze Lebensgefühl aus.

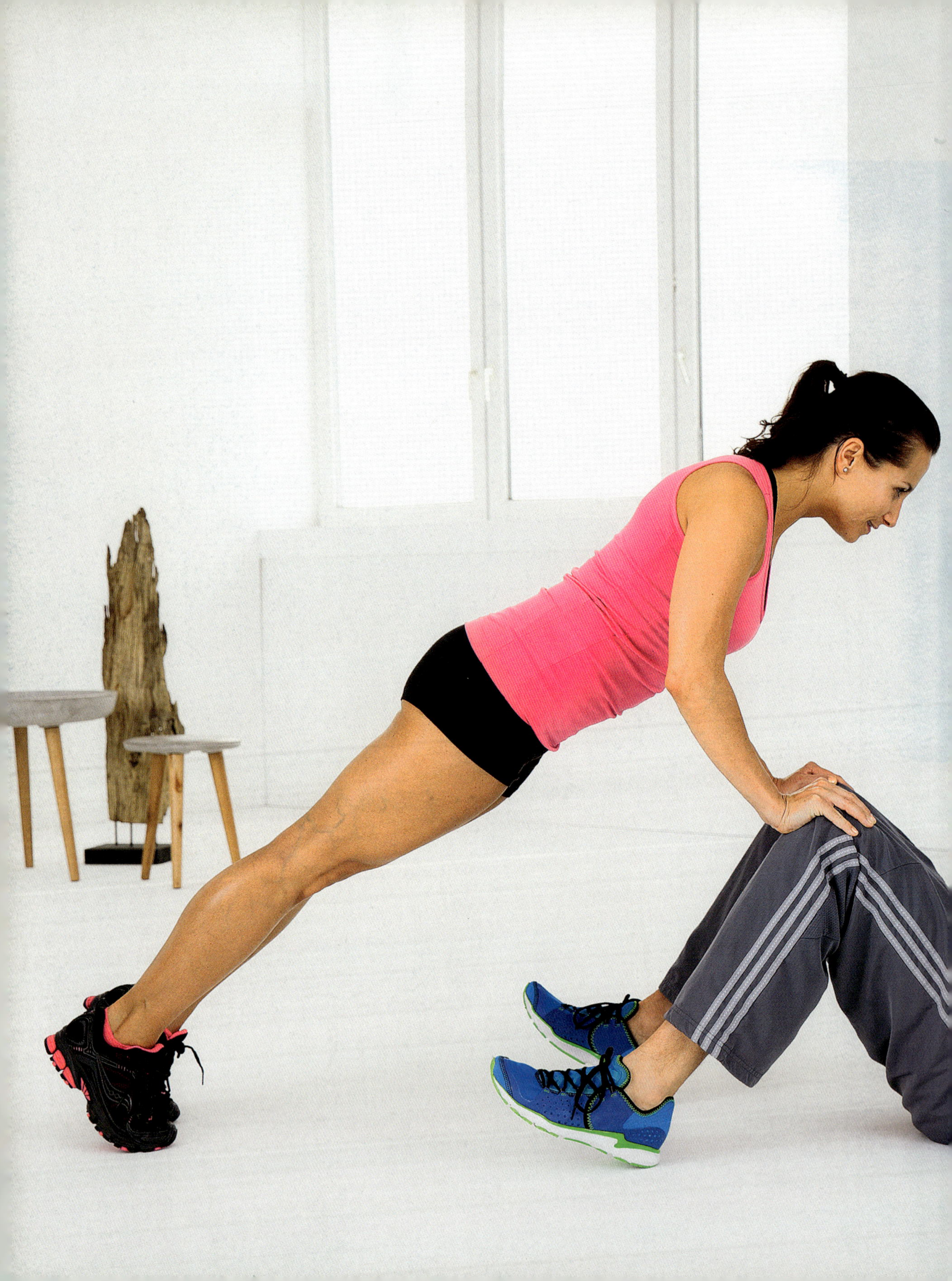

Trainieren mit dem eigenen Körpergewicht

Ihr Körper ist Ihr Kapital – er bietet Ihnen unzählige Möglichkeiten und Bewegungsvariationen, um richtig fit zu werden. Aber dafür müssen Sie etwas leisten, denn nur durch die Überwindung der individuellen Leistungsgrenzen bauen Sie Ihren Körper zu einem widerstandsfähigen, starken und gesunden Instrument um. Davon können Sie in allen Lebenslagen profitieren. Um dieses Ziel zu erreichen, stellen wir Ihnen in diesem Kapitel eine Vielzahl verschiedener Übungen vor, mit denen Sie entweder Ihren Körper in der Gesamtheit trainieren oder isolierte Muskelgruppen bearbeiten können.

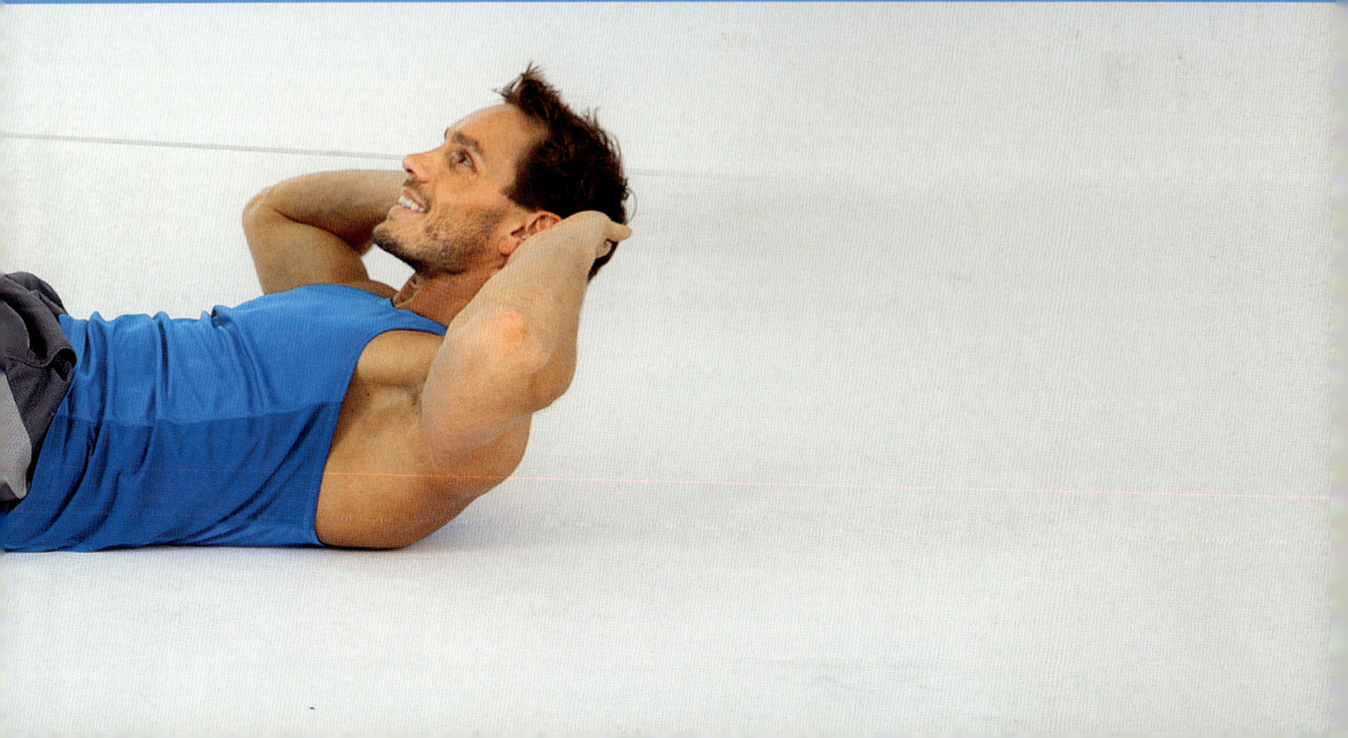

Körpergewichtsübungen

In den folgenden Kapiteln finden Sie eine Vielzahl verschiedener Übungen mit dem eigenen Körpergewicht. Da sich eine Vielzahl der Ausführungsformen zu Hauptübungen zusammenfassen lassen und dadurch die beanspruchten Muskelgruppen leichter darzustellen sind, werden diese in sinnvolle Körperregionen eingeteilt. Um den Einstieg und die Umsetzung für Ihr Training und Ihren Leistungsstand zu vereinfachen, finden Sie zudem eine Untergliederung in Schwierigkeitsstufen. Außerdem werden alle Übungen mit der Art der Belastung markiert. Sie wissen deshalb genau, ob es sich um eine Übung in Bewegung, eine statisch haltende oder eine Ausdauer-/Cardio-Übung handelt, in der meist der gesamte Körper aktiv ist und sich dadurch die Herzfrequenz erhöht.

Beanspruchte Muskelgruppen

Die Übungskapitel werden jeweils durch Basisübungen eingeleitet, anhand deren die Bewegungsausführung, Fehlerquellen und Muskelgruppen erklärt werden. Mit jeder Änderung des Belastungsschemas leitet eine weitere Basisübung in die nächste Ausführungsform ein. Am Beispiel der Beinmuskulatur finden Sie beispielsweise als Basisübung die klassische Kniebeuge. Anhand dieser werden die Belastungs- und Bewegungscharakteristika vorgestellt. Alle nachfolgenden Übungen stellen dann eine Variation der Kniebeuge dar. Mit Veränderung des Belastungsschemas, sprich der nächsten Basisübung, wird diese erneut im Detail vorgestellt. In diesem Fall wäre dies dann die einbeinige Kniebeuge. Dabei findet neben einer Bewegungsbeschreibung eine Darstellung der angesprochenen Muskelgruppen statt. Alle an der Bewegung beteiligten Hauptmuskelgruppen sowie Hilfsmuskeln werden anhand einer Grafik farbig markiert.

Hauptmuskelgruppen
Hilfsmuskelgruppen

Typisierung nach Bewegungsformen

Beim Training mit dem eigenen Körpergewicht kann grundsätzlich zwischen Drück- und Zugübungen unterschieden werden. Darüber hinaus gibt es noch Bewegungskombinationen, die sich als Hebe- oder Halteübungen charakterisieren.

Drückübungen

Bei den Drückübungen müssen Sie durch das Strecken der Arme oder Beine die Schwerkraft überwinden. Diese Übungen finden Sie beispielsweise bei den Liegestützen, Schulterstützen bzw. Handständen, aber auch bei den Kniebeugen. Es geht also dabei immer darum, den Körper gegen die Erdanziehungskraft nach oben zu drücken. Dies wird durch die typischen »Streckermuskeln« erreicht, durch deren Kontraktion ein Gelenk gestreckt wird.

Zugübungen

Bei den Zugübungen muss durch das Beugen der Arme oder Beine die Schwerkraft überwunden werden. Hierbei befinden Sie sich meistens in einer hängenden Position oder mit dem Rücken zum bzw. auf dem Boden. Ein typisches Beispiel für eine Zugübung ist der Klimmzug oder aber auch ein Beinbizeps-Curl, bei dem Sie rücklings auf dem Boden liegen, dabei Ihre Füße auf einer Erhöhung ablegen und durch das Beugen des Knies Ihren Körper anheben. Die Beugemuskeln stellen auf diese Art und Weise die Antagonisten, d.h. die unmittelbaren Gegenspieler der Streckermuskeln, dar.

Hebe- und Halteübungen

Diese Kategorie besteht aus einer Kombination von Zug- und Drückübungen. Aufgrund der Übungsausführung und beanspruchten Muskelgruppen lassen sich bestimmte Übungen nicht eindeutig einer dieser beiden Kategorien zuordnen. Gerade beim Training des Körperkerns, also der Bauch- und Rumpfmuskulatur, ist diese Unterscheidung ein wenig kompliziert. Typische Übungen sind Crunches bzw. Sit-ups, Bein- oder Körperhebeübungen im Liegen vorlings und rücklings oder ähnlichen Übungen, bei denen nicht der gesamte Körper, sondern nur einzelne Extremitäten bewegt werden.

Einteilung in Körperregionen

Bei der Einteilung in Körperregionen wurde auf das Muskelzusammenspiel einer jeden Übung geachtet, denn bei jeder Übungsausführung spielen immer verschiedene Haupt- und Hilfsmuskelgruppen zusammen. Zwar kann sich der Fokus dieser Muskeln durch Haltungs- und Winkelveränderungen zugunsten oder -ungunsten einer der beteiligen Muskelgruppe ändern, völlig ausschalten können Sie eine solche jedoch nicht. Ein Beispiel hierfür ist die Brustmuskulatur, die beispielsweise durch Liegestütze trainiert werden kann. Da aber der Trizeps und die Schultern einen wesentlichen Beitrag bei dieser Bewegung leisten, wurden diese drei Muskelgruppen in einem Kapitel zusammengefasst. Schließlich spielen diese drei Gruppen bei nahezu jeder Drückübung zusammen.

Schwierigkeitsstufen

Jeder Übung werden zusätzlich drei Schwierigkeitsstufen zugewiesen. Dadurch haben Sie die Möglichkeit, sich allmählich an die Belastung zu gewöhnen und sich langfristig zu steigern. Außerdem entstehen dadurch wiederum viele Variationen, die Ihr Training abwechslungsreich gestalten.

Leicht (Anfänger)	Einfachste Ausführungsform als isolierte Bewegung.
Mittel (Fortgeschrittene)	Meist in Kombination mit einer zusätzlichen Bewegung.
Schwer (Ambitionierte)	Der Bewegungsradius steigt oder wird durch lange Hebel erschwert.
Sehr schwer (Profi)	Häufig in Kombination mit Sprüngen oder anderen Übungen als Komplexform.

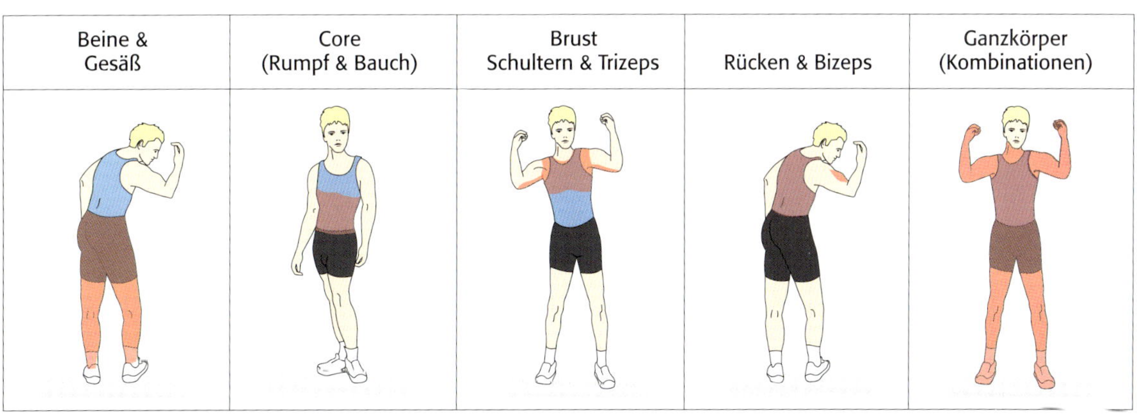

Jede Übung wird chronologisch in Körperregionen unterteilt. Die Zuordnung zu einer bestimmten Körperregion ergibt sich aufgrund der hauptsächlich beteiligten Muskulatur. Andere an der Bewegung beteiligte Hilfsmuskeln werden ebenfalls erwähnt.

Darstellung der Übungen

Unser Körper bedient uns mit zahlreichen Variations- und Übungsmöglichkeiten. Um die jeweiligen Übungen schneller und einfacher zu verstehen, finden Sie jeweils eine symbolische Darstellung, die die Ausführungsform beschreibt.

↕ **Konzentrisch-exzentrisch**
Bezeichnet die gewöhnliche Ausführungsform in einer Aufwärts- und Abwärtsbewegung.

— **Isometrisch**
Manche Übungen beinhalten einen statischen Anteil, in der die Stellung einfach nur gehalten werden muss.

Plyometrisch
Diese Ausführungsform bezeichnet explosive und möglichst schnelle Bewegungen, die meist durch Sprünge oder Sprunganteile charakterisiert sind.

♥ **Cardio**
Steht bei einer Übung weniger die Kräftigung, sondern vermehrt die Ausdauer im Fokus, wird diese durch den Begriff »Cardio« gekennzeichnet

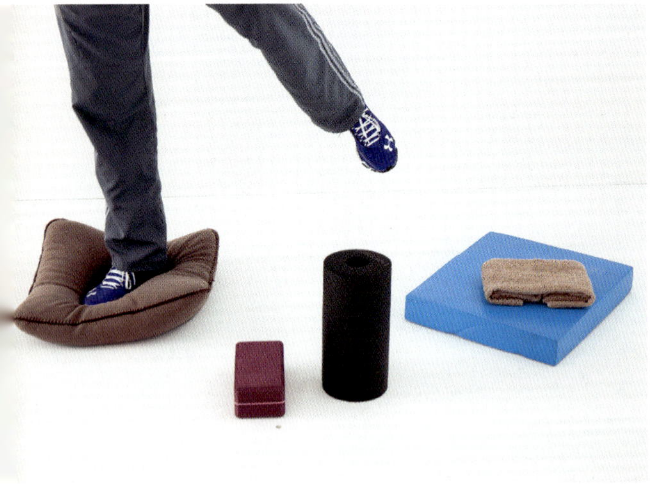

Intensitätssteigerung durch instabile Untergründe

Die auf den nachfolgenden Seiten vorgestellten Übungen zeigen die Reinform der Ausführung. Für Anfänger empfiehlt sich zu Beginn jeweils die leichte Übungsausführung, die erst nach 4–6 Trainingseinheiten allmählich gesteigert werden sollte. Für fortgeschrittene bis hohe Leistungslevels kann bereits die schwierige Ausführungsstufe einen nicht mehr ausreichenden Reiz darstellen. Aus diesem Grund können die Intensitäten fast aller Übungen durch weiche oder instabile Untergründe gesteigert werden. Zudem wird dadurch der koordinative Effekt erhöht und mehrere Muskelgruppen werden angesprochen. In der Sportwissenschaft werden das Ausgleichen des Körpergewichts und das ständige Herstellen des natürlichen Gleichgewichts als »Propriozeption« bezeichnet. Kleine Rezeptoren messen permanent Spannungsänderungen in den Muskeln und senden Reize an das zentrale Nervensystem, worauf hauptsächlich die tieferen Muskelschichten angesprochen werden. Je instabiler und rutschiger nun der Untergrund wird, umso höhere Anforderungen werden an unsere »Propriozeptoren«, also unsere Messinstrumente in den Muskeln, gestellt.

HINWEIS

Bei der Steigerung der Intensität sollte langsam vorgegangen werden. Das Prinzip *»vom Einfachen zum Schweren«* ist dabei sinnvoll:

→ vom harten Boden zum dünnen Teppichboden oder zur Gymnastikmatte

→ von der Gymnastikmatte zum dicken Teppich oder zur eingerollten Matte

Ein weicher Teppich oder eine Gymnastikmatte, die auch eingerollt verwendet werden kann, erhöhen die Intensität durch die Steigerung der Reize, und mehrere Muskelgruppen werden angesprochen.

Intensitätssteigerung durch rutschige Untergründe

Eine weitere Möglichkeit der Intensitätssteigerung oder Übungsvariation ist das Training auf rutschigen Untergründen. Dadurch, dass der Körper seine Lage ständig stabilisieren muss, werden neben den an der Bewegung beteiligten Hauptmuskelgruppen auch stetig deren Antagonisten beansprucht. Diese müssen während der gesamten Bewegungsausführung meist isometrisch angespannt bleiben, um ein Wegrutschen zu verhindern. Diese Art des Trainings ist deshalb besonders effektiv und stellt darüber hinaus äußerst hohe Ansprüche an die inter- und intramuskuläre Koordination.

Durch das Unterlegen eines Handtuchs, einer Decke oder durch das Trainieren mit rutschigen Socken auf einem Holz- oder Fliesenboden kann diese Art der Intensitätssteigerung erreicht werden.

ACHTUNG

Bei allen Sprungübungen ist von dieser Art des Trainings abzuraten, da die Verletzungsgefahr durch unkontrolliertes Wegrutschen viel zu hoch ist.

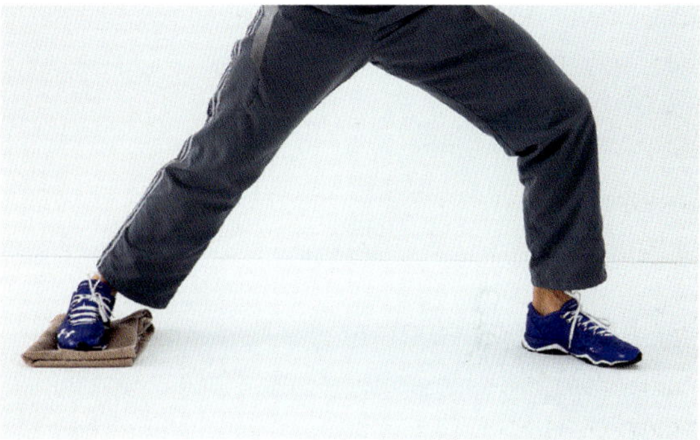

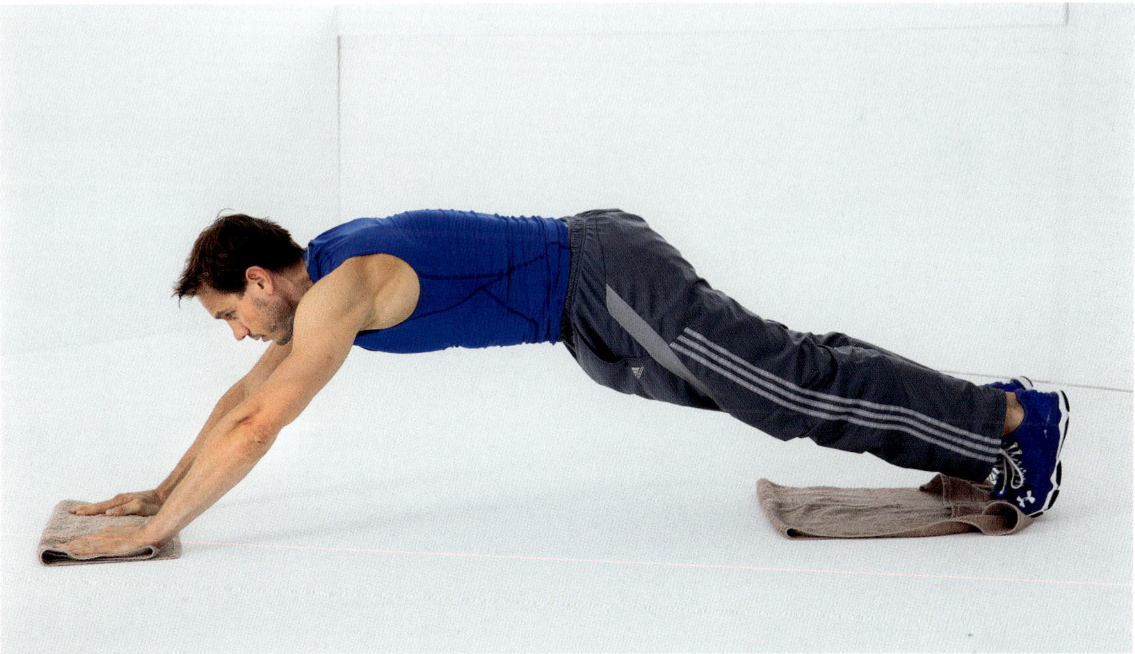

Vor allem bei Kniebeugen oder allen Stützübungen auf dem Boden macht der Einsatz des Rutschtrainings Sinn.

Übersicht verschiedener Basisstellungen und Startpositionen

Die meisten Bodyweight-Übungen beginnen in typischen, immer wiederkehrenden Positionen. Diese stellen die Basisstellung der jeweiligen Übung dar, aus der die Bewegung anschließend gestartet wird. Um Ihnen die Umsetzung der Übungen zu erleichtern, sollen die wichtigsten Stellungen kurz beschrieben werden. Die Übungsbezeichnungen orientieren sich dabei an der allgemeinen Fachsprache der Sportwissenschaft, die die jeweiligen Positionen einheitlich definieren.

Stellung

Als Stellung werden die Positionen des Körpers zum Boden, zum Partner oder zu einem Hilfsgerät bezeichnet. Es handelt sich dabei noch um keine Bewegung, sondern nur um eine statische Lage. Dadurch wird exakt definiert, welche Ausgangsstellung zum Beginn der Übung eingenommen werden muss.

Vorlings/bauchlings
Mit dem Bauch bzw. der Vorderseite zugewandt

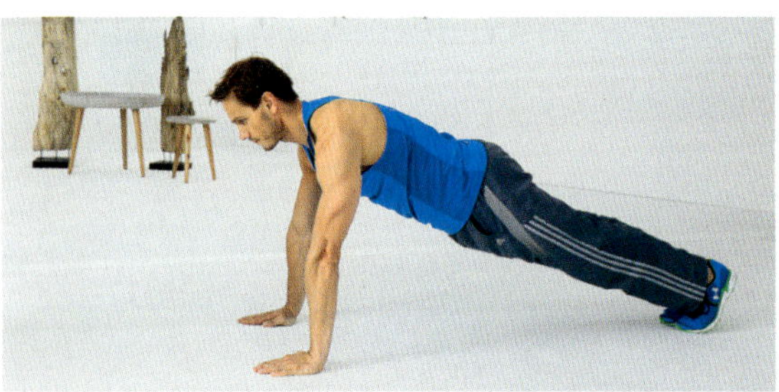

Rücklings
Mit dem Rücken zugewandt

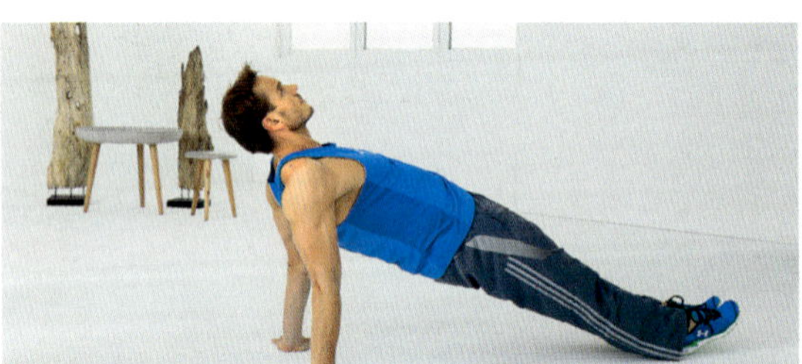

Seitlings/quer
Mit der Körperseite bzw. Flanke zugewandt

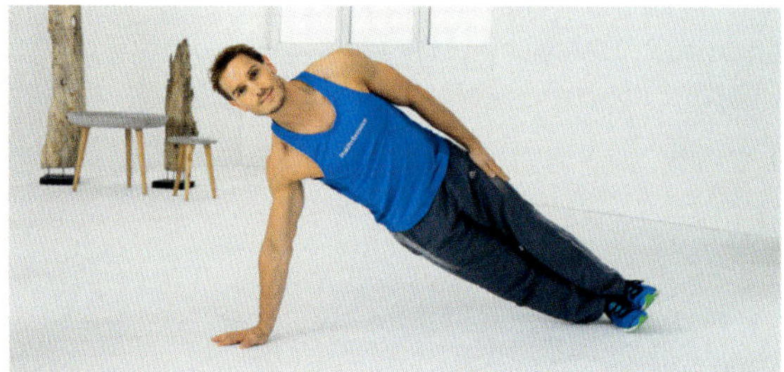

Bewegungsrichtung

Die Bewegungsrichtung beschreibt die dynamische Komponente einer Übung. Sobald sich also ein Körper in Bewegung versetzt, wird diese in eine bestimmte Richtung ausgeführt. So können die Bewegungsrichtungen einer Übung wie folgt definiert werden:

Vorwärts 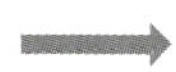

Rückwärts 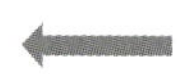

Seitwärts 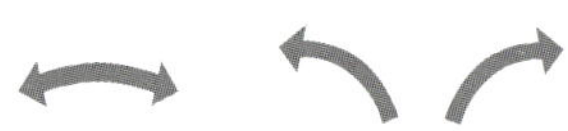

Aufwärts 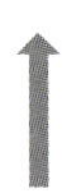

Abwärts 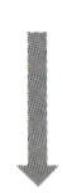

Links/Rechts 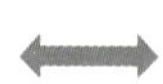

Positionen

Aus den exakten Definition der Stellung und Bewegungsrichtung ergeben sich typische Ausgangslagen, die die Startposition einer jeden Bodyweight-Übung darstellen. Anhand einiger Beispiele werden Ihnen die wichtigsten Ausgangslagen vorgestellt. Dadurch können Sie die jeweilige Übungsbeschreibung einfacher umsetzen, da Sie die Ausgangslage sowie die Bewegungsrichtung bereits kennengelernt haben.

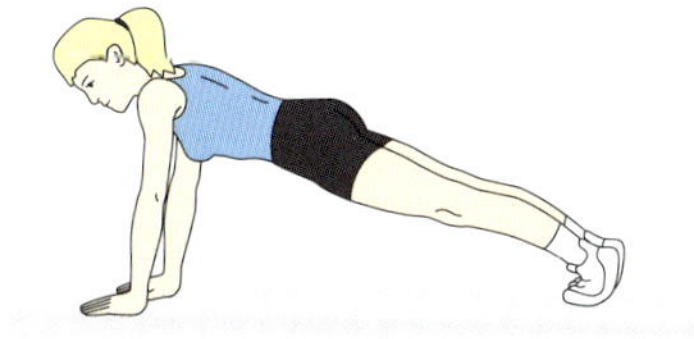

Liegestütz vorlings

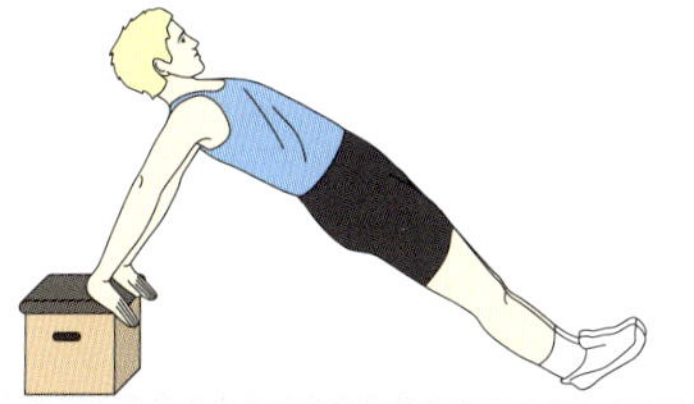

Liegestütz rücklings

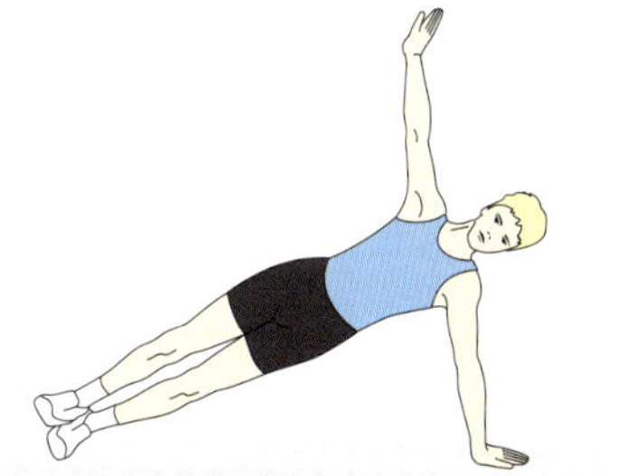

Liegestütz seitlings

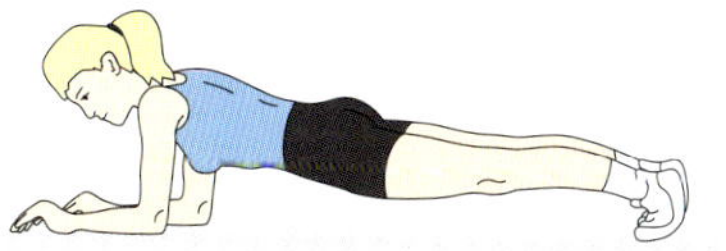

Unterarmstütz vorlings

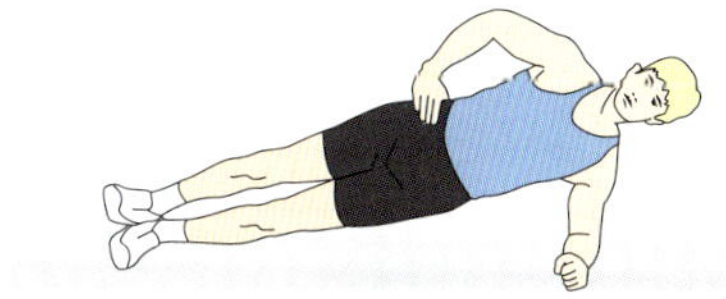

Unterarmstütz seitlings

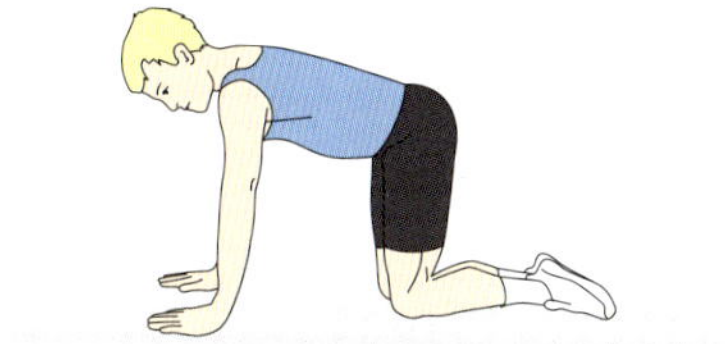

Bankstand/Vierfüßlerstand

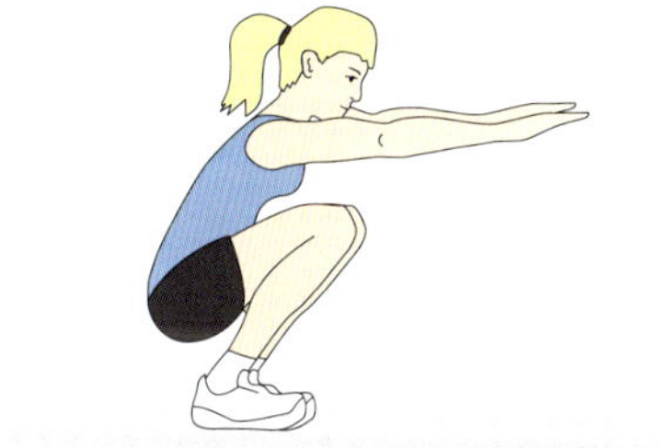

Hocke/Hockstand

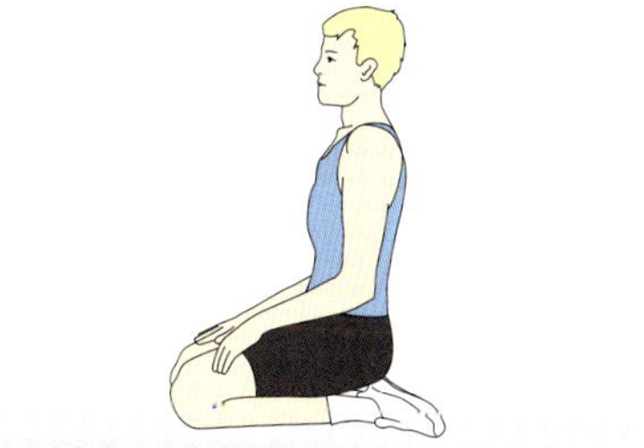

Kniesitz

Unterkörper: Oberschenkel – Gesäß – Waden

Anatomie

Die Bein- und Gesäßmuskulatur besteht aus einer Vielzahl einzelner Muskeln und Muskelgruppen, die bei den meisten Beugebewegungen wie etwa Laufen, Gehen, Hocken oder Springen als Synergisten gemeinsam zusammenspielen. Der Oberschenkelknochen dient dabei einer ganzen Reihe von Muskeln als Ursprungs- und Ansatzpunkt. Die größte Muskelmasse der Beine bildet die Oberschenkelmuskulatur, die in Strecker, Beuger und Heranführer unterteilt werden können. Eine weitere große Muskelgruppe ist die Gesäßmuskulatur, die vor allem das Abspreizen der Beine nach hinten und außen sowie das Öffnen des Hüftgelenks ermöglicht. Eine kleinere Partie bildet die Muskulatur der unteren Extremitäten, zu denen die Waden gehören.

Insgesamt lässt sich die Beinmuskulatur also in fünf Hauptregionen einteilen:

- Beinstrecker / Vorderseite *(M. quadriceps femoris)*
- Beinbeuger / Rückseite (Ischiokrurale Gruppe)
- Beinanzieher / Innenseite (Adduktorengruppe)
- Gesäßmuskulatur / Po (*Glutaeus*-Gruppe)
- Wadenmuskulatur / Unterschenkel *(M. soleus, M. gastrocnemius, M. tibialis anterior)*

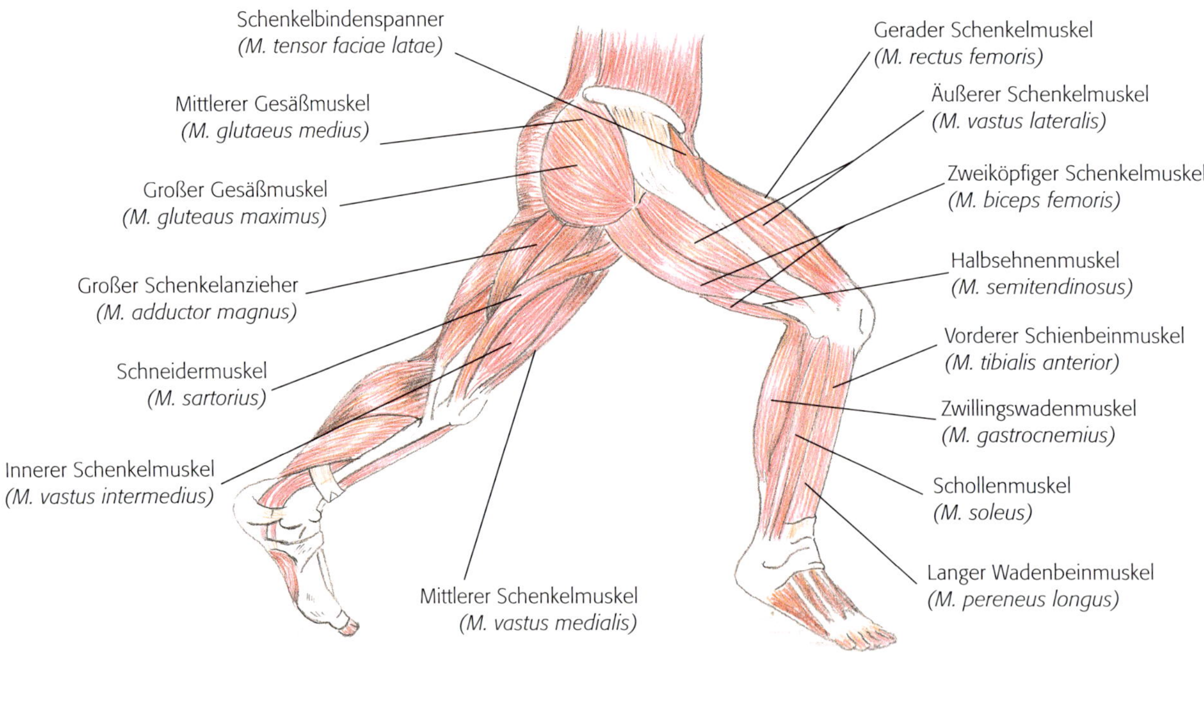

Anatomiebild der Bein- und Gesäßmuskulatur

Übungen und Muskelgruppen

Die Bein- und Gesäßmuskulatur kann mit vielen verschiedenen Übungen trainiert werden. Die elementarste Beinübung ist die klassische Kniebeuge (engl. squat). Bei dieser Bewegung sind fast alle Beinmuskelgruppen beteiligt. Je nach Variation und Ausführungsform können mit der Kniebeuge auch ausgewählte Muskelregionen fokussiert angesprochen werden. Daneben gibt es viele Variationen mit jeweils anderem Schwerpunkt.

Auf den nachfolgenden Seiten finden Sie eine große Übungsauswahl verschiedenster Bein- und Gesäßübungen mit dem eigenen Körpergewicht. Die Basisübung wird jeweils zu Beginn des Übungskapitels detailliert vorgestellt und beschrieben. Zudem finden Sie dabei Hinweise, welche Muskelgruppen durch diese Übung im Detail trainiert werden. Außerdem wird auf Ausführungsfehler und Gefahren hingewiesen, die Sie bei der Umsetzung beachten sollten.

Einteilung der Übungen

Das Kapitel »Unterkörper« beinhaltet eine Vielzahl verschiedenster Übungen und Variationen, die in folgende Untergruppierungen eingeteilt sind:

I. **Oberschenkel:** Beinstrecker und Beinbeuger *(M. quadriceps femoris* und ischiokrurale Muskelgruppe)

II. **Gesäß:** großer, mittlerer und kleiner Gesäßmuskel *(M. glutaeus maximus, medius* und *minimus)*

III. **Adduktoren und Hüfte:** Beinanzieher *(M. adductor longus, magnus, brevis* und *M. iliopsoas, M. tensor fasciae latae)*

IV. **Waden:** Zweiköpfiger Wadenmuskel *(M. gastrocnemius)* und Schollenmuskel *(M. soleus)*

HINWEISE ZUM BEINTRAINING

Grundsätzlich sollte bei jeder Beinübung, egal ob ein- oder zweibeinig, darauf geachtet werden, die Knie in der Endstellung nicht hart einrasten zu lassen. Jede Bewegungsphase muss kontrolliert durchgeführt werden. Grundsätzlich sollten die Beine parallel bleiben und X-Bein- oder O-Bein-Stellungen vermieden werden. Ein Training vor dem Spiegel hilft, die Beinstellung und die Oberkörperhaltung zu überprüfen. Kleine Erhöhungen unter den Fersen helfen bei verkürzten Achillessehnen.

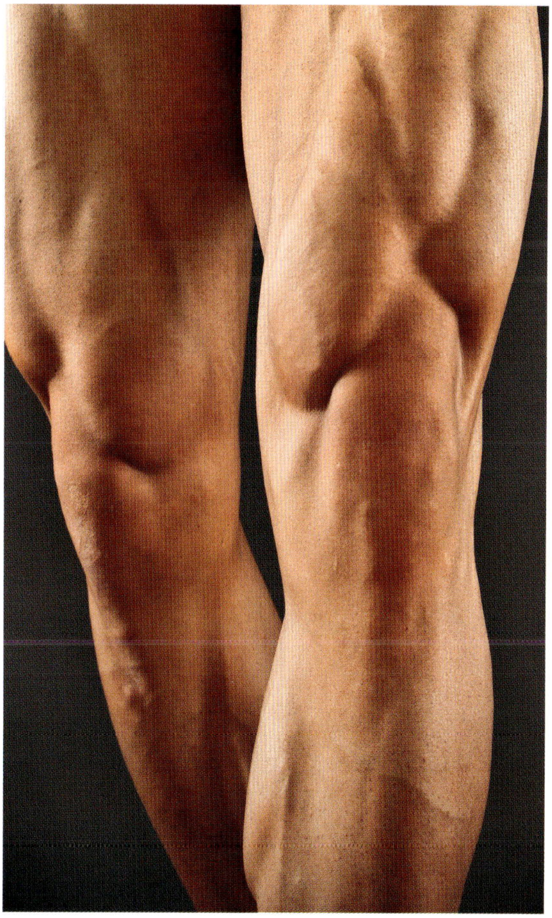

B 1: Squat – Kniebeuge

Leicht

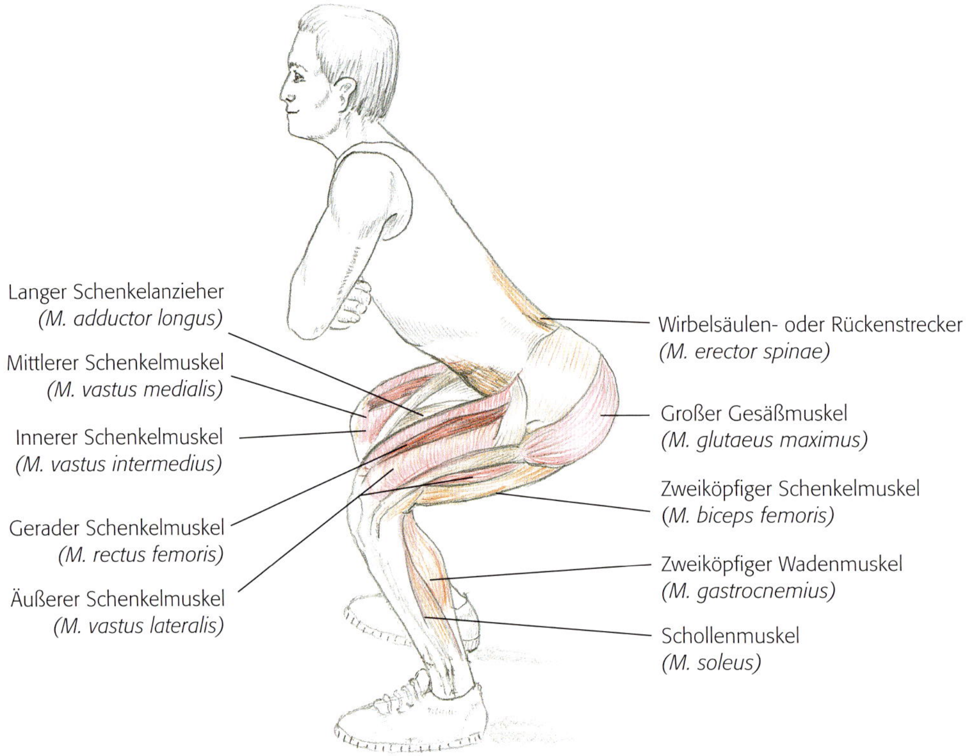

Die klassische Kniebeuge ist eine scheinbar einfache Übung. Trotzdem erfordert es einige Voraussetzungen, um die Bewegung korrekt durchführen zu können. So ist vor allem eine gewisse Flexibilität in den Knöcheln, in der Hüfte und im Rumpf nötig, damit keine Ausweichbewegungen entstehen. Der Squat, so wie die beidbeinige Kniebeuge im englischen Sprachraum bezeichnet wird, ist die wichtigste Basisübung für die unteren Extremitäten und darf in keinem Beintrainingsplan fehlen. Durch das komplexe Zusammenspiel fast aller Beinmuskeln bei einer Kniebeugebewegung ist diese Übung besonders effektiv. Zudem haben Sie die Möglichkeit, durch verschiedene Hüft- und Beinwinkelstellungen die Übung beliebig zu variieren.

Beanspruchte Muskelgruppen

Hauptmuskelgruppen: Beinstrecker *(M. rectus femoris, M. vastus lateralis, M. vastus medialis, M. vastus intermedius)*, Gesäßmuskel *(M. glutaeus maximus)*.

Nebenmuskelgruppen: Beinbeuger *(M. biceps femoris, M. semitendinosus, M. semimembranosus)*, Beinanzieher *(M. adductor magnus, longus* und *brevis)*, Rückenstrecker *(M. erector spinae)*, Wadenmuskulatur *(M. gastrocnemius, M. soleus)*, Bauchmuskeln *(M. rectus abdominis)*.

Je nach Ausführungsform und Standbreite können durch die Kniebeuge auch andere an der Bewegung beteiligte Muskeln gezielt beansprucht werden. Diese sind auf den nachfolgenden Seiten angegeben.

Ausführung

Der Stand bei Kniebeugen ist etwa schulterbreit oder ein wenig breiter. Der Körperschwerpunkt ruht dabei auf der gesamten Fußsohle mit leichter Tendenz auf den Fersen.

Die Abwärtsbewegung (exzentrisch) wird durch das Gesäß eingeleitet und möglichst weit nach hinten geführt. Die Lendenwirbelsäule ist dabei in der natürlichen Lordose (leichtes Hohlkreuz) gewölbt und wird durch einen fest angespannten Rumpf stabilisiert.

Die Beugung der Knie sollte etwa 90° betragen, kann aber auch tiefer, auf ca. 80–70° erhöht, durchgeführt werden.

Die Kniescheibenspitzen ziehen bei der Bewegung immer in einer Linie zu den Zehenspitzen und die Beine bleiben parallel zueinander gerichtet.

Bei der Aufwärtsbewegung (konzentrisch) ist darauf zu achten, dass der Körper geradlinig nach oben in die Streckung geführt wird. Ein Überstrecken oder hartes Einrasten der Knie in der Endstellung sollte vermieden werden. Halten Sie während der gesamten Bewegung Ihren Bauch in Spannung.

Fehlerquellen

Achten Sie darauf, dass die Wirbelsäule gerade gehalten und im Lendenbereich eine natürliche Lordose (Innenwölbung) beibehalten wird, und vermeiden Sie O- oder X-Beine, indem Sie sich anfangs vor einem Spiegel kontrollieren.

Die Schulterachse sollte sich bei der Bewegung stets im Lot zu den Füßen befinden und das Körpergewicht bleibt dabei auf der Fußsohle, mit Tendenz in Richtung Ferse.

Vermeiden Sie ein Ausweichen der Füße durch das Hochheben der Fersen während der Abwärtsbewegung und Durchfedern bis zum Gelenkanschlag.

Richten Sie Ihren gesamten Körperschwerpunkt nach hinten und achten Sie darauf, dass die Kniespitzen nicht nach vorne ausweichen, sondern sich stets knapp im Lot zu den Zehenspitzen befinden.

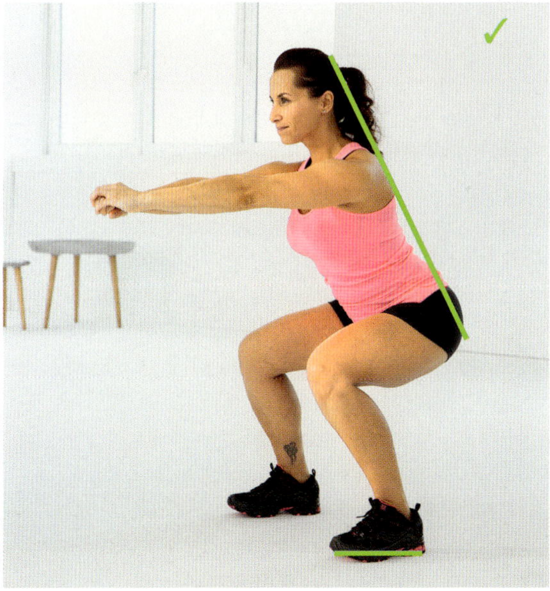

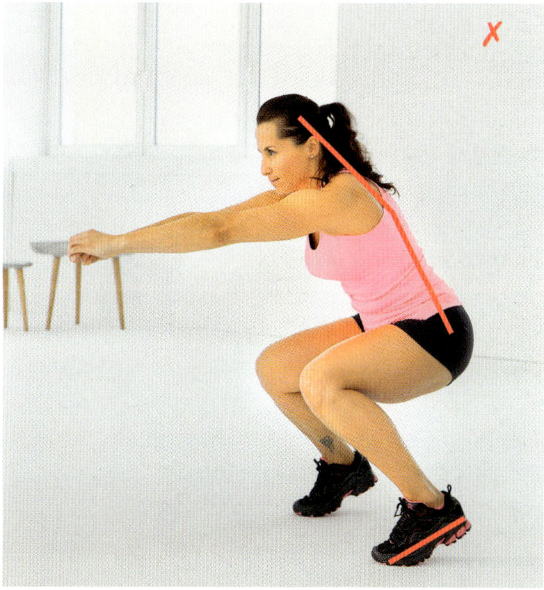

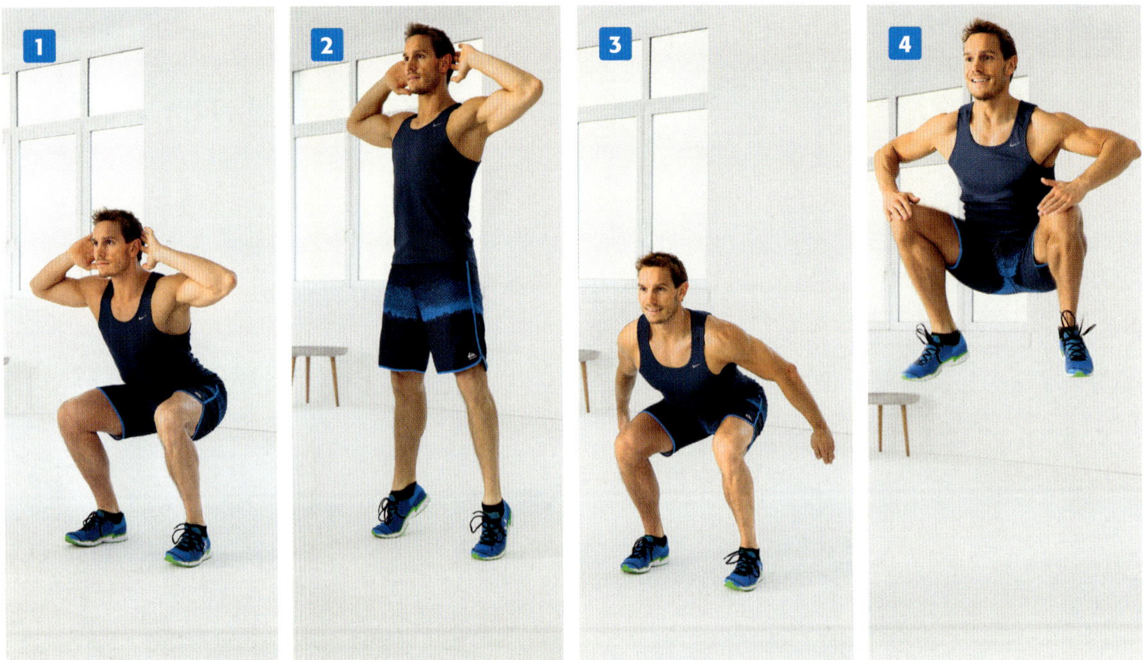

B 2: Squat Heel Raise

Leicht

1 + 2 Führen Sie einen normalen *Squat* durch und heben Sie am Ende der Bewegung die Fersen hoch. Verlagern Sie am Ende der Bewegung Ihren Körper auf die Fußballen und spannen Sie die gesamte Ober- und Unterschenkelmuskulatur an. Dadurch erhöhen Sie die Aktivierung der Waden.

Tipp: Sie können die Intensität steigern, indem Sie anstatt die Fersen anzuheben einen Strecksprung machen. Drücken Sie sich hierfür fest vom Boden ab und landen Sie sanft, indem Sie die Knie weich beugen.

Zusätzlich aktivierte Muskelgruppe: Waden *(M. soleus, M. gastrocnemius)*

B 3: Squat Tuck Jump

Mittel

3 + 4 Führen Sie einen *Squat Jump* durch und versuchen Sie am Ende der Aufwärtsbewegung einen Hocksprung zu machen, indem Sie die Knie zum Oberkörper ziehen. Die Aufwärtsbewegung sollte dabei möglichst schnellkräftig und explosiv sein. Um die Konzentration auf diese Ausführung zu legen, können Sie nach dem Beugen der Beine in der tiefsten Stellung für 2–3 Sekunden statisch verharren, ehe Sie sich hochdrücken und den Hocksprung ausführen.

Alternativ können Sie die Fersen auch an das Gesäß ziehen. Dadurch wird die Übungsausführung etwas erleichtert, da Sie den Hüft-Rumpf-Winkel in der Hockposition nicht so stark beugen müssen.

Zusätzlich aktivierte Muskelgruppe: Hüftbeuger *(M. iliopsoas)* und untere Bauchmuskelkette.

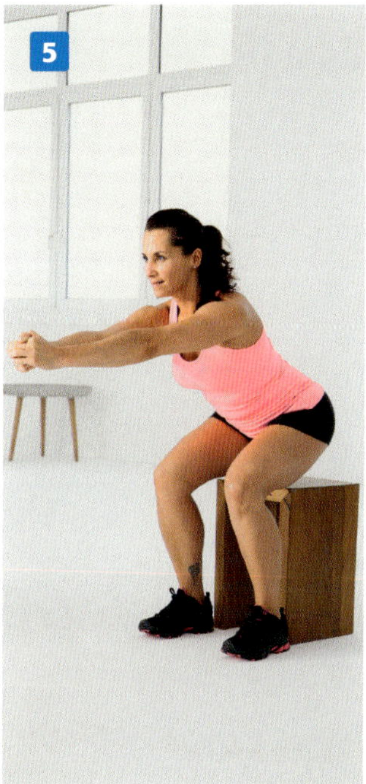

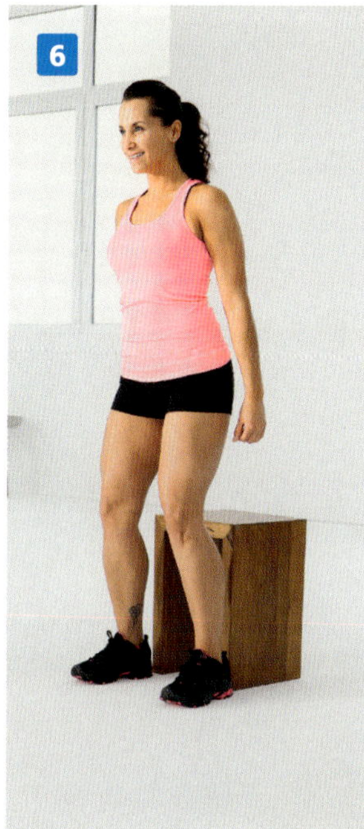

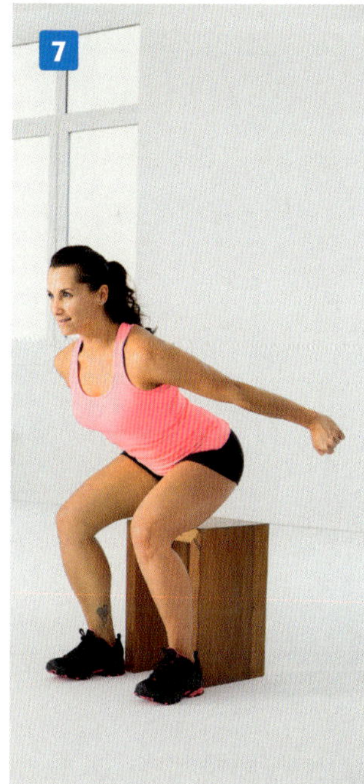

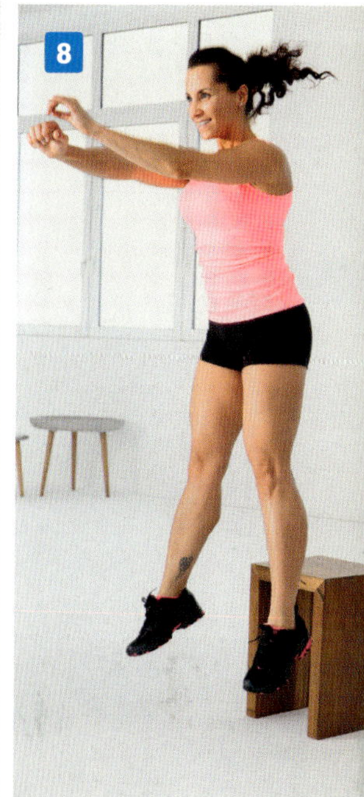

B 4: Box Squat (Sitzkniebeuge)

Leicht

5 + 6 Diese Ausführungsform der Kniebeuge unterscheidet sich von einer normalen Kniebeuge durch einen etwas weiter aufgerichteten Oberkörper, da durch ein kurzes Absitzen auf einer Unterlage (Stuhl, Bank etc.) eine Entlastung im Oberkörper stattfindet. Diese Ausführungsform eignet sich besonders für unerfahrene Sportler, da durch die Sitzfläche der Bewegungsradius einfacher umzusetzen ist als bei einer freien Kniebeuge. Durch die Erhöhung oder Verringerung der Sitzfläche kann zudem die Intensität herabgesetzt oder gesteigert werden.

Achten Sie darauf, dass die Wirbelsäule gerade gehalten wird. Sowohl bei der Abwärts- als auch bei der Aufstehbewegung neigt man dazu, einen Rundrücken zu machen. Schieben Sie deshalb Ihre Lendenwirbelsäule immer leicht nach vorne und bilden Sie dadurch eine natürliche Bewegungsreserve.

B 5: Box Squat Jump

Mittel

7 + 8 Machen Sie bei der Aufwärtsbewegung eines *Box Squat* einen möglichst hohen und schnellkräftigen Strecksprung. Beugen Sie bei der Landung sanft die Knie und gehen Sie dadurch sofort in die exzentrische Bewegung der Kniebeuge über, sodass eine flüssige Übungsdurchführung entsteht. Die Schulterachse sollte sich bei der Bewegung stets im Lot zu den Füßen befinden. Das Körpergewicht bleibt dabei auf der Fußsohle, mit Tendenz in Richtung Ferse.

Alternativ können Sie diese Form zunächst auch ohne Sprung durchführen, indem Sie am Ende der Bewegung die Fersen anheben. Die schwerste Stufe wäre die Kombination mit einem Hocksprung *(Tuck Jump)* durch einen explosiven Abdruck in der Aufwärtsbewegung.

B 6: Sumo Squat – breite Kniebeuge

Leicht

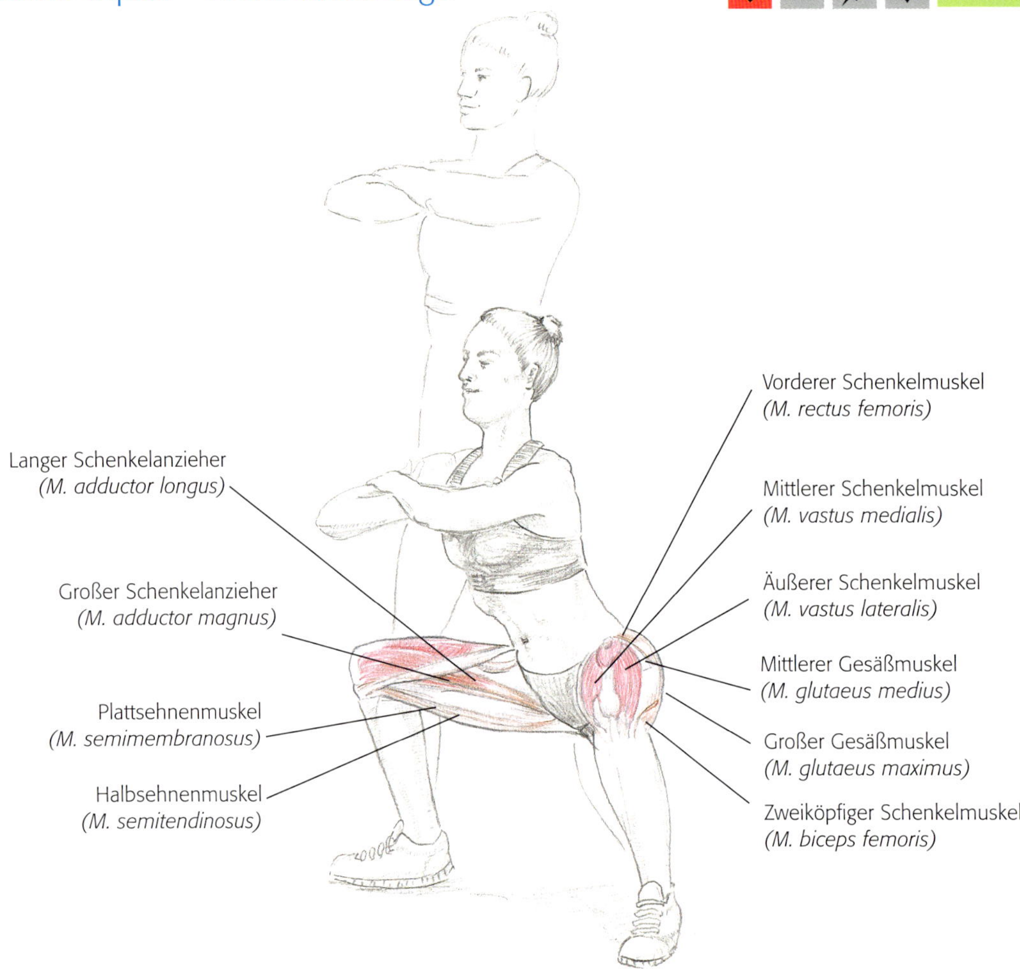

Die Ausführungsform des *Sumo Squat* charakterisiert sich durch eine breite Beinstellung. Um diese Übung richtig durchführen zu können, ist ein gewisses Maß an Beweglichkeit in den Adduktoren (Beininnenseiten) nötig, da andernfalls die Knie bei der Beugung der Beine nach innen rotieren können. Die dadurch provozierte X-Bein-Stellung sollte vermieden werden. Kann aufgrund einer verminderten Beweglichkeit diese Position nur bedingt eingenommen werden, so können Sie die Grätschstellung auch etwas minimieren. Achten Sie aber stets darauf, dass sich die Kniespitzen linear zu den Zehenspitzen befinden.

Beanspruchte Muskelgruppen

Hauptmuskelgruppen: Beinstrecker *(M. rectus femoris, M. vastus lateralis, M. vastus medialis, M. vastus intermedius).*

Nebenmuskelgruppen: Gesäßmuskulatur *(M. glutaeus maximus, medius* und *minimus)* Beinbeuger *(M. biceps femoris, M. semitendinosus, M. semimembranosus),* Beinanzieher *(M. adductor magnus, longus* und *brevis).*

Ausführung

Der Stand bei der breiten Kniebeuge ist eine doppelte Schulterbreite oder ein wenig breiter. Der Körperschwerpunkt ruht dabei auf der gesamten Fußsohle mit leichter Tendenz auf den Fersen. Die Füße zeigen ca. 45° nach außen und die Beine sind entsprechend weit geöffnet, sodass sich bei der Beugung die Knie immer in einer Linie über den Zehenspitzen befinden.

Die Abwärtsbewegung (exzentrisch) wird durch das Gesäß eingeleitet und nach unten, mit einer leichten Tendenz nach hinten geführt. Die Lendenwirbelsäule ist dabei in der natürlichen Lordose (leichtes Hohlkreuz) gewölbt und wird durch einen fest angespannten Rumpf stabilisiert.

Die Beugung der Knie sollte etwa 90° betragen. Tiefere Stellungen sind nur bedingt zu empfehlen, da diese einen hohen Anspruch an Ihre Beweglichkeit stellen. Der Oberkörper sollte dabei möglichst aufrecht gehalten werden und nicht nach vorne ausweichen.

Bei der Aufwärtsbewegung (konzentrisch) ist darauf zu achten, dass der Körper geradlinig nach oben in die Streckung geführt wird.

Fehlerquellen

Achten Sie darauf, die Wirbelsäule gerade zu halten und im Lendenbereich eine natürliche Lordose (Innenwölbung) beizubehalten.

Sollte die Beweglichkeit in den Adduktoren eine ausreichende Auswärtsstellung der Beine nicht ermöglichen, nehmen Sie eine schmalere Stellung ein. Dadurch wird eine X-Bein-Stellung, d.h. ein Druckdrücken bzw. Einknicken der Knie nach innen, vermieden.

Am tiefsten Punkt des Beinbeugens müssen die Knie stets hinter bzw. auf einer Linie zu den Zehen gehalten werden. Häufig gleiten die Knie durch eine zu schmale Beinstellung über diese Linie hinaus. Dadurch nimmt die Belastung des Kniegelenks zu.

Achten Sie immer darauf, dass während der gesamten Bewegung der Körperschwerpunkt in der Mitte gehalten wird und beide Beine gleichzeitig belastet werden.

Versuchen Sie, Ihren Oberkörper aufrecht zu halten. Vermeiden Sie bei zunehmender Beugung der Beine ein zu starkes Vorkippen des Oberkörpers und vermeiden Sie einen Rundrücken.

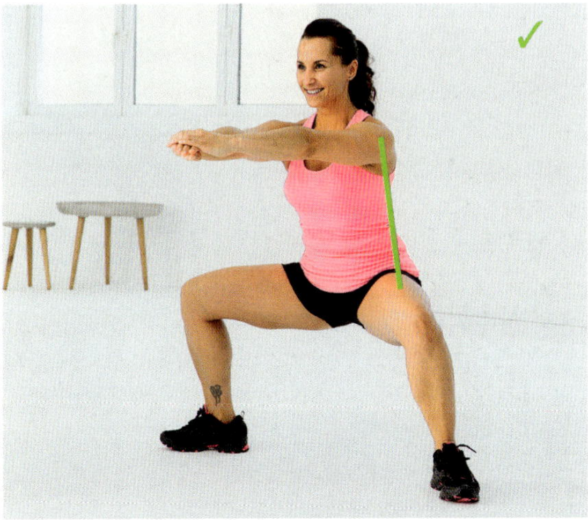

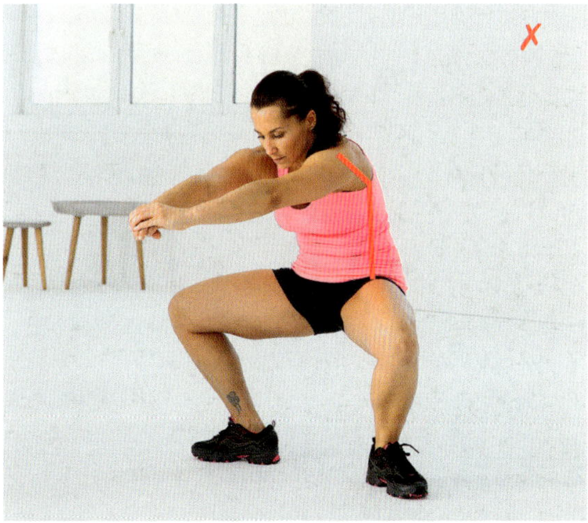

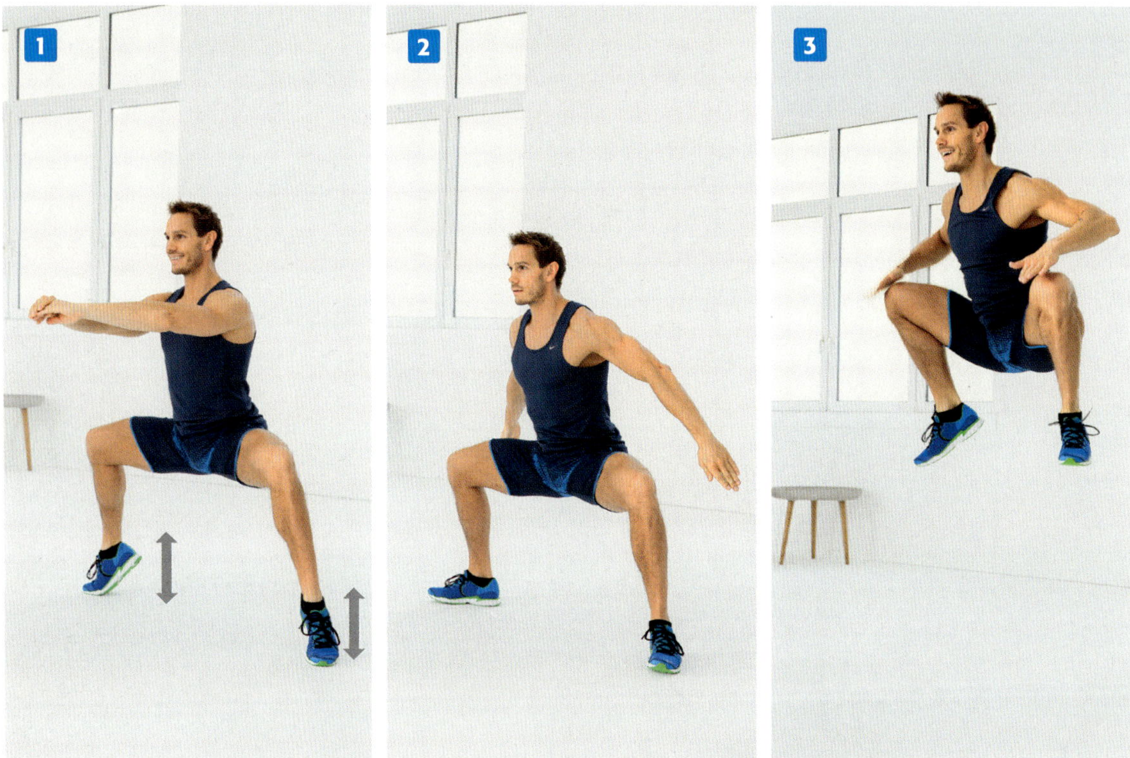

B 7: Sumo Squat Heel Raise

Leicht

1 Nehmen Sie die Beugestellung eines *Sumo Squat* ein und halten Sie diese Position statisch am tiefsten Punkt. Die Knie sollten dabei etwa 90° gebeugt sein. Heben und senken Sie nun Ihre Fersen, während Sie die Beugeposition unverändert halten.

Tipp: Als Variation können Sie anstelle des statischen Haltens einen dynamischen *Sumo Squat* durchführen, nur dass Sie am Ende der Aufwärtsbewegung Ihr Gewicht auf die Fußballen verlagern und die Fersen anheben.

Zusätzlich aktivierte Muskelgruppe: Waden *(M. soleus, M. gastrocnemius)*.

B 8: Sumo Squat Ninja Jump

Schwer

2 + 3 Führen Sie bei der Aufwärtsbewegung des *Sumo Squat* einen möglichst hohen und schnellkräftigen Strecksprung durch und beugen Sie am höchsten Punkt explosivkräftig die Beine. Ziehen Sie dabei die Fersen leicht an das Gesäß heran und führen Sie die Knie seitwärts nach oben außen.

Alternativ können Sie anstatt des *Ninja Jump* auch einen einfachen Strecksprung oder Hocksprung durchführen.

Zusätzlich aktivierte Muskelgruppe: Hüftbeuger *(M. iliopsoas)*, untere Bauchmuskelkette.

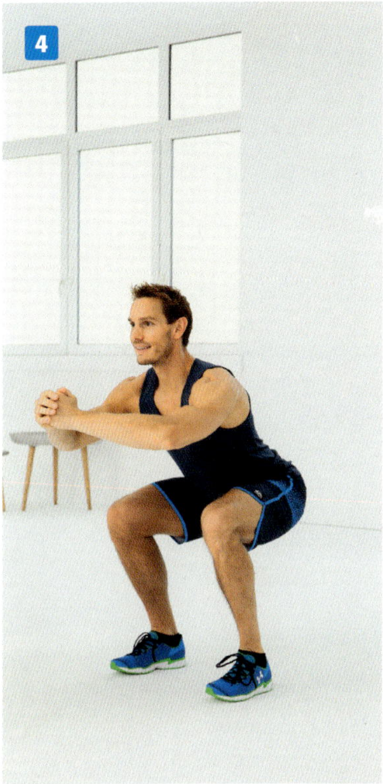

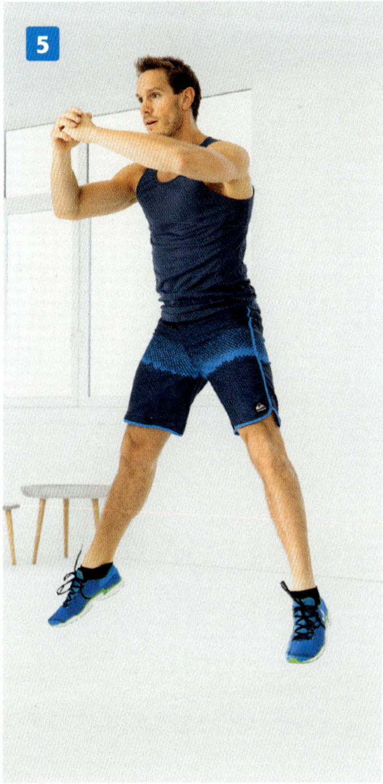

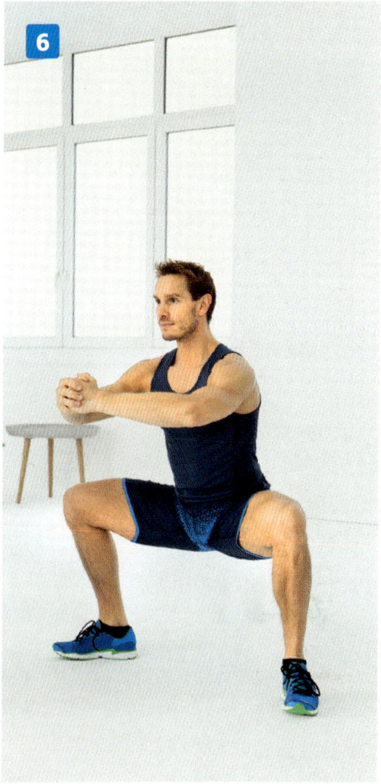

B 9: Übungskombination Squat & Sumo Squat Jumps

Schwer

Eine weitere Variation der Kniebeugen stellt die Kombination der beiden Basisübungen *Squat* und *Sumo Squat* dar. Durch schnelle Wechselsprünge wird die Intensität dieser schwungvollen Variante erhöht.

4–6 Gehen Sie in die Ausgangslage eines *Squat*, beugen Sie Ihre Beine in die Hocke und springen Sie bei der Aufwärtsbewegung in die Ausgangslage des *Sumo Squat*. Durch den stetigen Standwechsel, von schmal auf breit, müssen die Muskeln intensiver arbeiten. Zudem wird durch diese schnelle und komplexe Kombination Ihr Herz-Kreislauf-System angesprochen.

Tipp: Um die Intensität weiter zu erhöhen, versuchen Sie beim Wechsel mit dem Oberkörper in einer tiefen Lage zu bleiben. Dadurch werden die Beine durch die permanent gebeugte Haltung vermehrt angesprochen. Alternativ können Sie bei jedem Wechsel auch einen *Tuck Jump* durchführen, indem Sie bei der Aufwärtsbewegung so hoch wie möglich springen und dabei die Knie zum Körper heranziehen.

Profi-Tipp: Sollten Sie sich richtig fit wie ein Profi fühlen, so fügen Sie an jeden der Squats einen *Tuck Jump,* also einen Hocksprung, an. Dadurch erhöht sich die Intensität um ein Weiteres.

B 10: Wall Sit – Wandsitz

Leicht

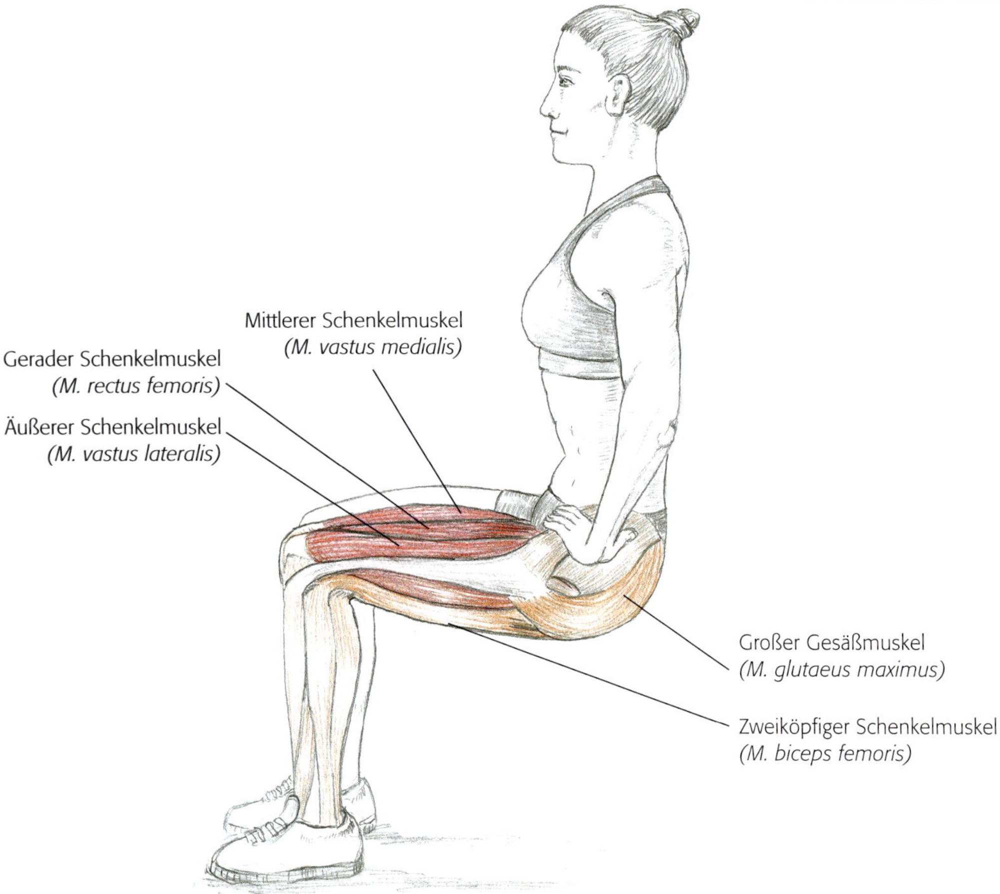

Der Wandsitz ist eine einfache Übung und imitiert das aufrechte Sitzen auf einem imaginären Stuhl. Doch anstatt wirklich auf einer Unterlage zu sitzen, muss das Körpergewicht durch die Anspannung der Muskulatur gehalten werden.

Diese Übung ist besonders für Anfänger ohne Bewegungserfahrung geeignet, da die Position in der einfachsten Form nur statisch gehalten wird. Durch die Winkelstellung in den Knien kann die Schwierigkeit verändert werden. Die höchste Kraftanstrengung erhalten Sie bei einem Kniewinkel von 90°.

Beanspruchte Muskelgruppen

Hauptmuskelgruppen: Beinstrecker *(M. rectus femoris, M. vastus lateralis, M. vastus medialis, M. vastus intermedius)*.

Nebenmuskelgruppen: kleiner und mittlerer Gesäßmuskel *(M. glutaeus medius* und *minimus)*, Beinbeuger *(M. biceps femoris, M. semitendinosus, M. semimembranosus)*, Beinanzieher *(M. adductor magnus, longus* und *brevis)*.

Ausführung

Stellen Sie sich mit ca. einer Schrittlänge Abstand rücklings an eine Wand.

Legen Sie sich nun langsam und kontrolliert nach hinten, bis Sie mit dem gesamten Rücken an der Wand anliegen. Beugen Sie anschließend beide Beine und nehmen Sie eine Hockposition ein.

Achten Sie dabei darauf, dass der Abstand zur Wand so gewählt wird, dass sich die Oberschenkel in der Endposition parallel und die Unterschenkel senkrecht zum Boden befinden. Die Knie sollten dabei ca. 90° gebeugt sein und nicht über die Kniespitzen hinausragen. Falls diese Ausführungsform zu schwer ist, kann der Kniewinkel erhöht werden, indem Sie den Körper etwas nach oben verlagern.

Halten Sie die Beine in Spannung und drücken Sie Ihren oberen und unteren Rücken sowie das Becken permanent fest an die Wand.

Fehlerquellen

Achten Sie darauf, dass die Knie hinter den Fußspitzen bleiben.

Vermeiden Sie eine X-Bein-Stellung, indem Sie darauf achten, die Knie immer linear zu den Füßen zu halten und nicht nach innen einzuknicken.

Ober- und Unterschenkel sollten im 90°-Winkel zueinander gehalten werden.

Falls die Übung zu schwer ist, stützen Sie sich nicht mit den Händen auf den Knien ab, sondern verringern Sie die Intensität, indem Sie die Beugung der Beine reduzieren und den Körper etwas nach oben schieben.

Sorgen Sie dafür, dass der gesamte Rücken inklusive Becken, oberem und unterem Rücken stets Kontakt zur Wand hat.

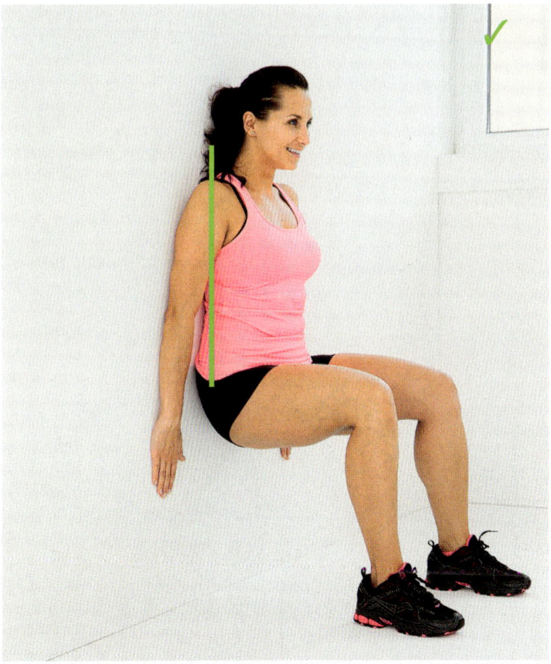

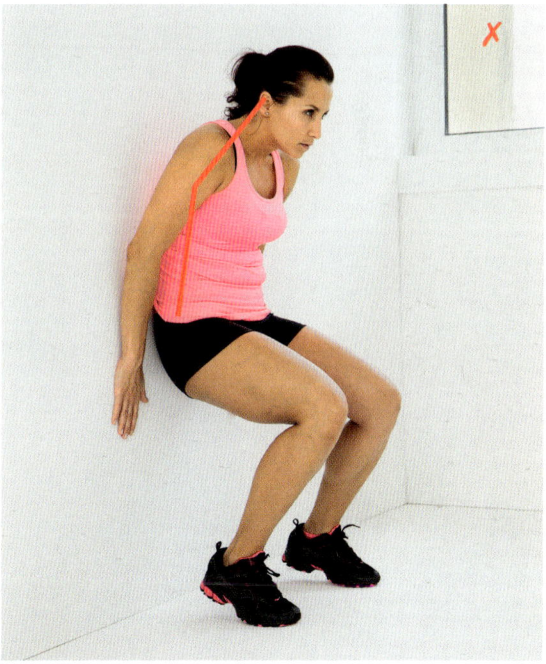

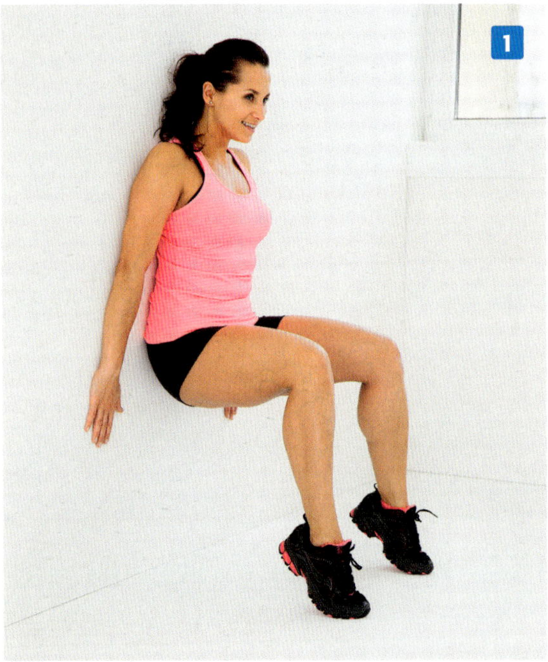

B 11: Wall Sit Heel Lift

Mittel

1 Machen Sie einen *Wall Sit* und heben Sie in der Endposition die Fersen in die Höhe. Dabei können Sie zwischen isometrischer (statisch haltender) oder konzentrisch-exzentrischer (auf- und abwärts) Ausführung wählen. Eine weitere Möglichkeit ist die Kombination beider Formen, indem Sie beispielsweise die Fersen 4 × heben und senken und anschließend jeweils für 5–10 Sekunden statisch erhöht halten.

Zusätzlich aktivierte Muskelgruppe: Waden *(M. soleus, M. gastrocnemius)*.

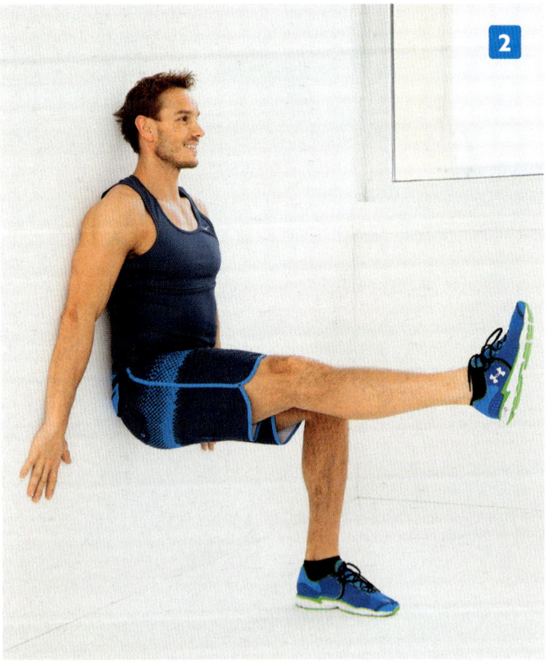

B 12: One Leg Wall Sit

Schwer

2 Nehmen Sie die Endposition eines *Wall Sit* ein und verlagern Sie Ihr Körpergewicht auf ein Bein. Heben Sie nun das entlastete Bein gestreckt nach oben an. Diese Übung kann isometrisch (haltend) oder im ständigen Wechsel zwischen dem linken und rechten Bein durchgeführt werden.

Zusätzlich aktivierte Muskelgruppe: Hüftbeuger *(M. iliopsoas)*, untere Bauchmuskelkette.

Als Alternative können Sie diese Übung auch mit dem Anheben der Ferse des Standbeins durchführen. Dadurch erhöht sich die Intensität.

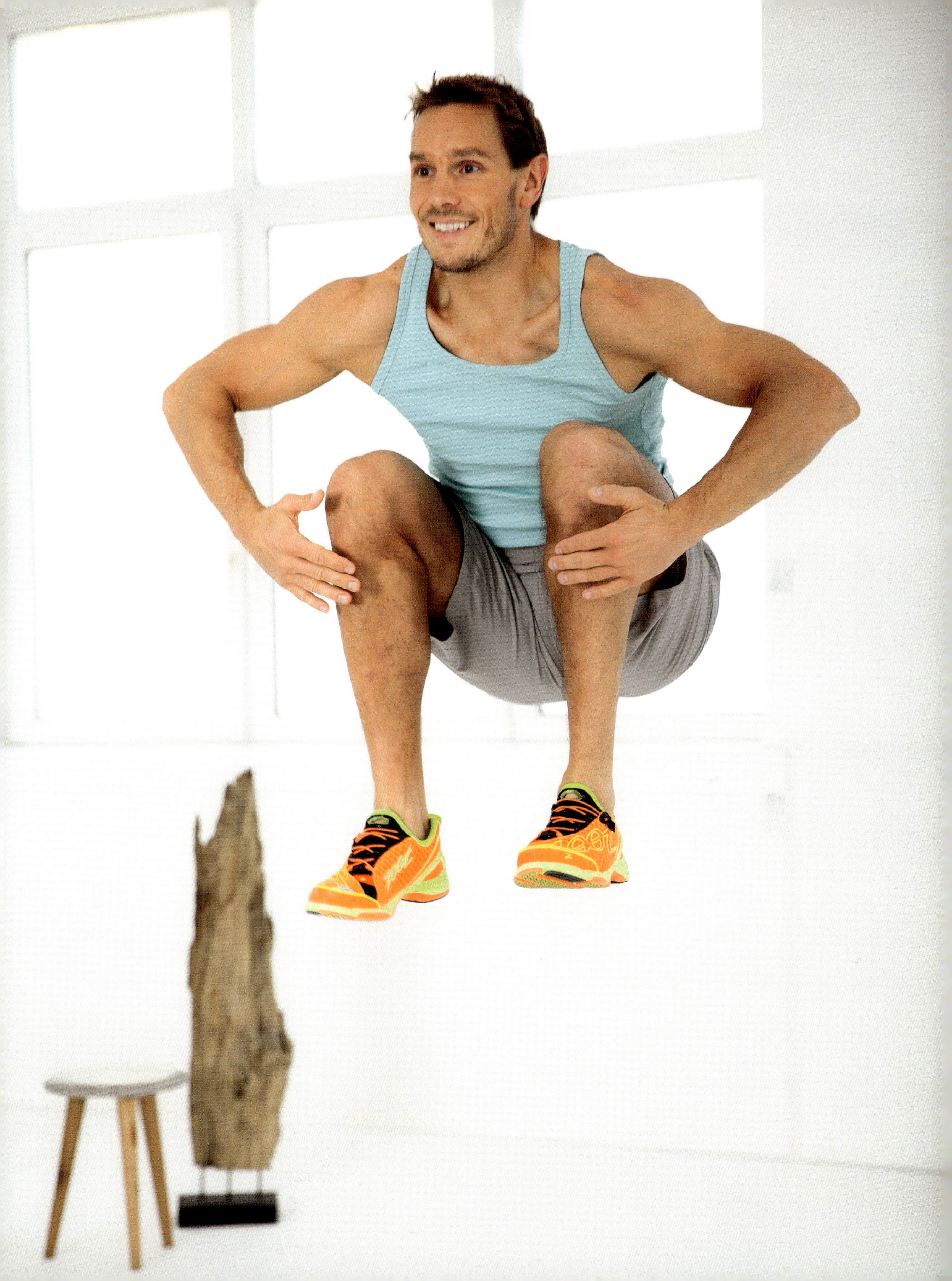

B 13: Lunge – Ausfallschritt-Kniebeuge

↕ — ⚡ ♥ Leicht

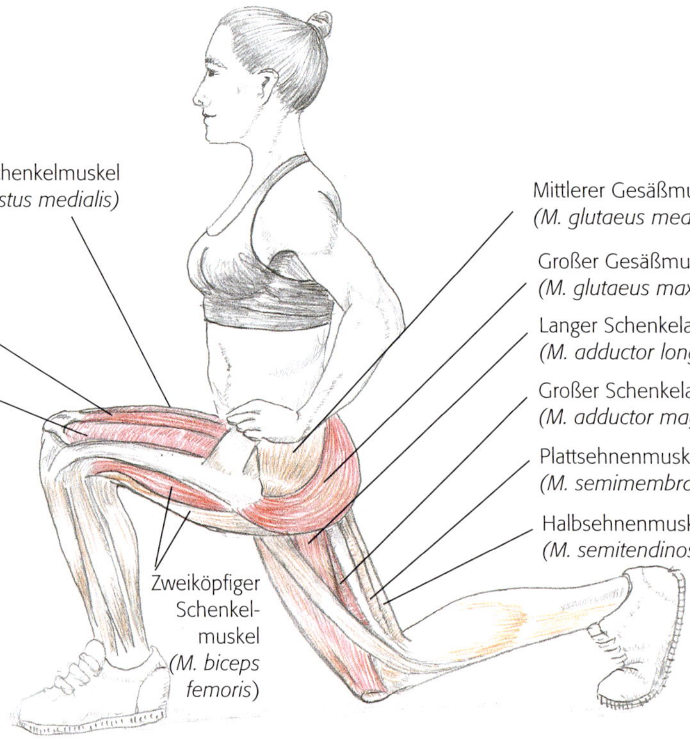

Für die Durchführung von Ausfallschritt-Kniebeugen benötigen Sie ein gutes Gleichgewichtsgefühl. Das Austarieren des Schwerpunkts stellt zudem gewisse Beweglichkeitsansprüche an die Hüft- und Beinmuskulatur. Außerdem bedarf es eines guten Körpergefühls, um die richtige Stellung der Extremitäten abschätzen und die Bewegung geschmeidig durchführen zu können. Aus diesem Grund sollten Anfänger noch nicht bis in die Endposition gehen, sondern die Übung in der halben Amplitude kennenlernen, ehe sie im gesamten Bewegungsumfang durchgeführt wird.

Da es eine schier unendliche Anzahl verschiedener *Lunge*-Variationen gibt, werden auf den nachfolgenden Seiten nur die wichtigsten vorgestellt.

Beanspruchte Muskelgruppen

Hauptmuskelgruppen: Beinstrecker *(M. rectus femoris, M. vastus lateralis, M. vastus medialis, M. vastus intermedius)*, großer Gesäßmuskel *(M. glutaeus maximus)*.

Nebenmuskelgruppen: Beinbeuger *(M. biceps femoris, M. semitendinosus, M. semimembranosus)*, Beinanzieher *(M. adductor magnus, longus* und *brevis)*, kleiner und mittlerer Gesäßmuskel *(M. glutaeus medius* und *minimus)*.

Je nach Ausführungsform und Schrittlänge können die Schwerpunkte hinsichtlich der beanspruchten Hauptmuskelgruppen variieren.

Ausführung

Die Startposition dieser Übung stellt ein weiter Ausfallschritt dar. Um den richtigen Abstand zu finden, können Sie sich an Ihrer individuellen Schrittlänge orientieren. Machen Sie aus einem parallelen Stand einen großen Schritt nach vorne.

Der vordere Fuß befindet sich vollständig mit der Fußsohle auf dem Boden, beim hinteren Fuß hebt die Ferse leicht ab, sodass Sie auf dem Fußballen stehen.

Achten Sie dabei darauf, dass das Körpergewicht gleichmäßig zwischen beiden Beinen verteilt ist und Sie genau in der Mitte stehen.

Beugen Sie nun beide Beine und senken Sie Ihren Körper geradlinig nach unten ab. Dabei sollte das vordere Knie stets hinter der Fußspitze bleiben. Führen Sie die Abwärtsbewegung so weit durch, bis das hintere Knie nicht ganz den Boden berührt.

Anschließend folgt die Aufwärtsbewegung, indem beide Beine wieder gestreckt werden. Auch hierbei bleibt der Oberkörper stets aufrecht in der Mitte, sodass das Körpergewicht gleichmäßig verteilt wird und beide Beine identisch belastet werden.

Fehlerquellen

Achten Sie darauf, dass bei jeder Ausführungsform des *Lunge* das Knie des vorderen Beins hinter den Fußspitzen bleibt.

Versuchen Sie, den Oberkörper gerade zu halten und nicht zu sehr nach vorne oder nach hinten auszuweichen. Eine Ausnahme stellt die Ausführungsform »Touch Down« dar. Bei dieser sollte die Beugung des Oberkörpers mit bis zum Steißbein gerade gehaltener Wirbelsäule erfolgen und durch ein tiefes Beugen des aktiven Beins eingeleitet werden.

Vermeiden Sie ein Einknicken des Beins nach innen oder außen und halten Sie den Bewegungsfluss stets geradlinig.

Verteilten Sie Ihr Körpergewicht gleichmäßig auf das hintere und vordere Bein und belasten Sie in allen Bewegungsphasen beide Beine gleich stark.

Sorgen Sie für einen ausreichend großen Schrittabstand. Ein zu kleiner Abstand ist eher ungünstig, da dadurch ein Abfälschen in Knie und Hüfte provoziert wird.

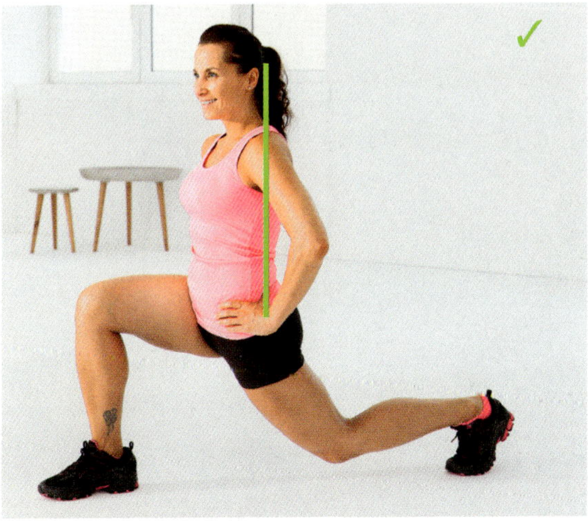

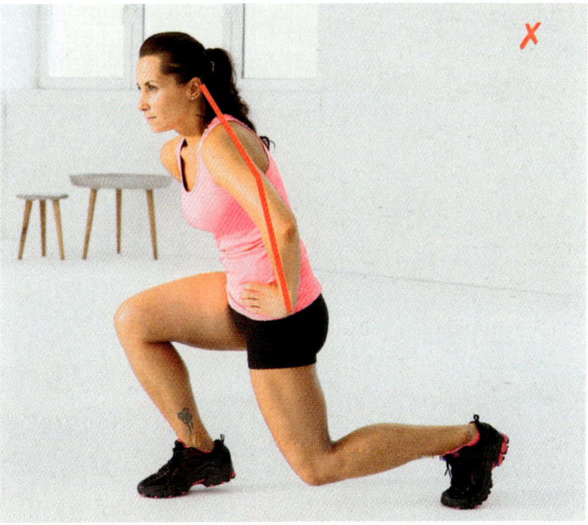

B 14: Lunge Switches

Mittel

1 + 2 Springen Sie am Ende der Aufwärtsbewegung eines *Lunge* etwas in die Höhe, um durch die Entlastung am höchsten Punkt einen Beinwechsel zu machen. So führen Sie im stetigen Wechsel jeweils einen *Lunge* mit links und mit rechts durch. Achten Sie dabei immer auf die korrekte Beinstellung. Anfangs kann die Kontaktzeit der Füße während der Abwärtsbewegung lang sein, um Ihnen mehr Sicherheit zu verschaffen.

Versuchen Sie aber im laufenden Trainingsfortschritt, diese immer mehr zu verkürzen und schneller zu springen. Sie können die Intensität steigern, indem Sie den Körper tief halten und den Wechselsprung möglichst schnell durchführen.

Tipp: Sie können die Intensität steigern, indem Sie versuchen, den Beinwechsel möglichst tief durchzuführen. Der Oberkörper sollte dabei seine tiefe Lage nicht verändern.

B 15: Lunge forward & twist touch down

Mittel

3 Diese Variante des *Lunge* bezieht die Rumpfrotatoren ein und zieht über zwei Körperachsen (Längen- und Breitenachse) durch den gesamten Bewegungsablauf. Die Ausgangslage stellt eine neutrale Schrittstellung dar. Führen Sie nun einen *Lunge* durch. Am Ende der Abwärtsbewegung findet zusätzlich eine Innenrotation und ein Beugen des Oberkörpers nach vorne unten statt. Versuchen Sie, dadurch kurzzeitig den Boden zu berühren, und richten Sie sich im Anschluss wieder in die neutrale *Lunge*-Position auf. Achten Sie bei der Beugung stets auf einen gerade Rücken und arbeiten Sie nicht ruckartig.

Zusätzlich beanspruchte Muskelgruppen: Rumpfrotatoren, Bauchmuskulatur, unterer Rücken.

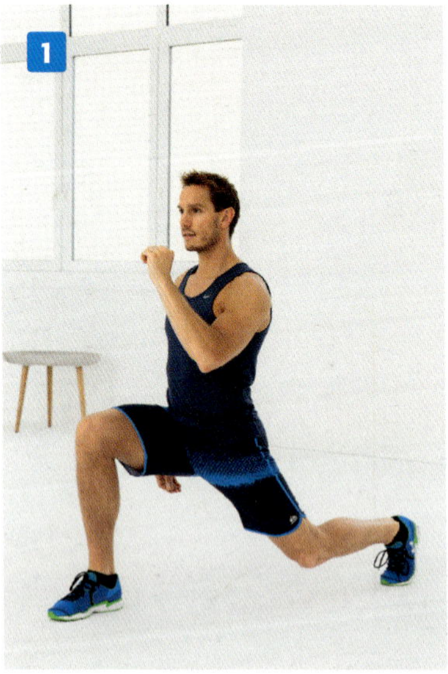

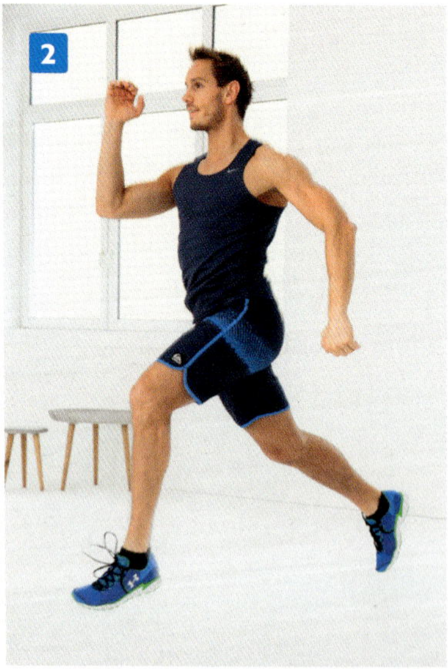

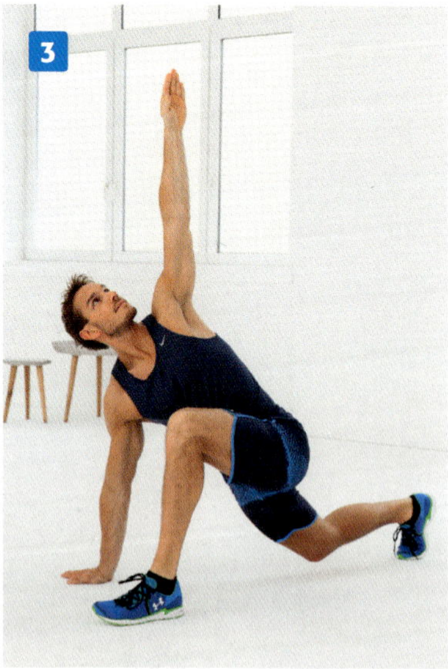

B 16: Box Lunge

Mittel

4 + 5 Führen Sie aus einer neutralen, parallelen Beinstellung einen *Lunge* vorwärts durch und stellen Sie dabei Ihren vorderen Fuß jeweils auf eine Erhöhung (Step, Stufe, Box). Steigen Sie nach der Beugung wieder nach hinten in die parallele Ausgangslage zurück. Durch Erhöhung der »Box« kann die Intensität gesteigert werden. Achten Sie bei der Beugung der Beine auf eine korrekte *Lunge*-Ausführung. Halten Sie Ihren Körper stets mittig zwischen beiden Beinen.

Alternativ kann diese Übung auch exzentrisch, also ausschließlich von oben nach unten, durchgeführt werden. Stellen Sie sich dafür mit beiden Beinen auf die Erhöhung und führen Sie den *Lunge* langsam nach hinten-unten durch.

Zusätzlich aktivierte Muskelgruppen: Beinbeugemuskulatur *(M. ischiocuralis)*, großer Gesäßmuskel *(M. glutaeus maximus)*.

Tipp: Die Intensität steigt, je höher Sie Ihr Bein aufstellen. Beginnen Sie anfangs niedriger, etwa auf einer Treppenstufe, und steigern Sie allmählich auf die Sitzfläche eines Stuhls. Sie können durch einen springenden Wechsel *(Lunge Box Jumps)* die Intensität noch ein weiteres Mal erhöhen.

B 17: Bulgarian Squat

Mittel

6 Die Basis dieser Übung ist ein klassischer *Lunge*. Jedoch wird das hintere Bein auf eine Erhöhung wie etwa einen Step, eine Treppenstufe oder einen Stuhl gestellt. Achten Sie dabei darauf, dass die Schrittweite ausreichend lang gewählt wird, damit bei der Beinbeugung das Knie nicht über die Zehenspitzen hinausragt.

Zusätzlich beanspruchte Muskulatur: großer Gesäßmuskel *(M. glutaeus maximus)*.

Tipp: Versuchen Sie, am Ende der Aufwärtsbewegung zu springen. Dadurch wird die Intensität enorm gesteigert.

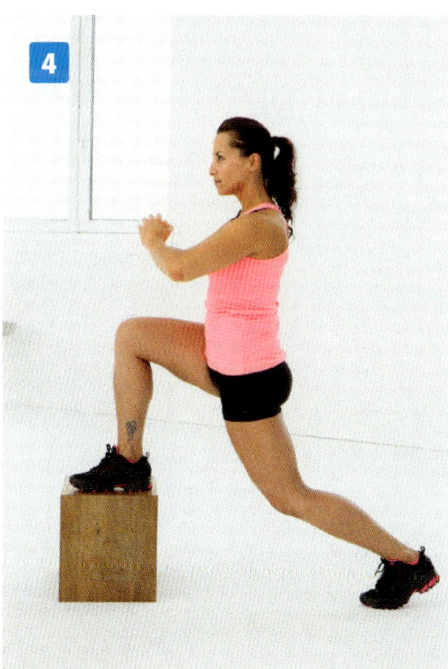

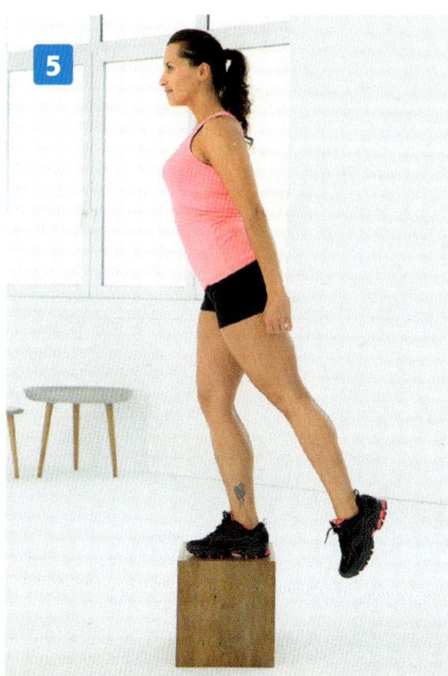

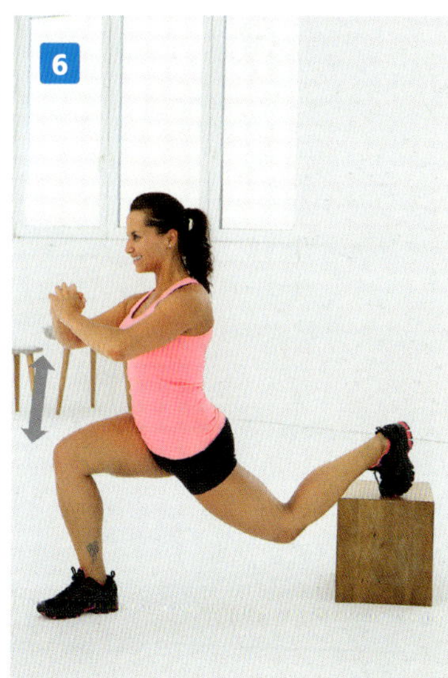

B 18: Pistol Squat – einbeinige, tiefe Kniebeuge

Sehr schwer

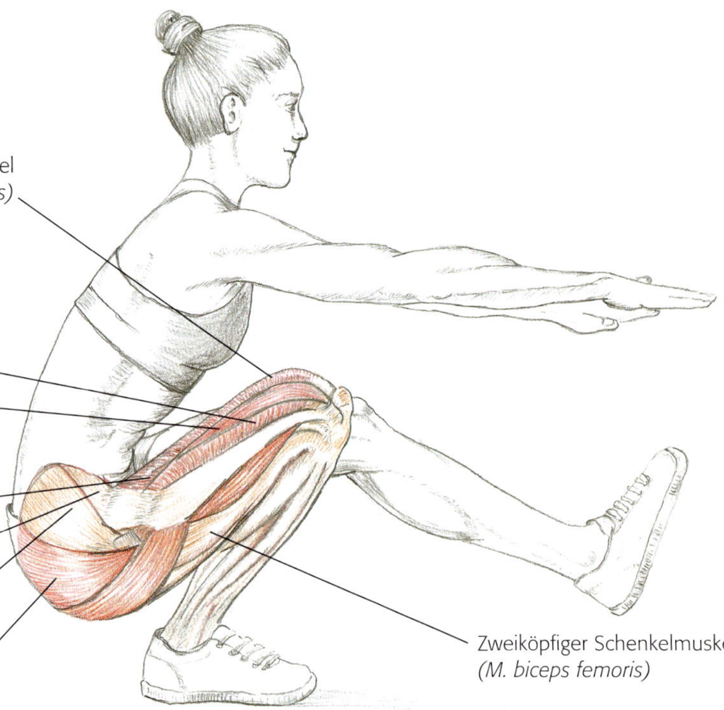

Die einbeinige Kniebeuge *(Pistol Squat)* ist eine der schwersten Übungen für die untere Körperpartie, denn um das Körpergewicht einbeinig stemmen zu können, müssen alle an der Bewegung beteiligten Muskelgruppen nahezu maximalkräftig arbeiten. Aufgrund der Winkelstellung des gebeugten Beins in der Hockposition wird die Übung zudem erschwert, da der Körper jeweils in der vollen Gelenkamplitude seine Kraft entfalten muss. Diese Übung stellt außerdem hohe Beweglichkeitsanforderungen an die Hüftbeugefähigkeit und unsere Achillessehnen. Sind diese Anforderungen nicht genügend entwickelt, neigt man zur Abfälschung, indem etwa der Rücken zu stark gekrümmt oder die Ferse beim Beugen angehoben wird.

Beanspruchte Muskelgruppen

Hauptmuskelgruppen: Beinstrecker *(M. rectus femoris, M. vastus lateralis, M. vastus medialis, M. vastus intermedius)*, großer Gesäßmuskel *(M. glutaeus maximus)*.

Nebenmuskelgruppen: Beinbeuger *(M. biceps femoris, M. semitendinosus, M. semimembranosus)*, Beinanzieher *(M. adductor magnus, longus* und *brevis)*, kleiner und mittlerer Gesäßmuskel *(M. glutaeus medius* und *minimus)*.

Ausführung

Stellen Sie sich auf ein Bein und strecken Sie das passive etwas nach vorne aus.

Beugen Sie das Standbein und nehmen Sie eine tiefe einbeinige Hockposition ein. Strecken Sie Ihre Arme und Ihr passives Bein dabei nach vorne aus, um mehr Stabilität zu erlangen. Bleiben Sie bei der gesamten Bewegung immer auf der gesamten Fußsohle.

Strecken Sie nun Ihr Standbein wieder und richten Sie Ihren Körper auf.

Achtung: Bei Knieproblemen sollte diese Übung nicht bis in die vollständige Hockposition durchgeführt werden.

Tipp: Falls Sie keine vollständige Wiederholung schaffen, beugen Sie Ihr Bein nur halb so tief oder stützen Sie sich auf einer Stuhllehne, einem Tisch oder einem Partner ab. Dadurch muss Ihr aktives Bein nicht das gesamte Körpergewicht stemmen, die Übung wird leichter (s. Foto rechts).

Fehlerquellen

Achten Sie darauf, dass sich Ihr Körperschwerpunkt immer geradlinig über dem Fuß des Standbeins befindet.

Vermeiden Sie einen zu starken Rundrücken. Halten Sie bei der Beugung Ihren Rücken möglichst gerade.

Senken Sie Ihren Körper in der maximalen Beugung des Knies langsam und kontrolliert ab, sodass das Knie nicht zu stark komprimiert wird.

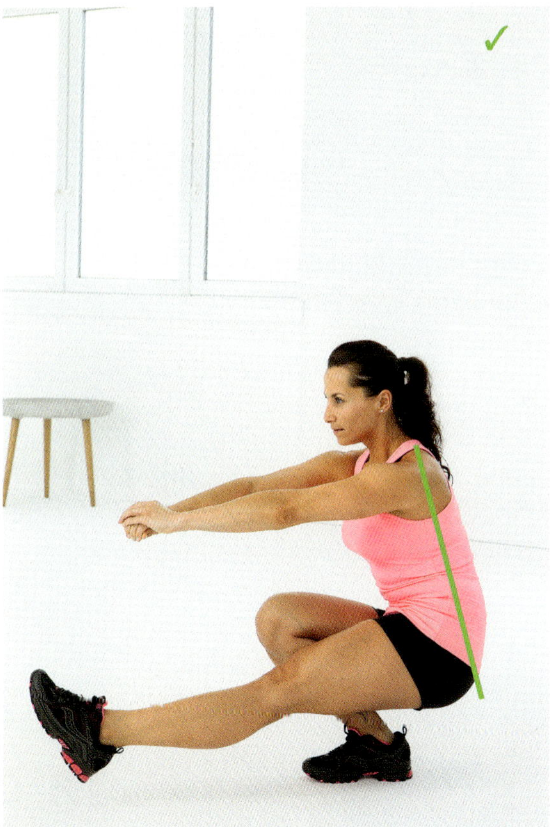

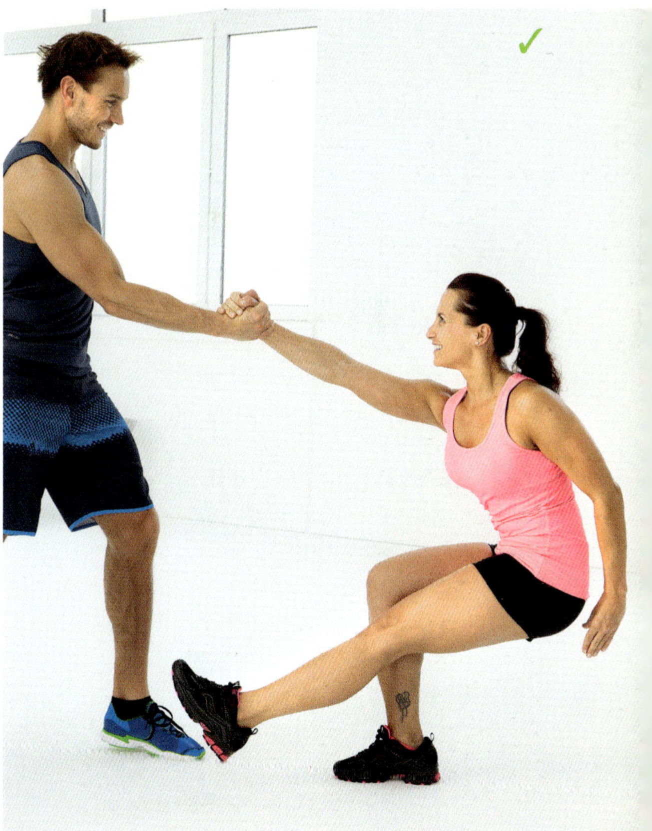

B 19: Leg Curl – Beinbeugen

Schwer

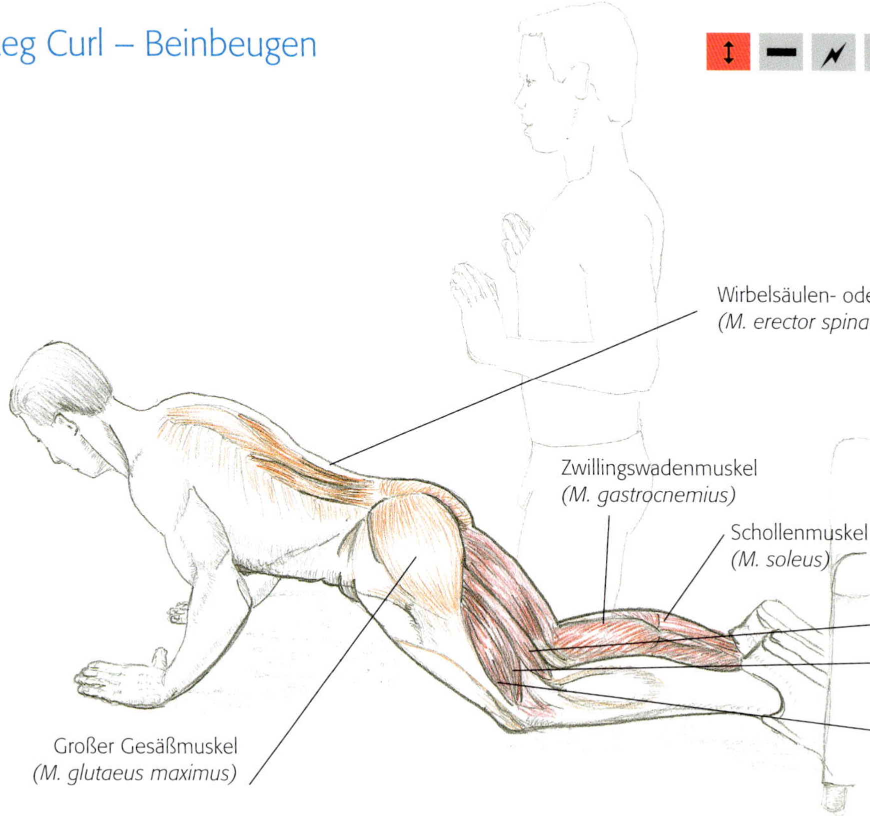

Die Beinbeugemuskulatur besteht im Wesentlichen aus einem großen, zweiköpfigen Muskel, dem *M. biceps femoris,* und zwei Halbsehnen- bzw. halbmembranösen Muskeln, dem *M. semitendinosus* und *M. semimembranosus.* Der Oberschenkelbeuger *(M. biceps femoris)* nimmt darunter den größten muskulären Anteil ein. Die *Musculi semitendinosus* und *semimembranosus* charakterisieren sich durch einen höheren Sehnenanteil und stabilisieren das Kniegelenk. Die ischokrurale Muskelgruppe, wie diese drei Muskeln zusammengefasst bezeichnet werden, wirkt bei nahezu allen Beinübungen als Hilfsmuskulatur und Synergist zur Unterstützung mit. Der isolierten Ausbildung dieser Muskelgruppe wird aber meist nur vermindert Aufmerksamkeit geschenkt. Dabei gibt es viele Übungen, mit denen genau diese auf einfache Art und Weise trainiert werden kann.

Beanspruchte Muskelgruppen

Hauptmuskelgruppen: Beinbeuger *(M. biceps femoris, M. semitendinosus, M. semimembranosus),* großer Gesäßmuskel *(M. glutaeus maximus),* Rückenstecker *(M. erector spinae).*

Nebenmuskelgruppen: Beinanzieher *(M. adductor magnus, longus* und *brevis),* kleiner und mittlerer Gesäßmuskel *(M. glutaeus medius* und *minimus),* Wadenmuskulatur *(M. gastrocnemius, M. soleus).*

Ausführung

Für diese Übung benötigen Sie ein stabiles Gegengewicht, unter dem Sie Ihre Füße einkeilen können, oder alternativ dazu einen Partner, der Ihre Beine am Boden fixiert.

Knien Sie sich beidbeinig mit dem Rücken zu einem stabilen Gegenstand, unter dem Sie Ihre Füße einspreizen können. Dies können zum Beispiel die Unterkante eines Schrankes, ein schweres Sofas, eine Sprossenwand oder ähnliche Fixierungen sein. Sie können aber auch einen Partner zu Hilfe nehmen.

Legen Sie unter Ihre Knie ein Polster, ein Kissen oder einen dickeren Teppich, um gelenkschonend arbeiten zu können.

Spannen Sie nun den gesamten Rumpf an und halten den Körper während der Übung in einer geraden Hüft-Schulter-Linie. Lassen Sie sich langsam nach vorne in Richtung Boden kippen und fangen Sie sich auf dem Boden mit den Händen sanft ab. Versuchen Sie, diese Bewegung möglichst langsam durch die exzentrische Öffnung des Kniewinkels durchzuführen.

Beugen Sie nun Ihre Knie wieder und bewegen Sie sich in die Ausgangslage zurück. Sie können die Aufwärtsbewegung durch die Arme unterstützen, indem Sie sich wie bei einem Liegestütz vom Boden abdrücken.

Tipp: Tasten Sie sich an den vollständigen Radius der Bewegung erst langsam heran. Sie können anfangs auch nur eine halbe Bewegung durchführen, ehe Sie in die gesamte Amplitude übergehen.

Fehlerquellen

Achten Sie darauf, die Abwärtsbewegung nicht mit Schwung, sondern mit kontrollierter Muskelspannung durchzuführen. Während der Abwärtsbewegung bleibt die Beinbeugemuskulatur exzentrisch angespannt und gibt langsam mit der Streckung nach.

Die Auf- und Abwärtsbewegung sollte mit geradem Rücken erfolgen und nicht durch das Ausweichen des Gesäßes nach hinten.

Vermeiden Sie einen Rundrücken oder ein zu stark durchgedrücktes Hohlkreuz.

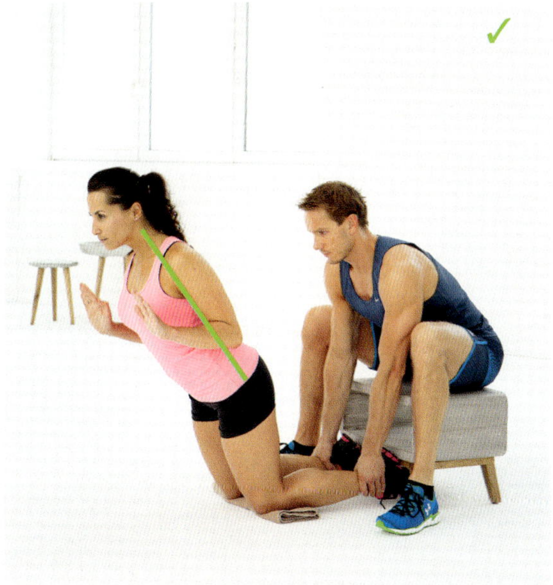

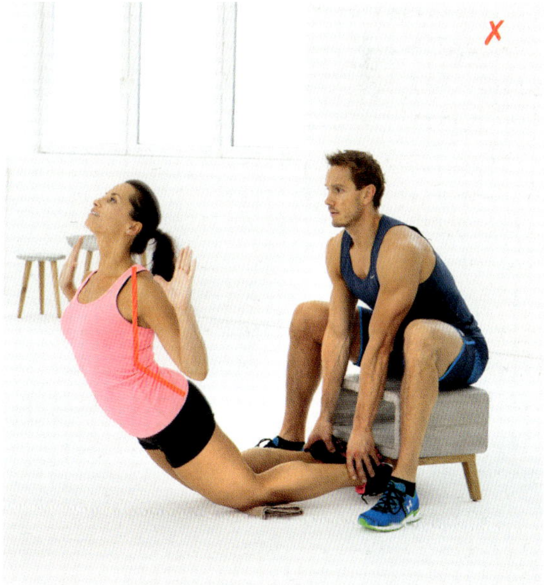

B 20: Sliding Leg Bridge – gleitendes Beckenheben

Mittel

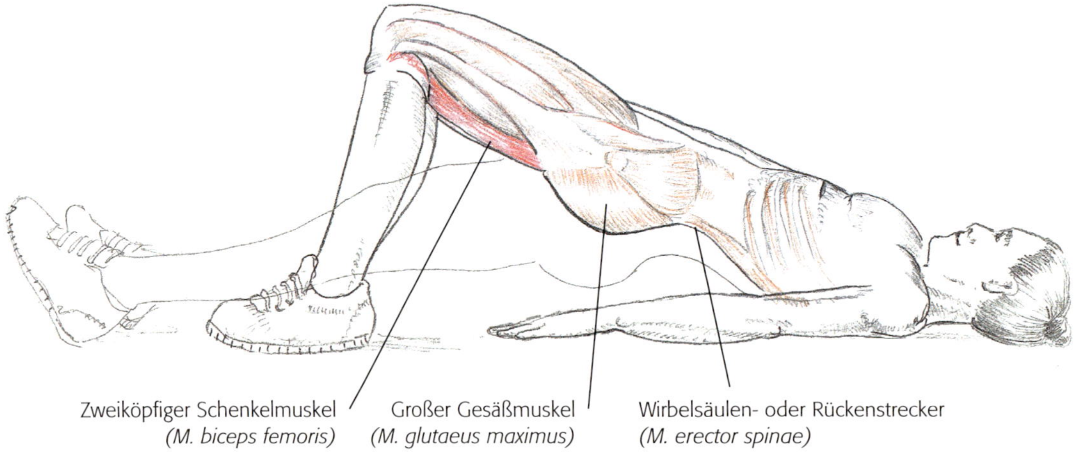

Diese Übung kennen Sie vielleicht aus typischen Frauenkursen wie etwa »Bauch-Beine-Po«. Häufig wird sie, vorwiegend von Männern, als solche zu Unrecht diskreditiert, denn die klassische *Leg Bridge* stellt eine hervorragende Basisübung für die Gesäß- und Beinbeugemuskulatur sowie den unteren Rücken dar. Durch einen rutschigen Untergrund wird die Effektivität dieser Übung erhöht, da durch das Gleiten der Füße eine höhere Muskelaktivierung stattfindet.

Ausgehend von dieser Position, sind eine Vielzahl weiterer Ausführungsformen und Variationen möglich. Diese vermeintlich einfache Position stellt jedoch gewisse Beweglichkeitsanforderungen an die Hüftbeugemuskulatur. Ist die Spannung dort sehr hoch, müssen die Gegenspieler intensiver angespannt werden. Häufig führt eine verminderte Beweglichkeit zum Durchhängen des Gesäßes. Aus diesem Grund sollte bei allen Varianten dieser Übung das Gesäß fest angespannt und oben gehalten werden.

Beanspruchte Muskelgruppen

Hauptmuskelgruppen: Beinbeuger *(M. biceps femoris, M. semitendinosus, M. semimembranosus)*, großer Gesäßmuskel *(M. glutaeus maximus)*, Wirbelsäulen- oder Rückenstecker *(M. erector spinae)*.

Nebenmuskelgruppen: Beinanzieher *(M. adductor magnus, longus, brevis)*, kleiner und mittlerer Gesäßmuskel *(M. glutaeus medius, minimus)*.

Tipp: Sie können diese Übung auch ohne das Gleiten auf dem Boden durchführen. Stellen Sie hierfür einfach Ihre Beine angewinkelt auf den Boden und heben Sie Ihr Becken nach oben an, bis die Oberschenkel und die Wirbelsäule eine Linie bilden. Um den Beugungsradius zu erhöhen und dadurch die Übung intensiver zu gestalten, stellen Sie die Füße auf eine 20–30 cm hohe Auflage.

Ausführung

Legen Sie sich rücklings mit gestreckten Beinen auf den Boden und stellen Sie Ihre Fersen auf einem rutschigen Untergrund (z. B. glatter Holzboden, Fliesenboden, Laminatboden etc.) ab.

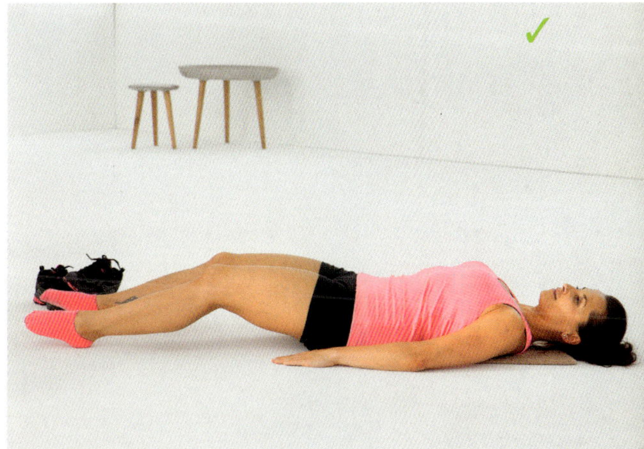

1 Um einen Rutscheffekt zu erzielen, sollten Sie unter Ihre Füße nun eine Decke oder einen vergleichbar rutschigen Stoff legen. Sie können diese Übung aber auch ganz einfach ohne Schuhe, dafür aber mit weichen und etwas dickeren Socken durchführen.

Legen Sie die Arme links und rechts neben dem Körper auf dem Boden ab und heben Sie das Becken nach oben an, sodass Ihr Gesäß knapp über dem Boden schwebt. Sie spüren nun eine deutliche Muskelspannung im unteren Rücken, in der Gesäß- und Beinbeugemuskulatur.

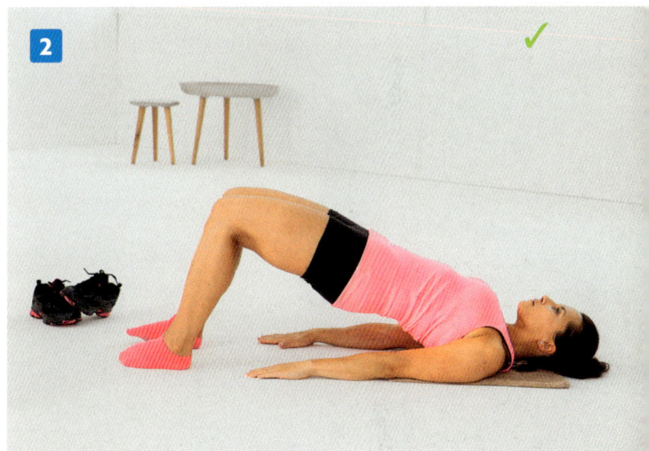

2 Beugen Sie Ihre Beine, indem Sie Ihre Füße am Boden entlang zum Körper gleiten lassen, und heben Sie Ihr Gesäß nach oben an. Um diese Bewegung zu erleichtern, drücken Sie die Arme fest auf den Boden.

Strecken Sie anschließend Ihre Beine wieder, senken das Gesäß nach unten und gleiten Sie mit den Füßen in die Ausgangslage zurück.

Fehlerquellen

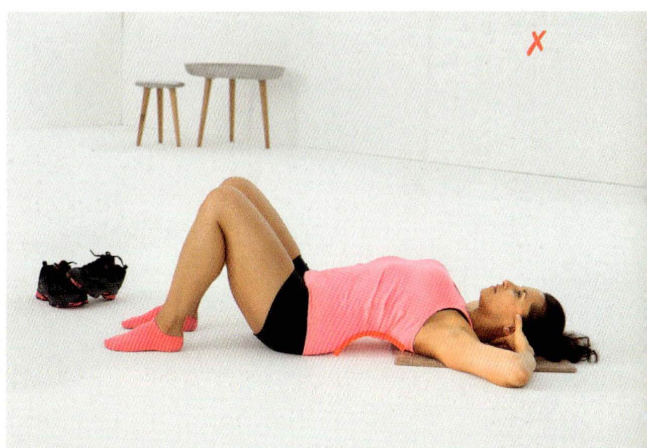

Achten Sie darauf, dass die Pomuskulatur während der Bewegung fest angespannt bleibt und der Rücken nicht in ein Hohlkreuz überstreckt wird.

Führen Sie die Abwärtsbewegung langsam und kontrolliert durch. Lassen Sie den Körper nicht abrupt nach unten fallen.

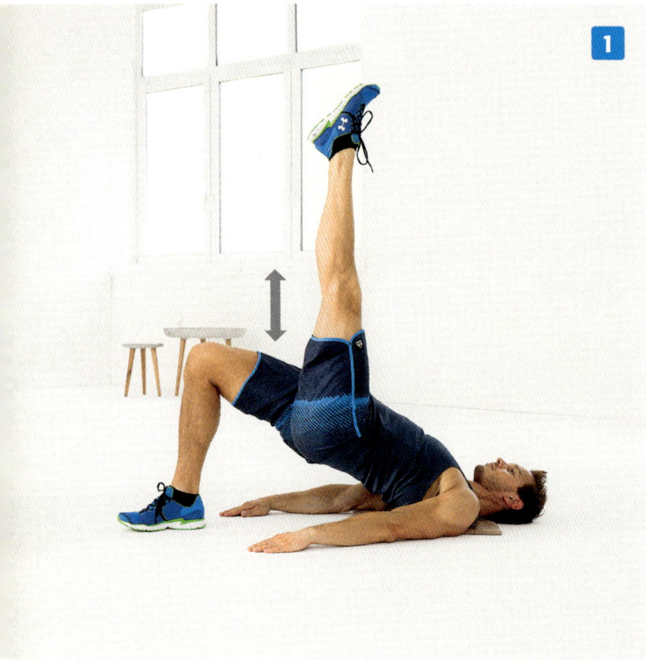

B 21: Single Leg Bridge

Mittel

1 Diese Variante der *Leg Bridge* wird einbeinig durchgeführt. Strecken Sie hierfür ein Bein senkrecht in die Höhe. Nehmen Sie mit dem anderen Bein eine angewinkelte Position auf dem Boden ein. Heben und senken Sie nun das Becken und halten Sie das nach oben gestreckte Bein immer in Spannung. Für eine höhere Intensität können Sie den Kniewinkel im Standbein leicht öffnen und Ihren Fuß etwas weiter vom Körper entfernt auf den Boden stellen. Als Alternative kann diese Übung auch auf den Händen im Liegestütz rücklings durchgeführt werden.

Tipp: Um die Intensität zu steigern, führen Sie die Übung als *March Leg Bridge* durch. Wechseln Sie dabei nacheinander vom einen zum anderen Bein, indem Sie eine Gehbewegung imitieren.

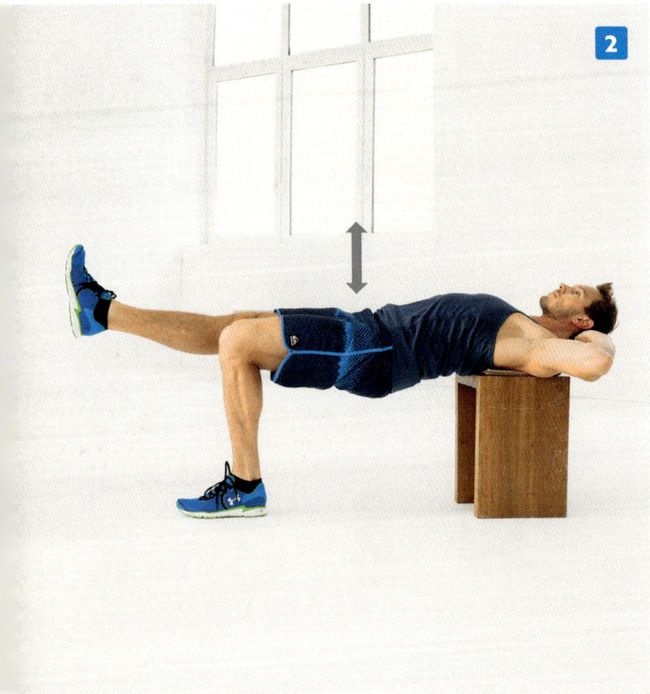

B 22: Single Reverse Leg Bridge

Leicht

2 Legen Sie sich mit Ihrem oberen Rücken auf eine ca. 50–60 cm hohe Auflage. Dies kann entweder eine Bank, ein Hocker, ein Step, ein Pezziball oder die Sitzfläche eines Stuhls sein. Stellen Sie die Beine im 90°-Winkel auf dem Boden ab. Achten Sie darauf, dass das Gesäß frei in der Luft schwebt. Halten Sie Ihren Rücken waagerecht und stecken Sie nun ein Bein gerade nach vorne aus und halten Sie dieses während der gesamten Übung statisch in dieser Position. Nun wird das Becken nach oben angehoben und anschließend nach unten gesenkt. Diese Übung kann auch mit beiden Beinen auf dem Boden durchgeführt werden. Die Intensität wird dadurch reduziert.

Zusätzlich aktivierte Muskelgruppe: Beinstrecker *(M. quadriceps femoris)*.

B 23: High Leg Bridge

Leicht

3 Führen Sie eine klassische *Leg Bridge* durch, aber erhöhen Sie die Lage der Füße, indem Sie diese auf einen Stuhl, eine Bank, eine Stufe oder einen Step stellen. Durch die Erhöhung müssen Sie das Becken in der Aufwärtsbewegung weiter nach oben anheben. Dadurch werden die Muskelkontraktion und die Intensität gesteigert, da der Arbeitsweg verlängert wird und die Muskeln länger angespannt werden müssen.

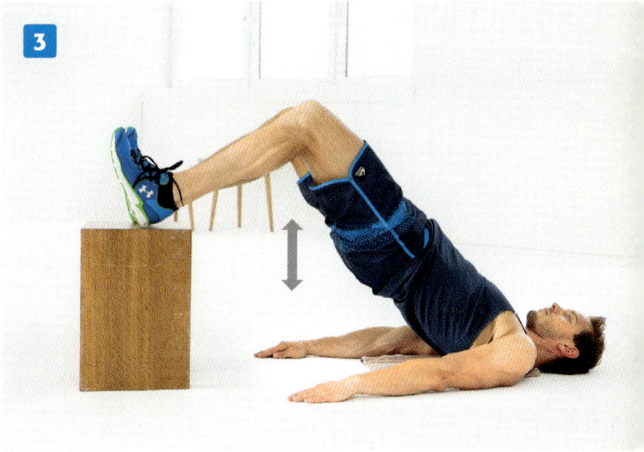

B 24: Single Leg Bridge Crosslegs

Mittel

4 Um die Schwierigkeit noch ein weiteres Mal zu erhöhen, kann die *High Leg Bridge* auch einbeinig durchgeführt werden. Verlagern Sie hierfür das Körpergewicht auf ein Bein und legen Sie das passive Bein überkreuzt auf dem Oberschenkel des aktiven Beins ab. Heben und senken Sie nun das Gesäß und achten Sie auf eine kontrollierte und sanfte Bewegungsausführung. Durch diese Körperverlagerung sollten Sie nun eine deutliche Muskelanspannung im Gesäß und in der Beinbeugemuskulatur spüren.

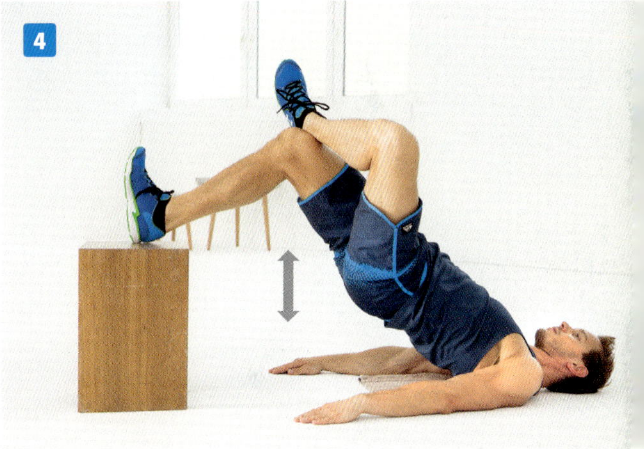

B 25: Straight Arms Single Leg Bridge

Mittel

5 Eine Alternative, die die Anforderungen an den gesamten Rumpf erhöht, ist die Ausführung der *Leg Bridge*-Varianten in einer Liegestützposition rücklings. Dadurch, dass die Arme gestreckt sind, erhöht sich der Bewegungsradius und Sie müssen die Muskeln länger kontrahiert halten. Versuchen Sie diese Alternative, um Ihre Übungen abwechslungsreich zu gestalten.

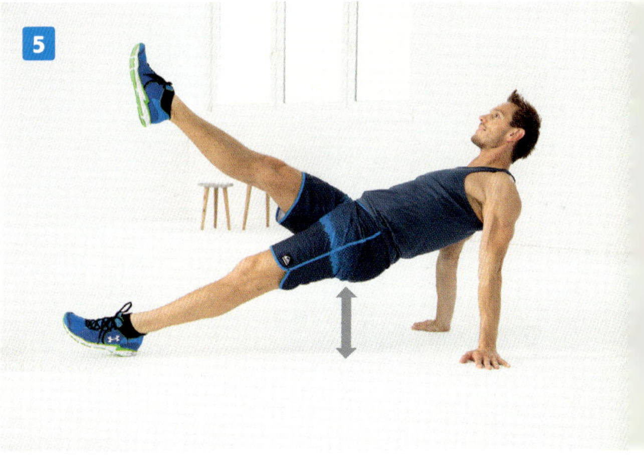

B 26: Reverse Leg Raise – Beinheben rückwärts

Leicht

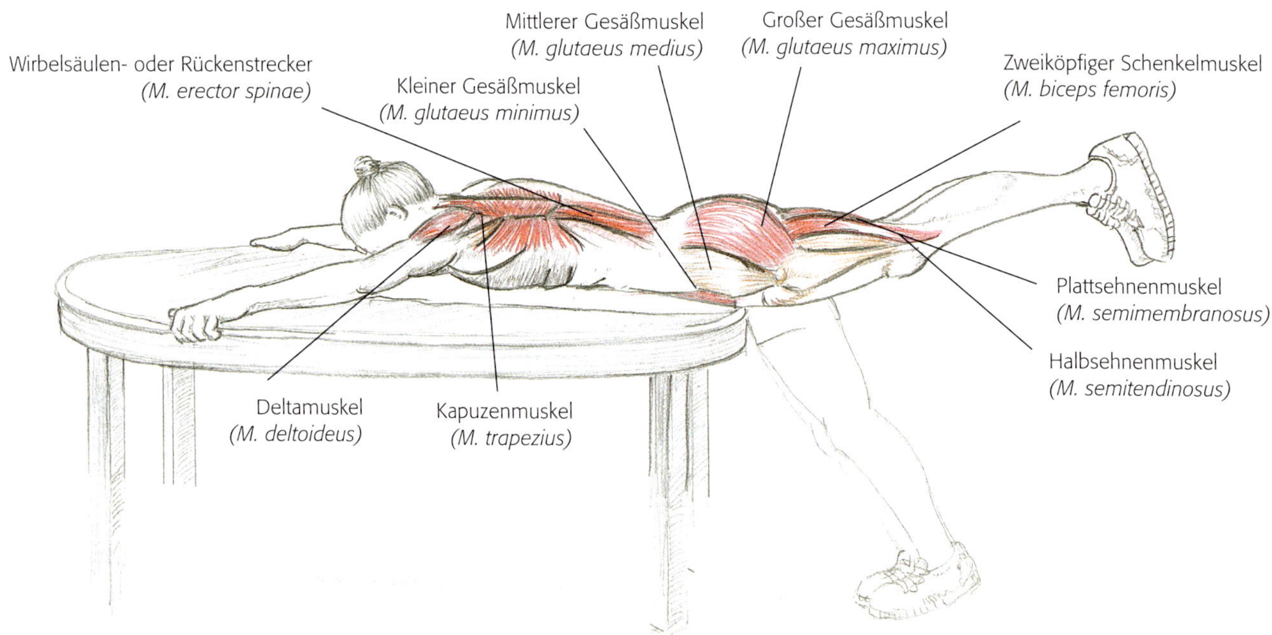

Durch das Beinheben rückwärts wird vorwiegend die Gesäßmuskulatur trainiert. Den größten Anteil dieser Muskelgruppe nimmt der große Gesäßmuskel *(M. glutaeus maximus)* ein. Dieser ermöglicht ein Anheben des Beins nach hinten und oben. Aber auch die kleineren Gesäßmuskeln *(M. glutaeus medius* und *M. glutaeus minimus)* und die Beinbeugemuskulatur beteiligen sich stets bei diesen Bewegungen. Diese Übung bietet Ihnen eine Vielzahl verschiedener Varianten. Von der stehenden über die kniende bis hin zur liegenden Ausführungsform kann das Beinheben rückwärts sehr abwechslungsreich gestaltet werden. Bei jeder Variante ist jedoch darauf zu achten, dass die Bauch- bzw. Rumpfmuskulatur angespannt bleibt, sodass ein Durchschwingen ins Hohlkreuz in der höchsten Beinposition vermieden wird. Die Beinbewegung sollte zudem kontrolliert und ohne Schwung durchgeführt werden.

Durch das Fixieren des Oberkörpers in dieser Position wird der Kraftaufwand auf die obere Rückenmuskulatur übertragen, sodass diese bei vielen Varianten dieser Übung zusätzlich angesprochen wird.

Beanspruchte Muskelgruppen

Hauptmuskelgruppen: Beinbeuger *(M. biceps femoris, M. semitendinosus* und *M. semimembranosus),* großer Gesäßmuskel *(M. glutaeus maximus),* Rückenstecker *(M. erector spinae).*

Nebenmuskelgruppen: Beinanzieher *(M. adductor magnus, longus* und *brevis),* kleiner und mittlerer Gesäßmuskel *(M. glutaeus medius* und *minimus),* Kapuzenmuskel *(M. trapezius),* Deltamuskel *(M. deltoideus).*

Ausführung

Legen Sie sich mit dem Oberkörper vorlings auf einen Tisch oder eine ähnlich hohe Auflage. Achten Sie dabei darauf, dass Sie mit der Hüfte an der Tischkante abschließen, sodass Ihre Beine nach unten auf dem Boden abgestellt werden können. Um unangenehme Druckstellen zu vermeiden, sollten Sie eine Matte oder eine weiche Decke unter Ihren Körper legen.

Halten Sie sich mit den Händen seitlich an den Kanten fest und heben Sie nun ein Bein oder wahlweise beide Beine möglichst gestreckt nach oben an, bis in die Waagerechte.

Halten Sie während der Aufwärtsbewegung Ihren gesamten Rumpf in Spannung und vermeiden Sie ein Hohlkreuz, indem Sie das Bein nicht mit Schwung nach oben bewegen. Richten Sie Ihren Blick nach schräg vorne, um ein unnötiges Überstrecken in der Halswirbelsäule zu vermeiden.

Senken Sie anschließend das Bein bzw. beide Beine bis kurz vor dem Boden ab und beginnen Sie die Übung von vorne.

Tipp: Sie können diese Übung auch mit gebeugtem oberem Bein durchführen. Dadurch konzentriert sich die Übung noch mehr auf das Gesäß.

Fehlerquellen

Achten Sie darauf, dass Sie das Bein bzw. beide Beine nicht mit Schwung, sondern nur mit kontrollierter Muskelspannung anheben.

Vermeiden Sie eine Überstreckung der Wirbelsäule ins Hohlkreuz, indem Sie beim Beinheben nicht über die Waagerechte hinaus arbeiten, sondern das aktive Bein jeweils nur bis zur Verlängerung der Wirbelsäule anheben.

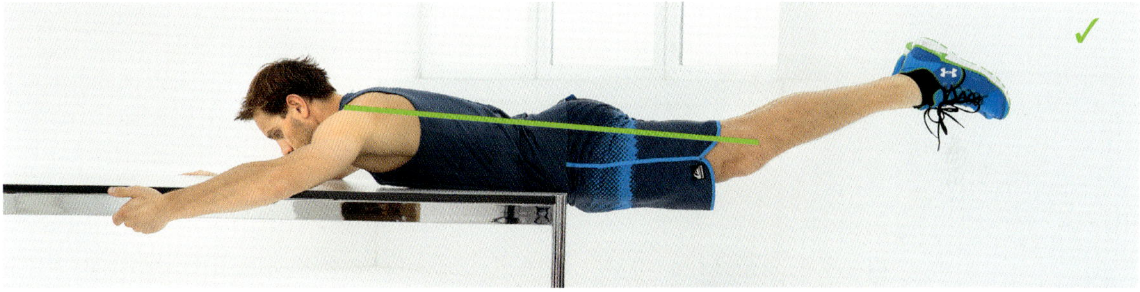

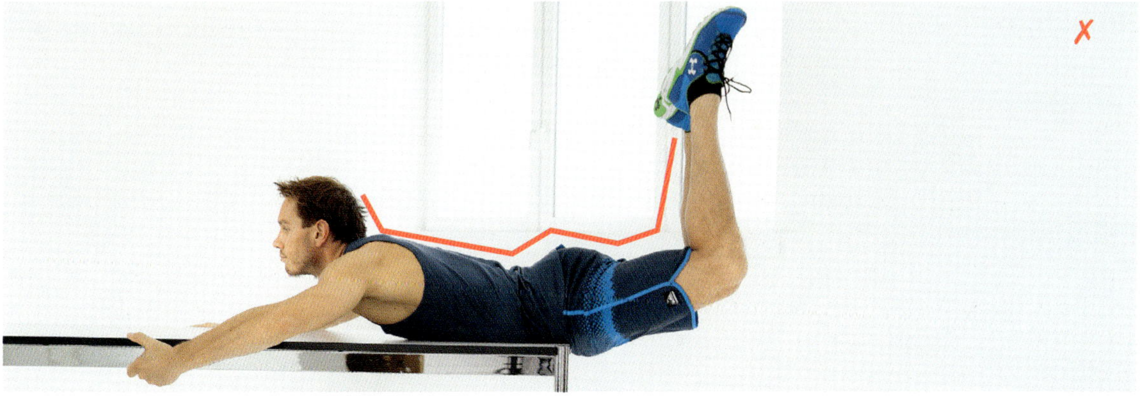

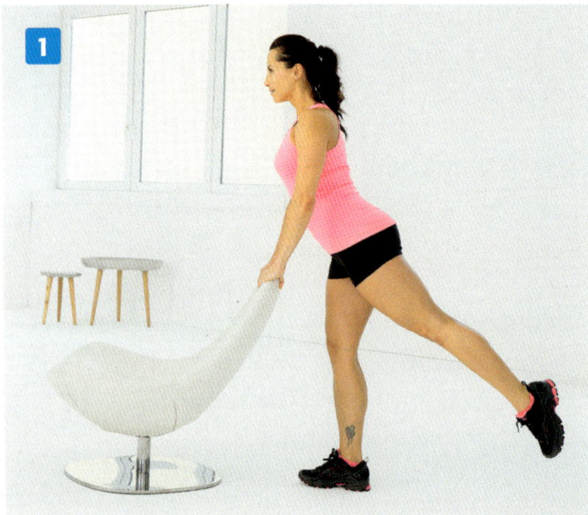

B 27: Standing Reverse Leg Raise

Leicht

1 Diese Ausführungsform stellt die einfachste Variante des *Leg Raise* dar. Sie benötigen nur eine Stabilisierung, an der Sie sich festhalten können, wie etwa einen Stuhl, Tisch oder eine Wand. Dann verlagern Sie Ihren gesamten Körper leicht nach vorne und heben und senken ein Bein gestreckt nach hinten-oben und hinten-unten. Je weiter Sie den Körper in Schräglage verlagern, umso höher kann das Bein angehoben werden. Dabei sollte stets darauf geachtet werden, dass in der Endposition ein Überstrecken ins Hohlkreuz vermieden wird.

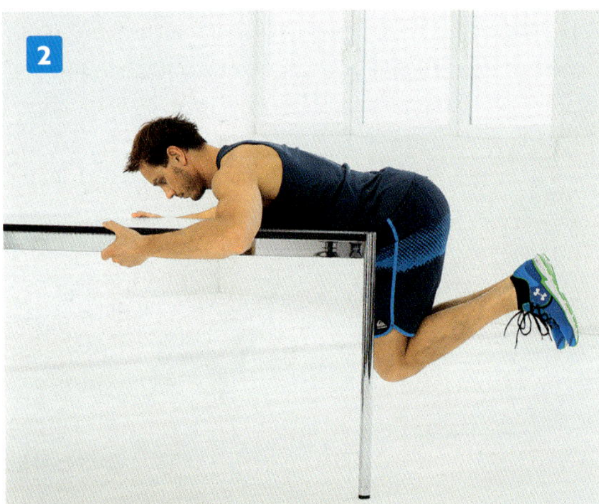

B 28: Reverse Leg Extension

Mittel

2 Auch diese Übungsausführung beginnt in der Startposition wie in der Basisübung auf der vorausgegangenen Seite beschrieben. Anstatt die Beine gestreckt zu halten, starten Sie diese Übung mit gebeugten Beinen in etwa 90°.

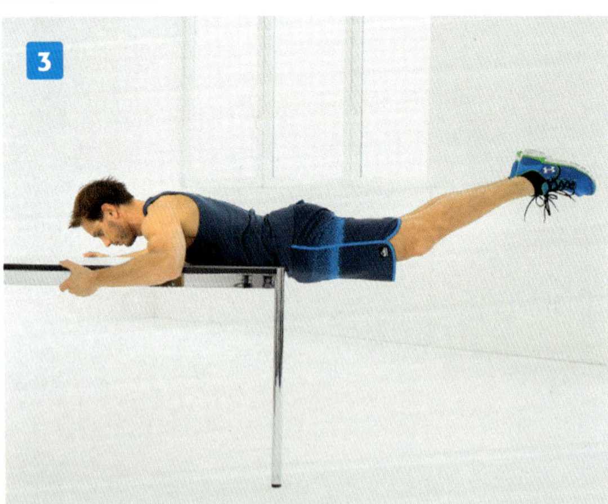

3 Die Füße werden in dieser Ausgangsstellung nicht auf dem Boden abgestellt. Strecken Sie Ihre Beine nach hinten-oben bis in eine waagerechte Position. Die Beine befinden sich in der Endstellung in einer Linie zur Wirbelsäule, ehe Sie die Beine wieder beugen und in die Anfangsposition zurückführen.

Zusätzlich aktivierte Muskelgruppe: Rückenstrecker *(M. erector spinae)*.

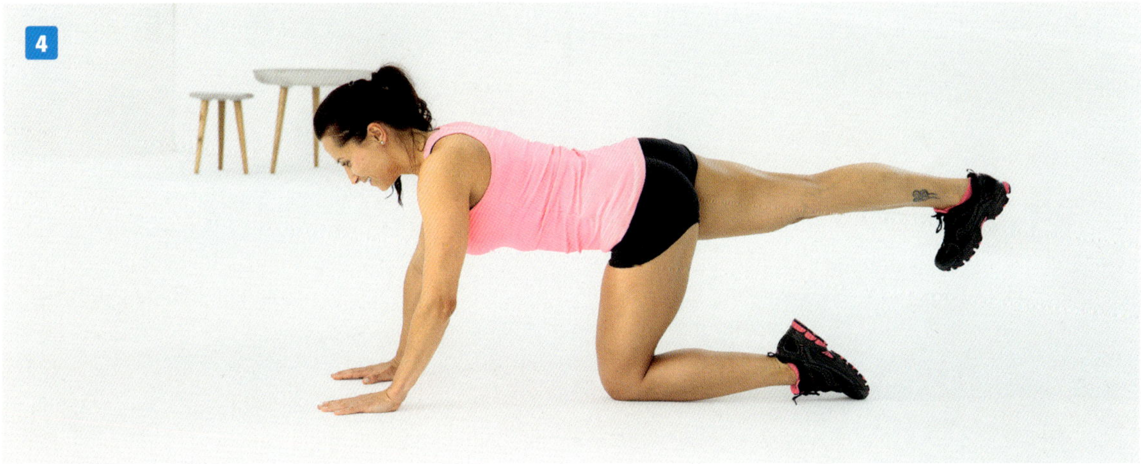

B 29: Kneeling Reverse Leg Raise

Mittel

4 Knien Sie sich auf den Boden und nehmen Sie einen Vierfüßlerstand ein. Halten Sie Ihren Rücken gerade und richten Sie den Blick leicht schräg nach unten auf den Boden, damit Ihre Halswirbelsäule nicht überstreckt wird. Strecken Sie nun ein Bein gerade nach hinten aus und heben und senken Sie dieses langsam und kontrolliert aufwärts und abwärts. Achten Sie darauf, dass das Bein nicht mit Schwung über die Verlängerung der Wirbelsäule hinaus angehoben wird.

Sie können diese Übung auch als *Leg Extension* durchführen, indem Sie das Bein aus der angewinkelten Kniestellung nach hinten strecken.

B 30: Kneeling Reverse Leg Raise kniend mit gebeugtem Bein

Mittel

5 Nehmen Sie für diese Übungsausführung einen Unterarm-Vierfüßlerstand ein und spannen Sie den Bauch an. Damit beugen Sie einem Überstrecken ins Hohlkreuz vor. Heben Sie nun ein Bein angewinkelt nach oben an. Stellen Sie sich vor, Sie würden einen Gegenstand mit der Fußsohle geradlinig nach oben wegdrücken. Senken Sie das Bein anschließend bis kurz vor dem Boden ab.

Tipp: Um die Intensität zu erhöhen, können Sie in Ihrer Kniekehle eine Wasserflasche oder ein ähnliches Gewicht einklemmen.

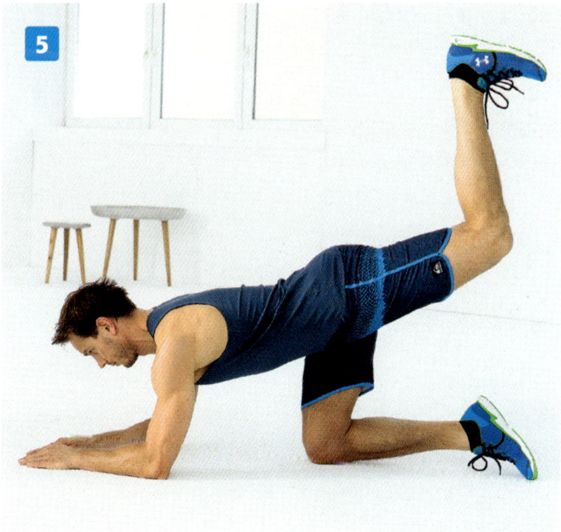

B 30: Side Leg Raise – Beinheben seitwärts

Leicht

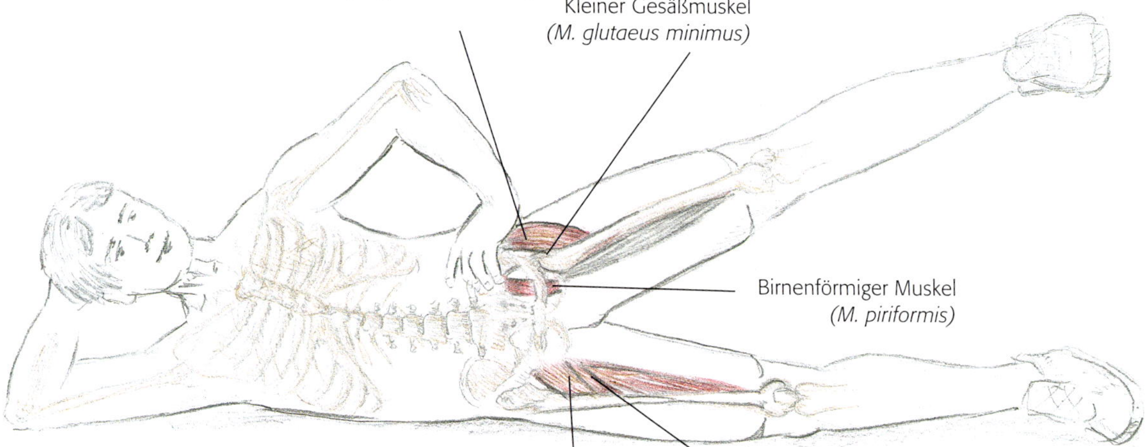

Der große Gesäßmuskel *(M. glutaeus maximus)* nimmt den Hauptanteil unserer gesamten Gesäßmuskulatur ein. Wie Sie bereits gelernt haben, ist dieser hauptsächlich für das Rückwärtsanheben des Beins verantwortlich und unterstützt zudem jede Art von Hockbewegung des Körpers. Der mittlere *(M. glutaeus medius)* und der kleine *(M. glutaeus minimus)* Anteil der Gesäßmuskulatur ist hauptsächlich für das Abheben des Beins nach außen zuständig. Dies wird in der Fachsprache als Abduktion bezeichnet. Aus diesem Grund nennt man diese beiden Muskeln auch Abduktoren. Sie stellen die unmittelbaren Gegenspieler der Beinanzieher, also der Adduktoren, dar. Für das Trainieren der seitlichen Gesäßmuskulatur eignen sich die Übungen des Beinhebens seitwärts, die in vielen Variationen durchgeführt werden können. Die Basisübung stellt das Seitheben aus der Liegeposition dar.

Beanspruchte Muskelgruppen

Hauptmuskelgruppen: mittlerer und kleiner Gesäßmuskel *(M. glutaeus medius, M. glutaeus minimus)*.

Nebenmuskelgruppen: seitliche Bauchmuskulatur *(M. obliquus internus* und *externus)*, Lendenmuskel *(M. quadratus lumborum)*, großer Gesäßmuskel *(M. glutaeus maximus)*, Kammmuskel *(M. pectineus)*.

Ausführung

Nehmen Sie die Ausgangslage des Unterarmstützes seitlings ein. Das Knie ist dabei leicht angewinkelt. Achten Sie darauf, dass Ihr Knie auf einer weichen Unterlage liegt. Halten Sie den Rücken gerade und spannen Sie die Rumpfmuskulatur an, sodass ein Durchhängen der Wirbelsäule vermieden wird.

Strecken Sie das obere Bein seitlich, parallel zum unteren Bein, nach außen und heben und senken Sie dieses langsam und kontrolliert nach oben und unten.

Heben Sie das Bein in der Aufwärtsbewegung so weit nach oben, wie es Ihre Beweglichkeit in den Adduktoren ermöglicht. Vermeiden Sie beim Anheben jegliche Schwungbewegung.

Setzen Sie das Bein am Ende der Abwärtsbewegung nicht ganz auf den Boden ab. So halten Sie Ihre Muskulatur in Spannung.

Fehlerquellen

Achten Sie darauf, dass die Wirbelsäule stets in einer geraden Linie gehalten wird und nicht nach unten durchhängt.

Das aktive Bein darf nicht nach vorne ausweichen, sondern sollte in Verlängerung der Wirbelsäule linear nach außen angehoben werden.

Vermeiden Sie jede Art des Durchschwingens, denn dadurch können Gelenks- oder Muskel-Sehnen-Überdehnungen provoziert werden.

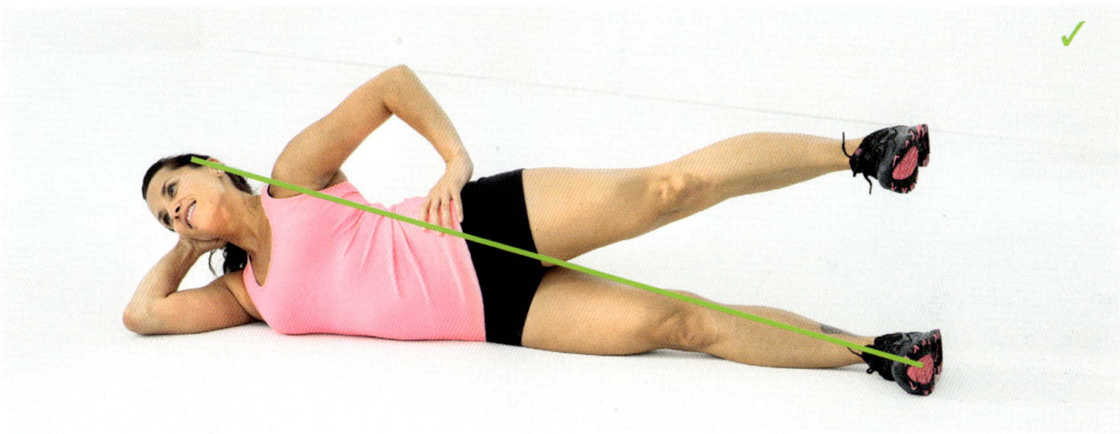

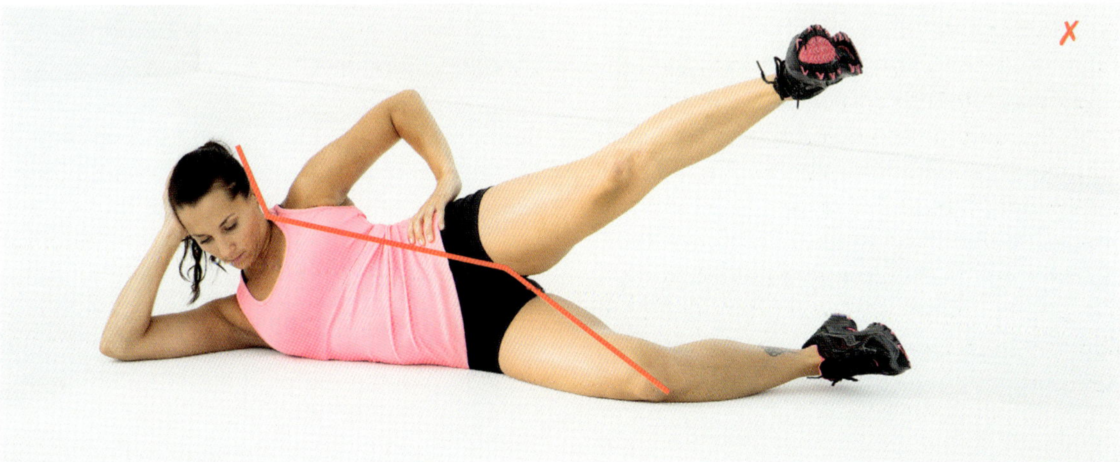

B 31: Side Leg Raise aus dem Unterarmseitstütz kniend

↕ ▬ ⚡ ♥ Leicht

1 Nehmen Sie die Ausgangslage des Unterarmstützes seitlings in einer knienden Position ein. Achten Sie darauf, dass Ihr Knie auf einer weichen Unterlage liegt. Halten Sie den Rücken gerade und spannen Sie die Rumpfmuskulatur an, sodass ein Durchhängen der Wirbelsäule vermieden wird. Strecken Sie das obere Bein seitlich, parallel zum unteren Bein, nach außen und heben und senken Sie dieses langsam und kontrolliert nach unten. Heben Sie das Bein in der Aufwärtsbewegung so weit nach oben, wie es Ihre Beweglichkeit in den Adduktoren ermöglicht. Vermeiden Sie beim Anheben jegliche Schwungbewegung. Setzen Sie das Bein am Ende der Abwärtsbewegung nicht ganz auf den Boden ab. So halten Sie Ihre Muskulatur in Spannung.

Zusätzlich aktivierte Muskeln: seitliche Bauchmuskulatur *(M. obliquus internus* und *externus),* Lendenmuskel *(M. quadratus lumborum)*.

B 32: Side Leg Raise aus dem Unterarmseitstütz

↕ ▬ ⚡ ♥ Mittel

2 Diese Übungsausführung gleicht der Übung B 31, jedoch wird in der Ausgangslage ein vollständiger Unterarmseitstütz eingenommen. Strecken Sie also das untere Bein in der Stützposition durch und stellen Sie den unteren Fuß auf die Außenkante. Achten Sie auf eine gerade Wirbelsäule und hängen Sie nicht nach unten durch. Heben und senken Sie in dieser Position das obere Bein gestreckt nach oben und unten.

Tipp: Sie können diese Übung auch im Seitstütz mit gestrecktem Arm ausführen.

B 33: Dog Out mit Roundkick

↕ ▬ ⚡ ♥ Mittel

3 + 4 Diese Übung ist eine Weiterführung des *Dog Out* und stellt einen erhöhten Anspruch an Ihre Beinbeweglichkeit. Strecken Sie am Ende der Aufwärtsbewegung das aktive Bein zur Seite aus. Der Bewegungsverlauf sollte dabei im Halbkreis von hinten nach seitlich außen erfolgen. Das Knie wird am höchsten Punkt in einer statischen Position gehalten. Stellen Sie sich vor, Sie würden einen Kick seitwärts nach außen durchführen.

B 34: Straight Dog Out

↕ ▬ ⚡ ♥ Schwer

5 + 6 Führen Sie einen *Dog Out Lift* durch wie in B 33 beschrieben, halten Sie aber das aktive Bein während der Übung stets gestreckt. Starten Sie wieder in einer stabilen Vierfüßlerstellung und verlagern Sie das Körpergewicht auf das passive Bein. Das aktive Bein wird nun im 90°-Winkel zum Rumpf nach außen gestreckt und 1–2 cm vom Boden angehoben. Heben und senken Sie das Bein aufwärts und abwärts und weichen Sie nicht nach hinten aus. Durch das verlängerte Beinheben wirkt eine größere Körpermasse auf die Gesäßmuskulatur und die Intensität steigt. Legen Sie auch bei dieser Übung das aktive Bein während der Übung nie vollständig auf dem Boden ab.

Beugen Sie nach dem Kick das Bein zurück und senken Sie es wieder in die Ausgangslage ab. Führen Sie beide Bewegungen langsam nacheinander durch.

Tipp: Falls Ihnen diese Übung zu komplex ist, lassen Sie den Kick weg und heben und senken Sie nur das angewinkelte Bein.

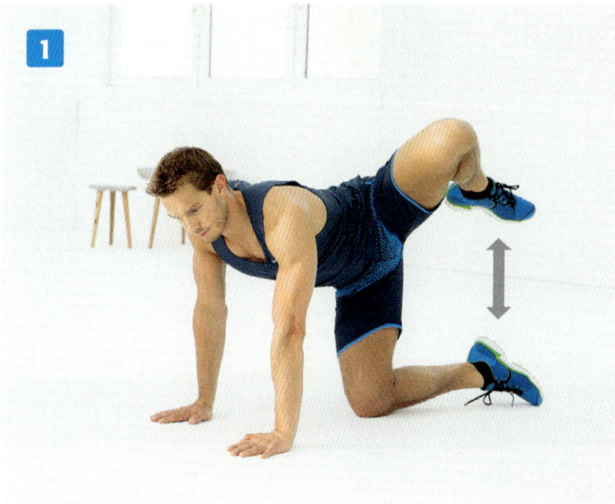
1

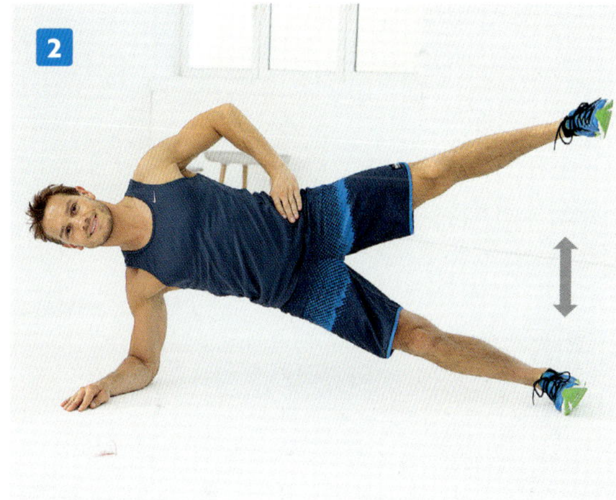
2

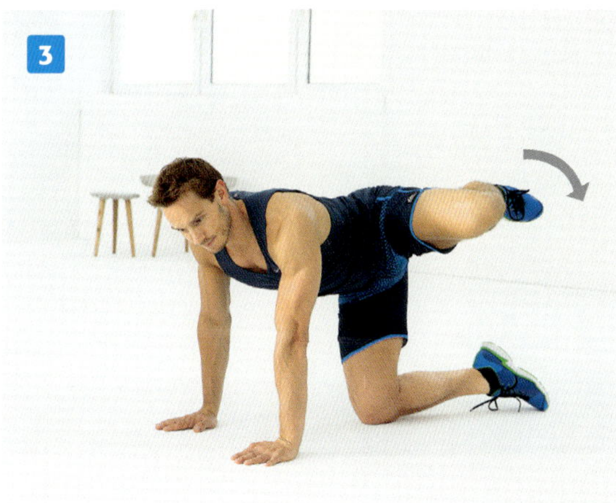
3

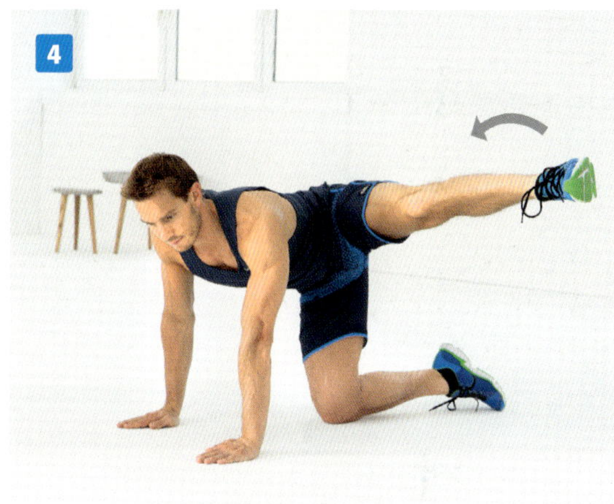
4

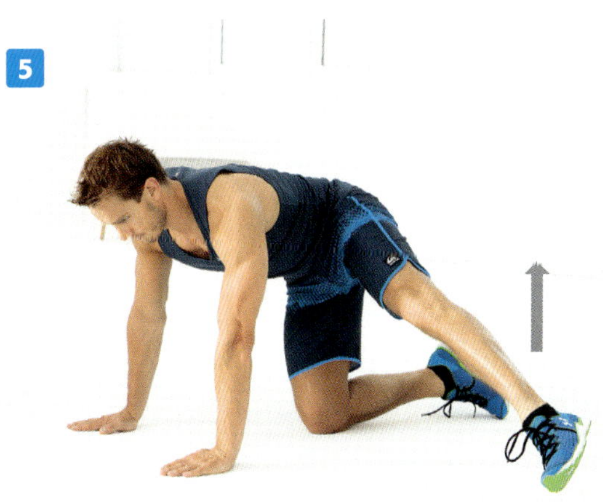
5

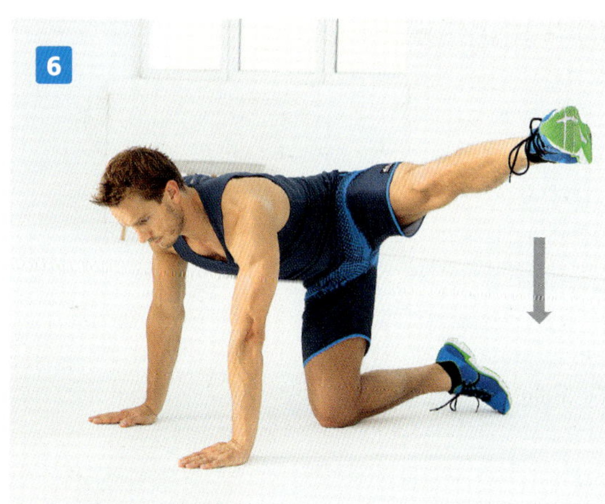
6

B 35: Front Knee Raise – Knieheben vorwärts

Leicht

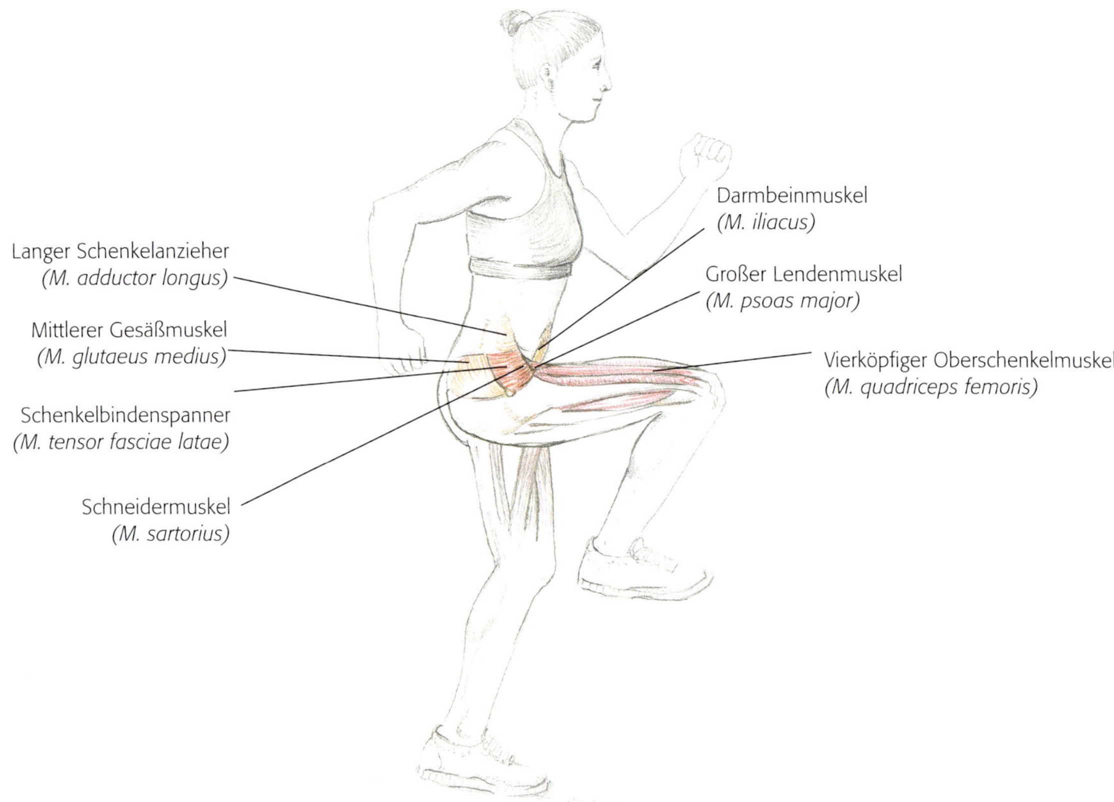

Das Beugen der Hüfte durch das Anheben eines Beins nach vorne-oben ist ein fester Bestandteil des täglichen Bewegungsmusters eines jeden Menschen. Diese Bewegung findet sich im normalen Gehen, Laufen oder Treppensteigen wieder. Aufgrund dieser hohen Reizdichte im Alltag sind die realisierenden Hauptmuskelgruppen, die Hüftbeuger *(M. psoas major, M. iliacus* und *M. tensor fasciae latae)* in erhöhter Spannung. Man bezeichnet solche Muskelgruppen, die von Natur aus eine hohe Spannung aufweisen, als tonische Muskeln. Die Gegenspieler der tonischen Muskeln sind meist durch phasische Eigenschaften ausgezeichnet. Diese verfügen über weniger Grundspannung und schlaffen bei verminderter Belastung schneller ab. Deshalb ist es intelligent, die phasischen, im Vergleich zu den tonischen Muskeln, etwas häufiger zu trainieren. Trotzdem darf ein Hüftbeugertraining in einem gut strukturierten Trainingsplan nicht fehlen. Es gibt außerdem eine Vielzahl von Kombinationsübungen, mit denen Sie parallel zu den Hüftbeugern auch andere Beinpartien trainieren können.

Beanspruchte Muskelgruppen

Hauptmuskelgruppen: großer Lendenmuskel *(M. psoas major)*, Darmbeinmuskel *(M. iliacus)*, Schenkelbindenspanner *(M. tensor fasciae latae)*.

Nebenmuskelgruppe: Beinstrecker *(M. quadriceps)*.

Ausführung

Nehmen Sie eine Schrittstellung ein und halten Sie den Oberkörper aufrecht.

Verlagern Sie den Schwerpunkt auf das vordere Bein.

Heben Sie das hintere Bein gebeugt so weit wie möglich nach oben an und senken Sie es anschließend wieder nach unten ab.

Die Übung kann wahlweise einbeinig oder mit stetigen Beinwechseln durchgeführt werden.

Achten Sie bei der Aufwärtsbewegung auf einen geraden Rücken und weichen Sie nicht nach hinten in einen Rundrücken aus.

Falls Sie Probleme mit dem Gleichgewicht haben sollten, können Sie sich an einem Stuhl, einer Wand oder einem Partner festhalten und dadurch die Körperlage stabilisieren.

Tipp: Alternativ können Sie das Bein auch gestreckt hochheben oder einen Frontkick durchführen. Dabei wird das Bein nach dem Anheben nach vorne gestreckt und im Ausschluss daran wieder zurück gebeugt. Sie können den Frontkick nach einigen Wiederholungen dann explosiver durchführen, um die Intensität zu erhöhen (s. Foto Mitte und rechts).

Fehlerquellen

Achten Sie darauf, dass die Wirbelsäule stets in einer geraden Linie aufrecht gehalten wird.

Sie können den Körper leicht nach hinten verlagern, vermeiden Sie aber einen Rundrücken.

Arbeiten Sie kontrolliert und vermeiden Sie ein schnelles Durchschwingen des Beins nach oben.

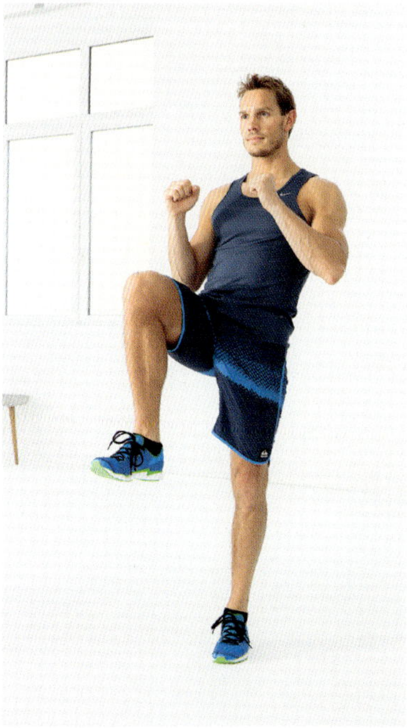

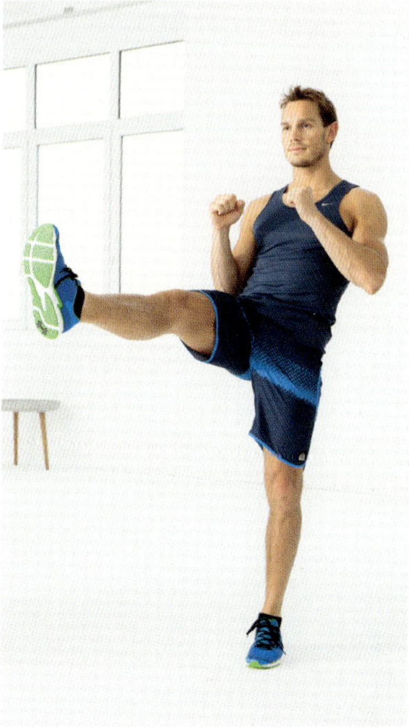

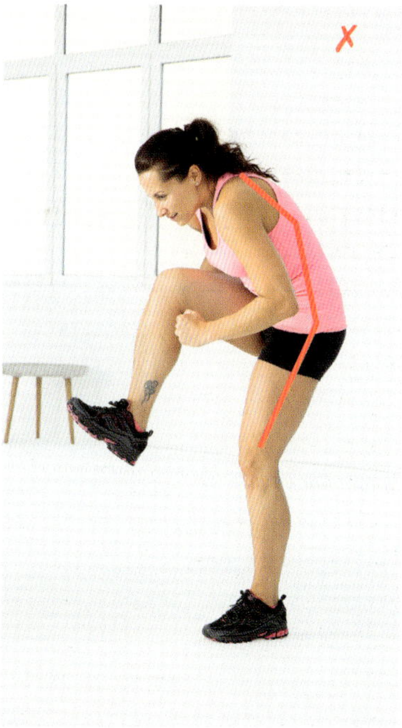

B 36: Inverse Leg Raise – Einwärts-Beinheben

↕ ▬ ⚡ ♥ XXXX

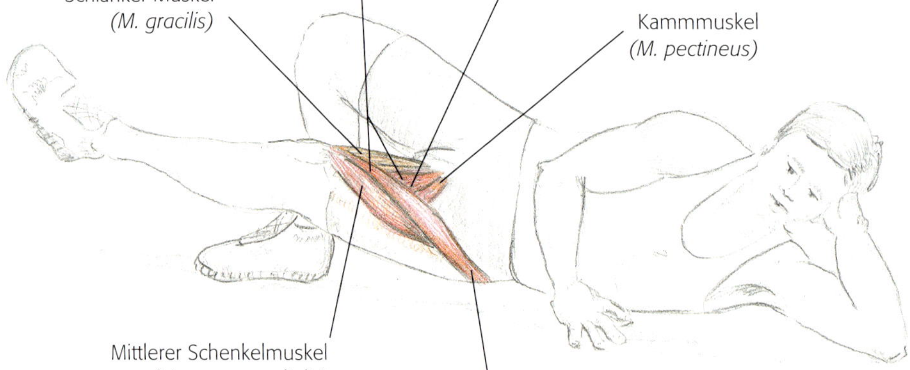

Das Trainieren der Beinanzieher (Adduktoren) wird häufig als typische Frauenübung diskreditiert. Dabei übernehmen die Adduktoren wichtige Stabilisationsaufgaben, die uns bei fast allen Bewegungen der unteren Extremitäten unterstützen. Aus diesem Grund sollte dieser Muskelgruppe auch die nötige Aufmerksamkeit geschenkt werden.

Die Adduktoren bestehen aus den *Musculi adductor brevis, longus* und *magnus* und sowie den *Musculi pectineus* und *gracilis* und werden, je nach Winkelstellung des Beins, unterschiedlich stark belastet. Eine Basisübung ist das Beinheben mit dem unteren Bein in einer bequemen Seitenlage. Diese Variante eignet sich besonders für Einsteiger, da sie keine großen Bewegungsradien und wenig Vorkenntnisse erfordert.

Beanspruchte Muskelgruppen

Hauptmuskelgruppen: Beinanzieher *(M. adductor longus, brevis* und *magnus),* Kammmuskel *(M. pectineus),* schlanker Muskel *(M. gracilis)*.

Nebenmuskelgruppen: Schneidermuskel *(M. sartorius),* mittlerer Anteil des Beinstreckers *(M. vastus medialis)*.

Ausführung

Legen Sie sich in Seitlage flach auf den Boden und strecken Sie das untere Bein gerade aus. Winkeln Sie das obere Bein an und stellen Sie den Fuß auf dem Boden auf.

Der Oberkörper und der Kopf sollten dabei in neutraler und gerader Position auf dem Boden liegen bleiben. Sie können den unteren Arm unter Ihren Kopf legen und diesen dadurch stützen. Der obere Arm wird entweder in der Taille oder vor dem Körper auf dem Boden abgestützt.

Heben Sie das untere Bein so weit wie möglich nach oben an und senken Sie es anschließend wieder in die Ausgangsstellung zurück. Legen Sie das Bein dabei nicht vollständig auf dem Boden ab.

Fehlerquellen

Achten Sie darauf, dass sich das untere Bein stets in Verlängerung der Wirbelsäule befindet.

Vermeiden Sie ein Hohlkreuz, indem Sie die Bauchmuskeln während der Übung in Spannung halten.

Vermeiden Sie eine zu hohe Kopflage durch das Auflegen auf der Hand oder dem Arm, da sonst die Halswirbelsäule unnötig überstreckt wird.

Lassen Sie das Bein während der Abwärtsbewegung langsam nach unten ab.

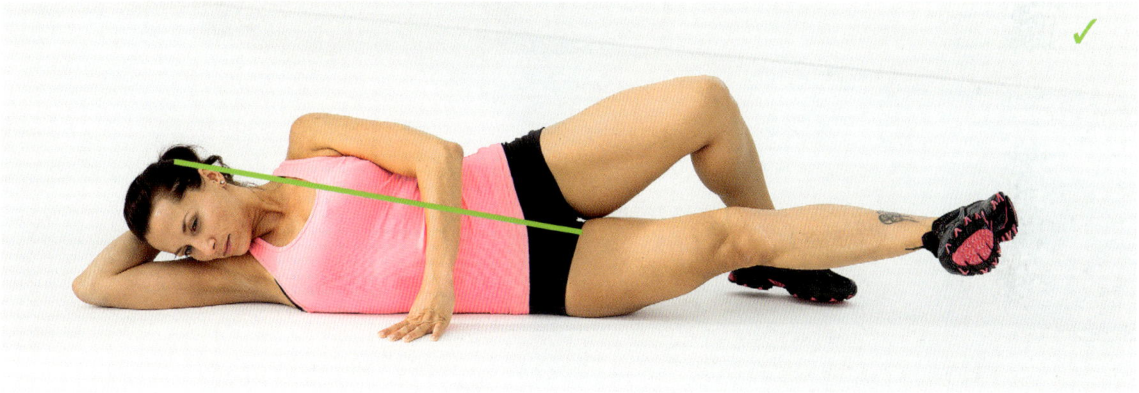

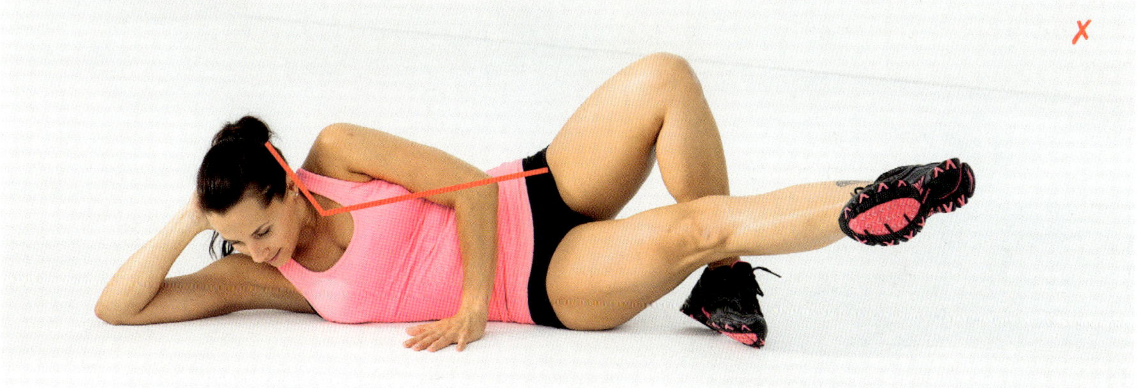

B 37: Box Inverted Leg Raise

Mittel

1 Legen Sie sich in Seitlage auf den Boden und stellen Sie Ihr oberes Bein auf eine Bank oder die Sitzfläche eines Stuhls. Bringen Sie das Bein in Spannung und heben Sie Ihren Oberkörper seitlich nach oben an, sodass Ihr Becken vom Boden angehoben ist. Heben und senken Sie nun das untere Bein und versuchen Sie es möglichst gestreckt zu halten.

B 38: Box Side Plank and Inverted Leg Raise

Schwer

2 Legen Sie sich in den Unterarmstütz auf den Boden und legen Sie das obere Bein auf eine Bank oder einen Stuhl. Drücken Sie sich vom Boden ab, sodass der Körper in einer Linie über dem Boden schwebt. Das untere Bein wird nun im 90°-Winkel vor dem Körper angehoben und bis kurz vor dem Boden wieder gesenkt.

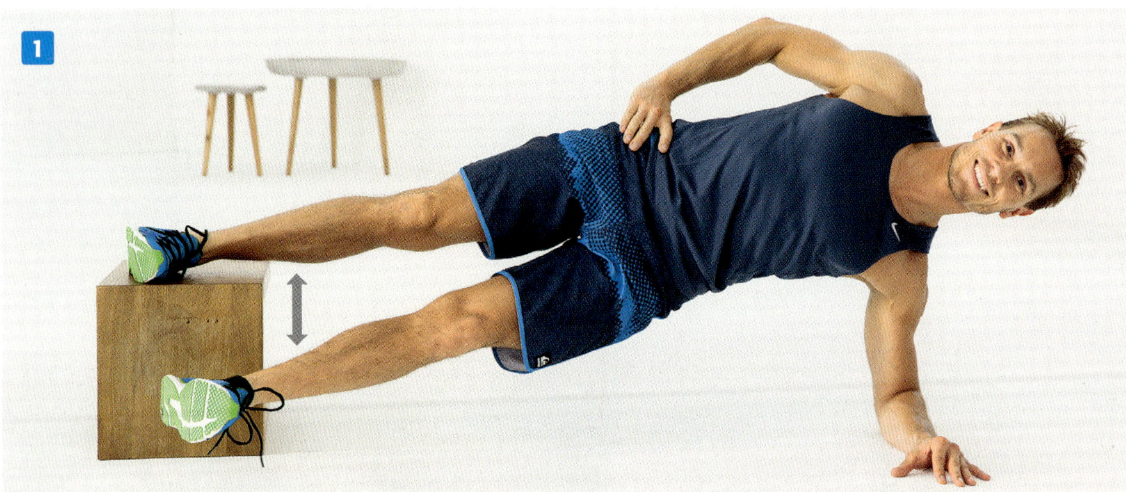

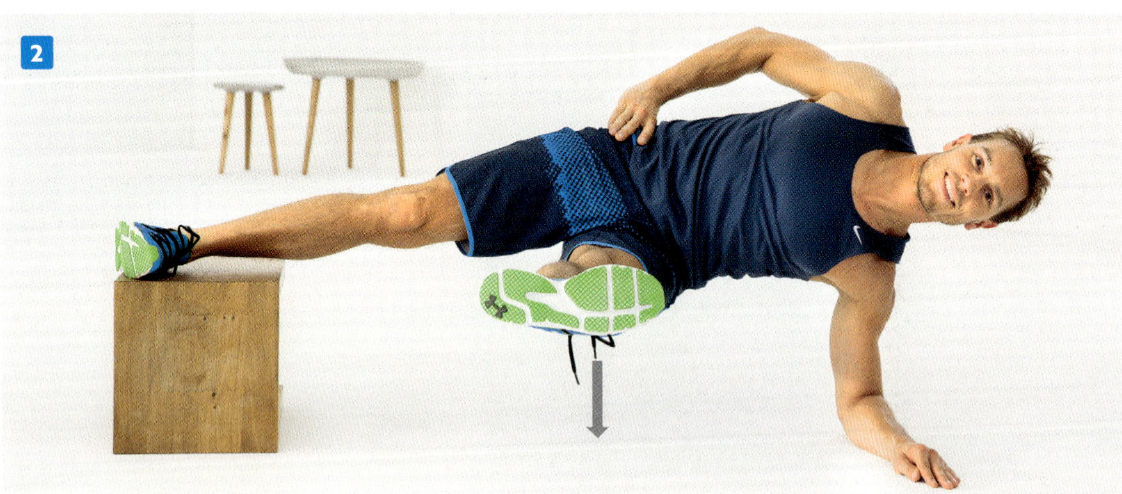

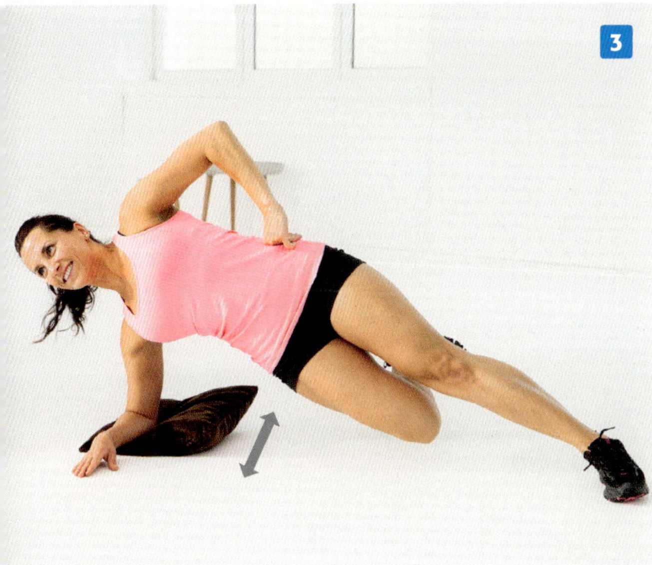

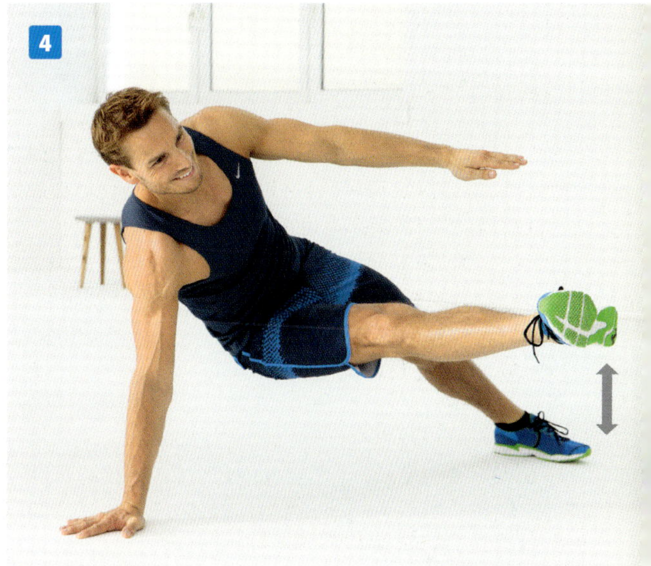

B 39: Inverted Side Plank

Mittel

3 Nehmen Sie einen Unterarmseitstütz ein, heben Sie das untere Bein an und winkeln Sie dieses nach hinten an, sodass der Stütz nur mit dem oberen Bein gehalten wird. Dadurch werden die Adduktoren des oberen Beins intensiv beansprucht. Aber auch die Adduktoren des unteren Beins werden in Spannung versetzt, da das Bein entgegen der Schwerkraft gehalten werden muss. Achten Sie bei dieser Übung auf eine gerade Wirbelsäule und hängen Sie nicht nach unten durch.

Zusätzlich aktivierte Muskeln: seitliche Bauchmuskulatur *(M. obliquus internus* und *externus)*, Lendenmuskel *(M. quadratus lumborum)*.

B 40: Side Plank Inverted Leg Raise

Mittel

4 Für diese Übung ist ein gutes Gleichgewichtsgefühl nötig. Gehen Sie in die Position eines Seitstützes und heben Sie dabei Ihr unteres Bein nach vorne gestreckt vom Boden ab. Das obere Bein wird im Adduktorenbereich statisch belastet und muss das Körpergewicht halten. Heben Sie nun das untere Bein so weit wie möglich nach oben an und senken Sie es anschließend bis kurz vor dem Boden ab.

Sie können diese Übung auch auf dem Unterarm durchführen. Dadurch erhöht sich die Anforderung in der Rumpfmuskulatur.

B 41: Heel Raise – Fersenheben

↕ — ⚡ ♥ Leicht

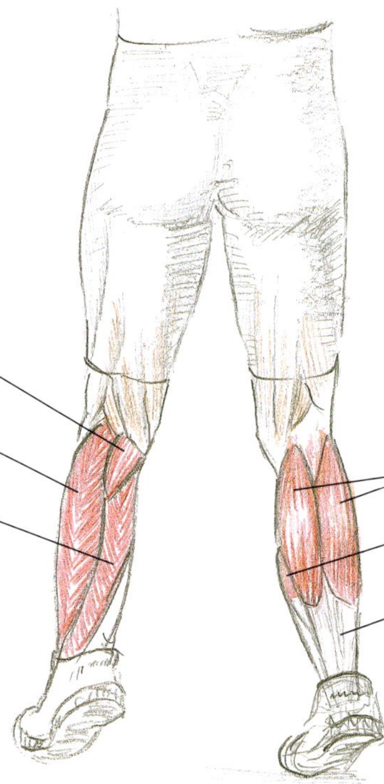

Die Muskulatur der Unterschenkel besteht aus mehreren Muskeln. Im hinteren Bereich formt der zweiköpfige *M. gastrocnemius,* der auch als Zwillingsmuskel bezeichnet wird, das typische Erscheinungsbild der Waden. Darunter befindet sich der Schollenmuskel *(M. soleus)*, der mit seinem seitlichen Anteil beim Menschen zu sehen ist. Häufig werden ausschließlich diese beiden Muskeln als die an der Wadenarbeit beteiligte Muskulatur bezeichnet. Dabei spielt aber bei den Bewegungen der Unterschenkel eine Vielzahl weiterer Muskeln als Synergisten zusammen. Besonders die tiefer liegenden Schichten und die vordere Schienbeinmuskulatur werden bei fast allen Fersenhebe-, Geh- und Sprungbewegungen einbezogen. Aber auch das Stehen auf den Beinen stellt bereits einen hohen Anspruch an diese Muskelgruppen, da Sie die Aufgabe haben, den Körper im Gleichgewicht zu halten.

Das Training der Unterschenkel sollte also gerade deshalb nicht vernachlässigt werden. Beidbeiniges Fersenheben ist hierfür eine besonders sinnvolle Übung, die überall auf einfache Art und Weise durchgeführt werden kann.

Beanspruchte Muskelgruppen

Hauptmuskelgruppen: zweiköpfiger Wadenmuskel/ Zwillingsmuskel *(M. gastrocnemius),* Schollenmuskel *(M. soleus)*.

Nebenmuskelgruppen: tiefer liegende Schichten *(M. tibialis posterior, M. flexor digitorum longus* und *flexor hallucis longus)*.

Ausführung

Nehmen Sie einen hüftbreiten Stand ein und verlagern Sie Ihren Schwerpunkt leicht nach vorne auf die Fußballen.

Halten Sie Ihre Knie gestreckt und heben Sie nun die Fersen so weit wie möglich nach oben an.

Versuchen Sie am höchsten Punkt etwa 2–3 Sekunden zu verharren, ehe Sie die Fersen wieder langsam zu Boden sinken lassen.

Sollten Sie Probleme mit dem Gleichgewicht haben, können Sie sich an einem stabilen Gegenstand festhalten.

Tipp: Sollte diese Übung zu leicht sein, verwenden Sie ein Zusatzgewicht. Dies können Wasserflaschen oder auch ein gefüllter Rucksack sein.

Fehlerquellen

Halten Sie Ihre Oberschenkel bei dieser Übung in Spannung, um das Kniegelenk zu fixieren.

Achten Sie darauf, dass die Fersen bei der Abwärtsbewegung nicht nach unten durchfallen, sondern kontrolliert abgesetzt werden.

Vermeiden Sie ein Hohlkreuz, indem Sie auch Ihre Rumpfmuskulatur in Spannung halten.

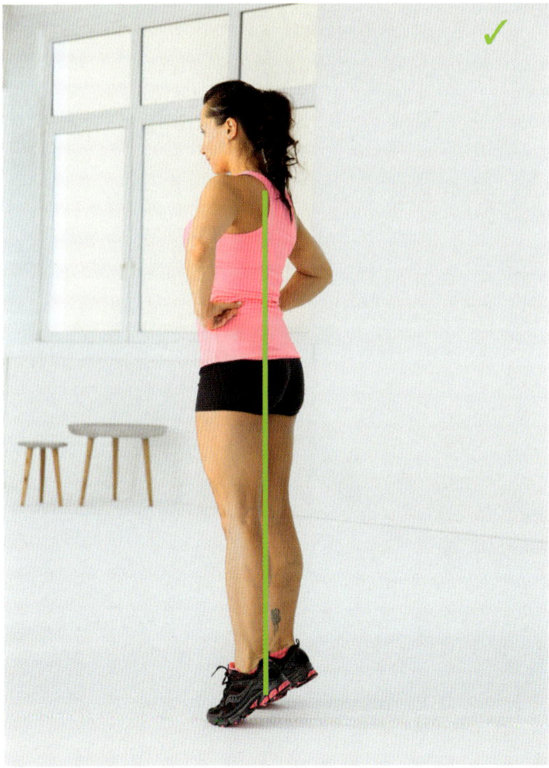

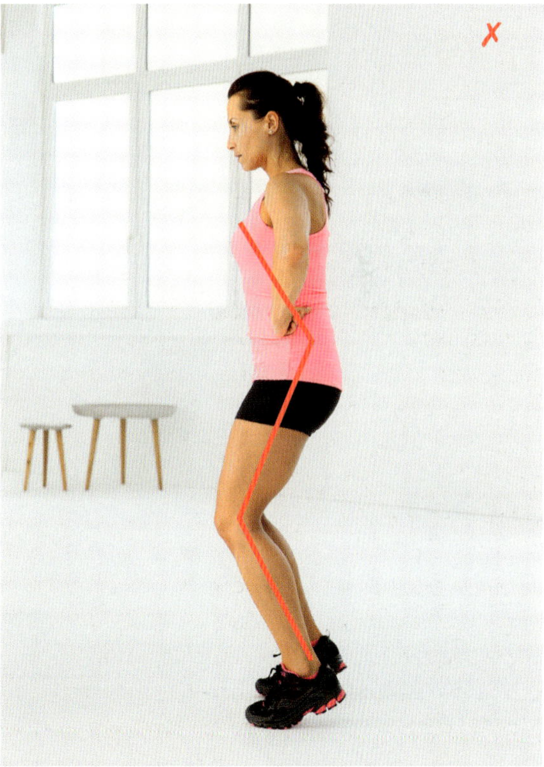

B 42: Box Heel Raise

Leicht

1 Stellen Sie sich mit den Fußballen an den Rand einer Erhöhung wie etwa einer Treppenstufe. Halten Sie dabei Ihre Beine gestreckt und in Spannung. Senken Sie nun die Fersen weit nach unten ab, bis Sie eine deutliche Dehnung in der Achillessehne und Wadenmuskulatur spüren. Drücken Sie Ihre Fersen so weit wie möglich nach oben und verharren Sie am höchsten Punkt 2–3 Sekunden. Durch das Aufstellen der Füße auf eine Erhöhung wird der Arbeitsweg der Muskulatur verlängert, sodass diese in einer weiteren Winkelstellung intensiver arbeiten muss. Zudem wird durch das Absenken bis in die Dehnung die Beweglichkeit im Sprunggelenk gefördert. Um das Gleichgewicht bei dieser Übung besser zu halten, können Sie sich an einer sicheren Fixierung stabilisieren (Stuhllehne, Wand etc.).

Tipp: Diese Übung kann auch einbeinig durchgeführt werden (s. Bild 2). Dadurch steigt die Intensität, da das gesamte Körpergewicht von einem Bein gestemmt werden muss.

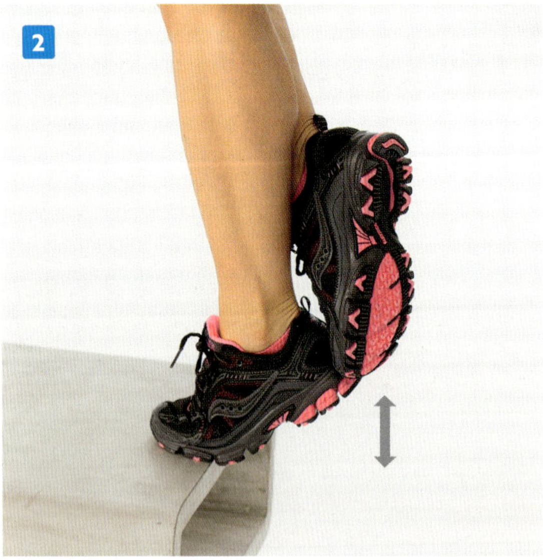

B 43: Single Heel Jumps

Mittel

3 Stellen Sie sich auf ein Bein und lassen Sie das andere leicht angewinkelt über dem Boden schweben. Führen Sie auf dem aktiven Bein viele kurze Prellsprünge durch. Halten Sie dabei die Kontaktzeit am Boden so gering wie möglich. Versuchen Sie am höchsten Punkt der Bewegung Ihre Fußballen nach oben zu ziehen (Fußflexion), sodass Ihre Waden und Achillessehne kurz vor der Landung vorgespannt sind. Dies ermöglicht Ihnen eine schnelle und reaktivkräftige Bewegungsumkehr von der Abwärts- in die Aufwärtsbewegung.

Zusätzlich aktivierte Muskulatur: Schienbeinmuskulatur *(M. tibialis anterior* und *posterior.)*

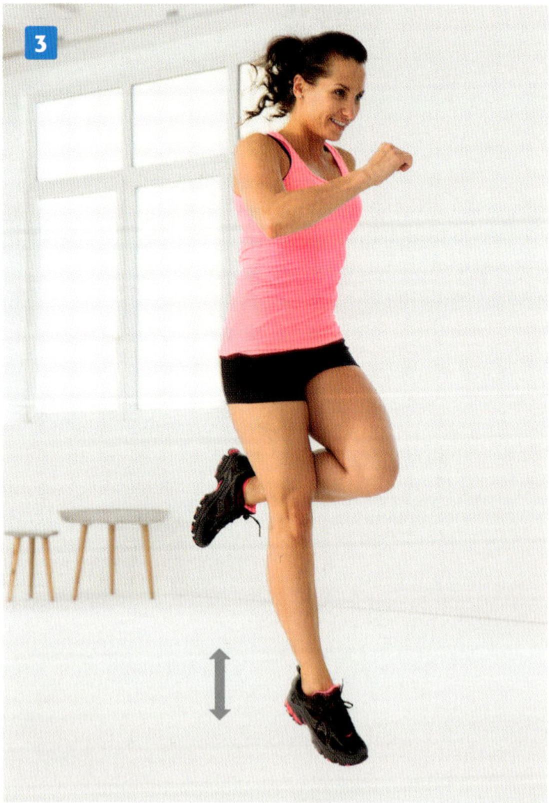

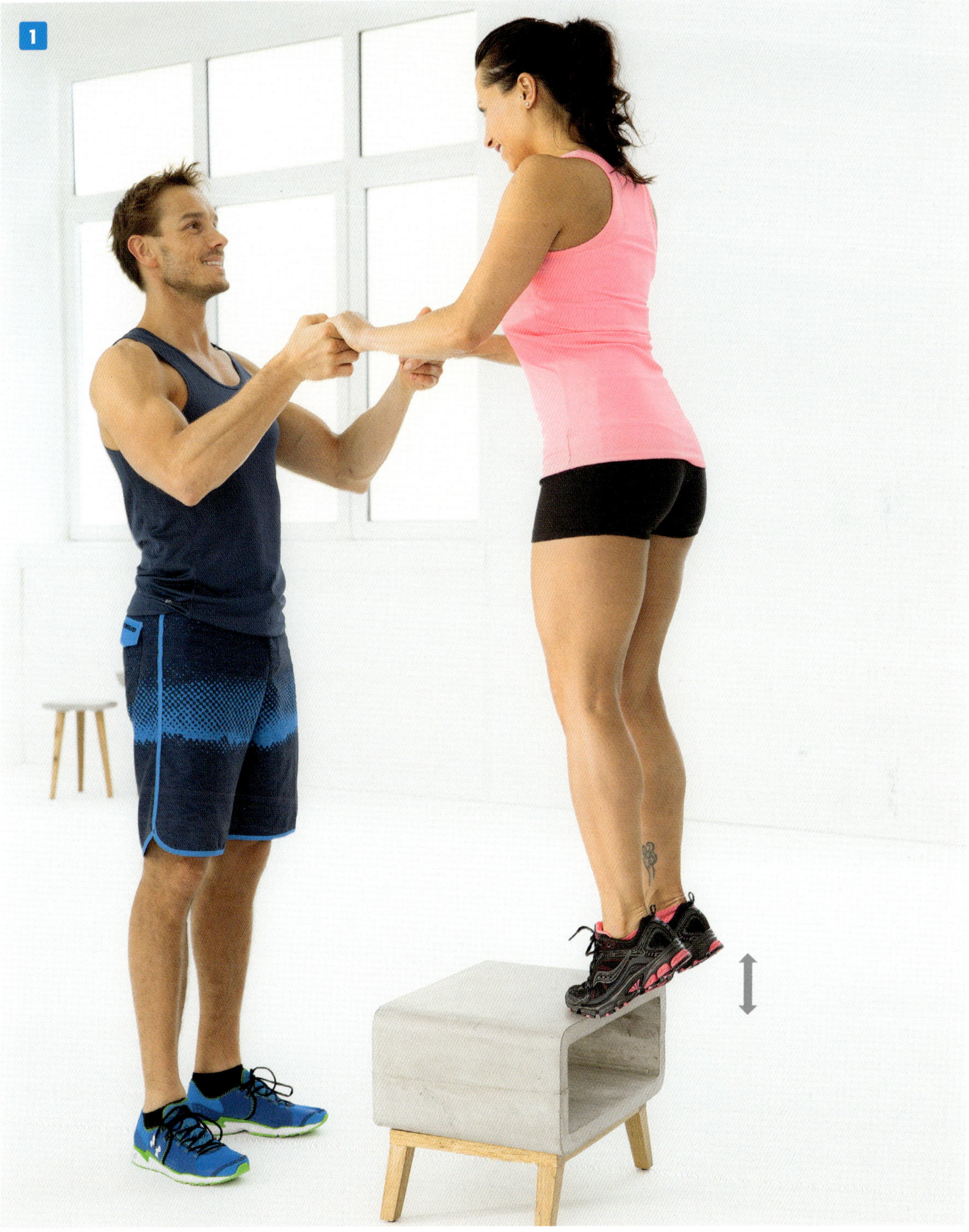
1

Core: Bauch und Rumpf

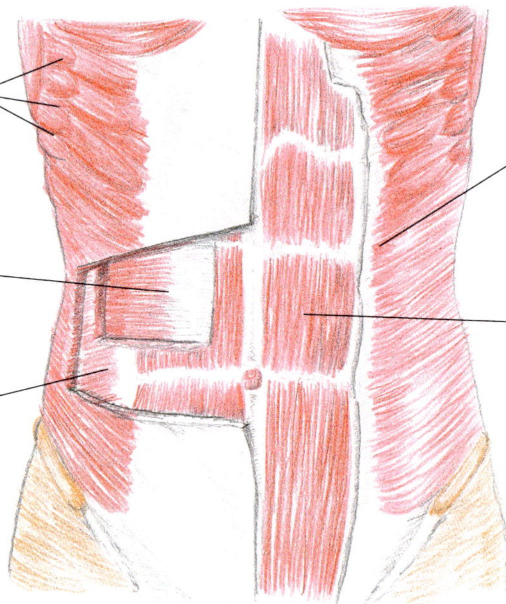

Anatomie

»Aus der Mitte kommt die Kraft.« Diese wichtige Aussage findet sich nicht nur in aktuellen sportwissenschaftlichen Veröffentlichungen, sondern geht weit in die Geschichte des Sports zurück. Bereits in jahrhundertealten asiatischen Kampfsportarten wurde dem Körperkern eine bedeutende Aufgabe für die Entfaltung jeglicher Kraft zugeschrieben. Auch im modernen Leistungssport wird der Kräftigung der Körpermitte immer mehr Aufmerksamkeit geschenkt, da sich willkürliche Kraftleistungen besser entfalten lassen. Und auch im Gesundheitssport weiß man um die Wichtigkeit eines stabilen Rumpfes. Treten unerwartete Kräfte auf wie etwa bei einem Sturz oder einer ruckartigen, reaktionsbedingten Bewegung, müssen diese im Körper irgendwo absorbiert werden. Ist die Rumpfmuskulatur dann zu schwach, sind solche Kräfte nur schwer kontrollierbar, da die wichtige Stabilisierung fehlt. Die Folge ist ein Nachgeben in einer schwächeren Körperregion. Da unser Oberkörper im Lendenbereich ausschließlich durch die Wirbelsäule getragen wird, ist diese häufig das leidtragende Glied in der Stabilisationskette unseres Rumpfes. Alleine schon aus diesem Grund sollte der Körperkern im besonderen Fokus des Trainings stehen, um präventiv gegen Wirbelsäulen- und Bandscheibenschäden anzukämpfen. Außerdem haben jüngste Untersuchungen bewiesen, dass der Körper durch einen stabilen Rumpf ökonomischer und effektiver arbeitet.

Den größten Anteil des Körperkerns bildet die Bauchmuskulatur. Diese ist paarweise angelegt, umschließt den Bauch- und Beckenraum und verbindet den Brustkorb mit dem Becken. Sie ermöglichet das Neigen und Drehen des Rumpfes. Zu den Bauchmuskeln zählen u. a. folgende Anteile:

- Gerader Bauchmuskel *(M. rectus abdominis)*
- Vorderer Sägemuskel *(M. serratus anterior)*
- Querverlaufender Bauchmuskel *(M. transversus abdominis)*
- Innerer und äußerer schräger Bauchmuskel *(M. obliquus internus abdominis* und *M. obliquus externus abdominis)*
- Hintere Bauchwandmuskeln *(M. quadratus lumborum)*

Übungen und Muskelgruppen

Alle Anteile der Bauchmuskulatur übernehmen wesentliche Aufgaben bei der Stabilisierung des Rumpfes, doch sind sie nicht ausschließlich daran beteiligt. Die äußeren und inneren Schichten der unteren Rückenmuskulatur sowie die Hüftbeuger und die Gesäßmuskulatur spielen ebenfalls eine wichtige Rolle, wenn es um die Festigung des Rumpfes bauchwärts geht. Auf diese Muskeln soll aber erst im Kapitel »Rücken« ab S. 134 näher eingegangen werden bzw. wurden sie bereits im Kapitel »Beine« erläutert.

Einteilung der Übungen

Um Ihnen eine bessere Übersicht zu verschaffen, werden bestimmte Muskelgruppen zu folgenden vier Hauptkategorien zusammengefasst:

I. **Mittlerer Anteil:** *M. rectus abdominus*

II. **Seitlicher Anteil:** *M. obliquus externus* und *internus abdominus, M. serratus anterior*

III. **Unterer Anteil:** *M. transversus abdominis, M. iliopsoas*

IV. **Gesamter Rumpf zzgl. Rücken und Gesäß:** *M. erector spinae, M. glutaeus maximus, medius* und *minimus*

HINWEISE ZUM BAUCHMUSKELTRAINING

Die Bauchmuskeln sind hauptsächlich phasische Muskeln, die über eine geringere Spannung als ihre tonischen Gegenspieler am Rücken verfügen. Aus diesem Grund schwächt die Bauchmuskulatur bei unzureichendem Training schnell ab und sollte deshalb vermehrt trainiert werden. Jüngste Untersuchungen haben jedoch gezeigt, dass die Bauchmuskeln nicht wie häufig vermutet täglich trainiert werden sollten. Sinnvoller ist es, sie 2–3 × pro Woche intensiv zu trainieren und ihnen dann aber die volle Aufmerksamkeit zu schenken. Meist wird der Bauch am Ende einer Einheit eingeschoben, wenn die Motivation allmählich abflacht. Trainieren Sie Ihren Bauch gezielt und sorgfältig und schenken Sie Ihm einen würdigen Platz in Ihrem Trainingsplan.

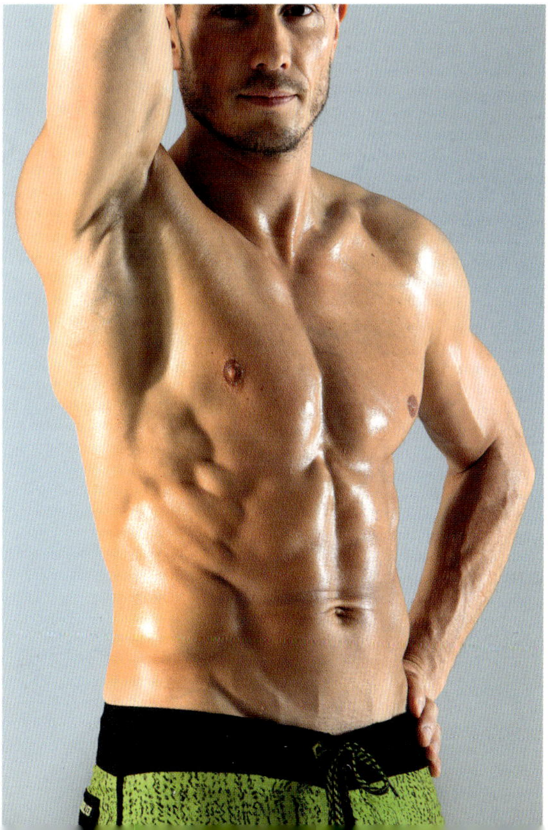

C 1: Crunch – Oberkörperheben

Leicht

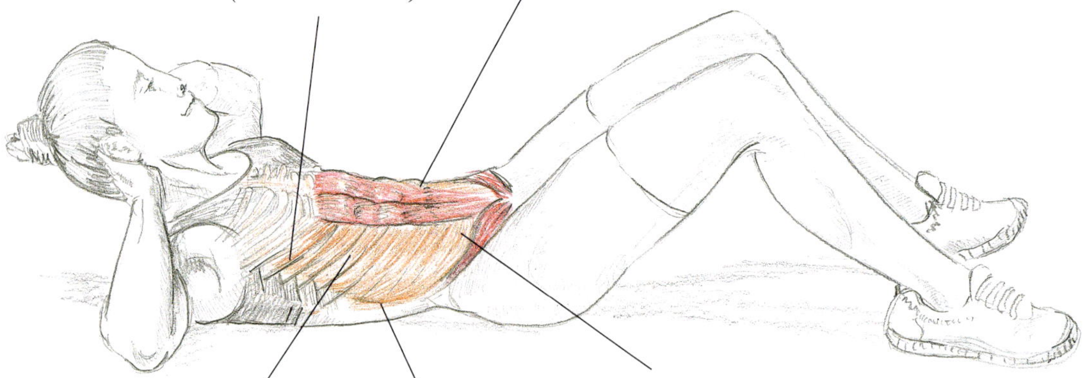

Der *Crunch* – oder bei manchen besser bekannt als *Sit-up* – ist wohl die bekannteste Bauchmuskelübung und kann auf einfache Art und Weise in vielen verschiedenen Variationen durchgeführt werden. Bei dieser Übung wird der Oberkörper angehoben und gesenkt. Die dafür zuständige Muskulatur ist im Wesentlichen die gerade Bauchmuskulatur *(M. rectus abdominis).* Aber auch die querverlaufende *(M. transversus abdominis)* sowie die seitlichen *(M. obliquus internus* und *externus)* und Sägemuskeln *(M. serratus anterior)* beteiligen sich an der Bewegung. In der Sportwissenschaft wird die richtige Ausführungsform immer noch kontrovers diskutiert. Einige Studien zeigen, dass die Fußballen den Boden berühren und die Fersen abgehoben werden sollten. Dadurch würde sich die Spannung auf die Bauchmuskeln erhöhen.

Andere Studien zeigen genau das Gegenteil und deuten darauf hin, dass die Fersen fest in den Boden gedrückt werden sollten, um den Bauch gezielter zu aktivieren. Letztendlich liegt es an Ihnen selbst, für welche Fußhaltung Sie sich entscheiden. Viel wichtiger ist, dass Sie auf eine korrekte Bewegungsausführung achten und Ihre eigenen Leistungsgrenzen überwinden.

Beanspruchte Muskelgruppen

Hauptmuskelgruppe: gerade Bauchmuskulatur *(M. rectus abdominis)*.

Nebenmuskelgruppen: querverlaufende Bauchmuskulatur *(M. transversus abdominis)*, mediale Anteile der äußeren und inneren schrägen Bauchmuskulatur *(M. obliquus internus* und *externus)*, Sägemuskeln *(M. serratus anterior)*.

Ausführung

Legen Sie sich rücklings flach auf den Boden und stellen Sie Ihre Beine ca. 90° angewinkelt auf.

Verschränken Sie Ihre Arme entweder auf dem Bauch, der Brust oder platzieren Sie sie etwas weiter hinten und neben dem Kopf und legen diesen sanft in die Hände. Je weiter Sie die Arme nach hinten nehmen, umso schwerer wird die Übung, da die Bauchmuskulatur das Gewicht der Arme mit bewegen muss.

Halten Sie Ihr Kinn etwa eine Faustbreit vom Brustkorb entfernt und heben Sie nun die Schultern etwas an, sodass die Bauchmuskulatur in Vorspannung gerät. Diese stellt die Ausgangslage der Übung dar.

Heben Sie in der Aufwärtsbewegung den Oberkörper nach schräg vorne an, bis die Lendenwirbelsäule ein wenig vom Boden abhebt. Drücken Sie dabei Ihre Füße fest in den Boden hinein, um die Spannung zu erhöhen.

Senken Sie anschließend den Oberkörper wieder in die Ausgangslage ab. Halten Sie dabei den Bauch in Spannung und legen Sie sich nicht vollständig auf den Boden.

Tipp: Sie können die Intensität steigern, indem Sie den Bewegungsradius erhöhen. Heben Sie Ihren Oberkörper bis ca. 45° an, achten Sie dabei jedoch auf eine kontrollierte Bewegungsausführung.

Fehlerquellen

Ziehen Sie den Kopf nicht durch ein Reißen der Hände im Nacken nach oben. Falls Sie die Hände hinter dem Kopf platzieren wollen, liegen diese passiv auf und üben keinen Zug aus.

Krümmen Sie Ihre Wirbelsäule nicht zu einem extremen Rundrücken und richten Sie sich nicht zu weit nach oben auf. Dies können Sie durch den Bewegungsradius kontrollieren, indem Sie Ihren Oberkörper nur bis zur Lendenwirbelsäule anheben.

Arbeiten Sie nicht mit Schwung, sondern nur mit der Kontraktion der Muskulatur.

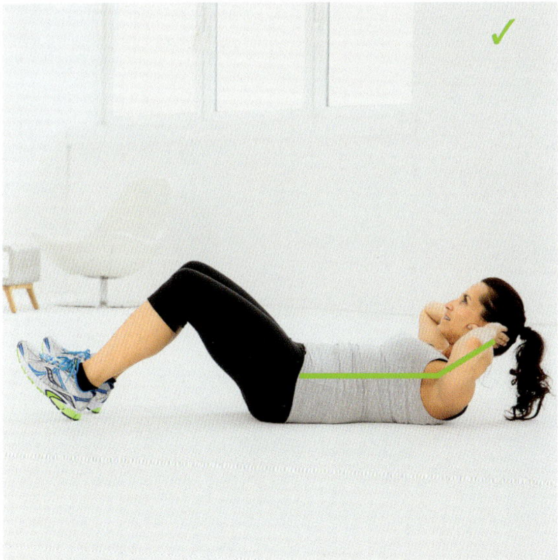

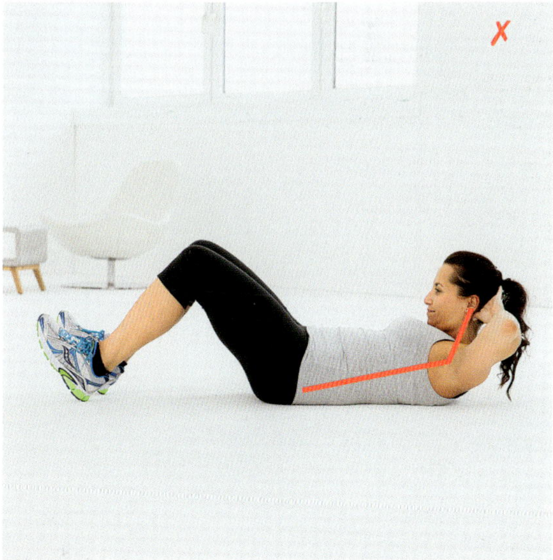

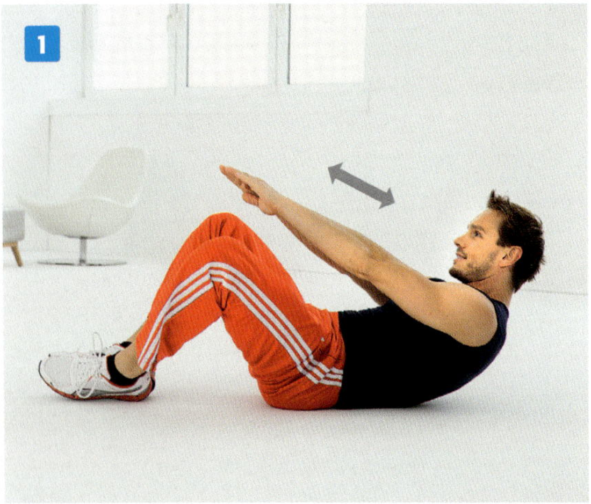

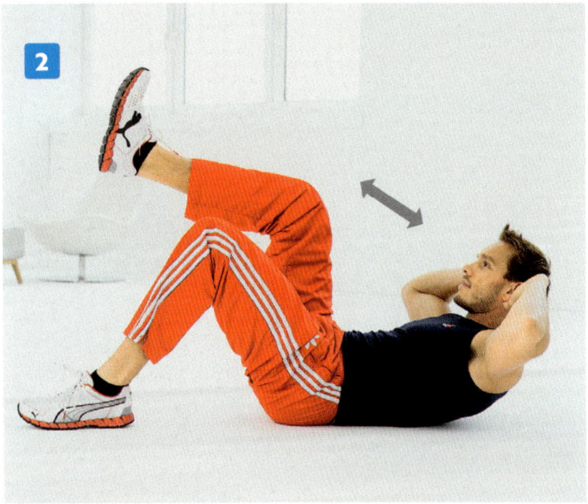

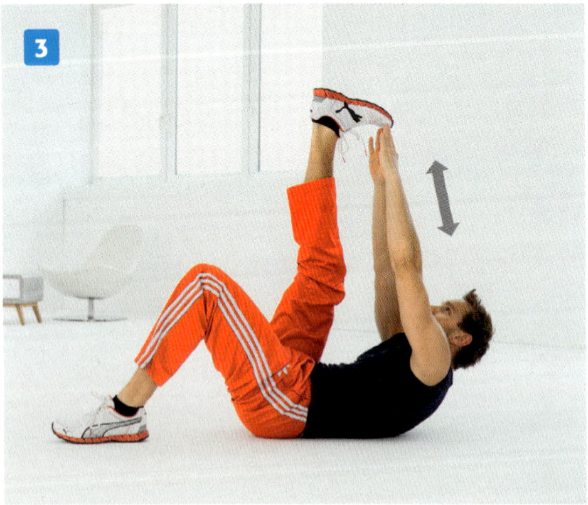

C 2: Diamond Crunch

↕ — ϟ ♥ Leicht

1 Bei dieser Übung grätschen Sie die Beine in der Ausgangslage des *Crunch*. Strecken Sie Ihre Arme gerade nach schräg vorne aus und heben Sie nun langsam den Oberköper an, bis sich die Hände auf der Ebene der Knie befinden. Senken Sie sich anschließend wieder bis kurz vor dem Boden ab.

C 3: One Leg Crunch

↕ — ϟ ♥ Leicht

2 Legen Sie sich auf den Rücken und stellen Sie ein Bein angewinkelt auf den Boden. Das andere Bein wird im rechten Winkel zum Körper nach oben angehoben. Das Kniegelenk ist etwa 90° gebeugt. Platzieren Sie Ihre Arme seitlich neben den Ohren und legen Sie Ihren Kopf sanft in die Hände. Heben Sie nun Ihren Körper nach vorne-oben zum angehobenen Bein an. Versuchen Sie, mit den Ellenbogen das Knie zu berühren, ohne dabei den Nacken nach vorne zu pressen. Senken Sie anschließend den Körper wieder bis kurz vor den Boden ab.

C 4: Straight Touch One Leg Crunch

↕ — ϟ ♥ Mittel

3 Nehmen Sie die Ausgangsstellung eines *One Leg Crunch* ein, strecken Sie jedoch Ihr angehobenes Bein senkrecht nach oben durch. Ein kleiner Winkel im Kniegelenk darf hierbei eingenommen werden. Strecken Sie Ihre Arme senkrecht nach oben und heben Sie Ihren Oberkörper möglichst gerade an, sodass Sie am Ende der Aufwärtsbewegung mit beiden Händen die Ferse Ihres angehobenen Fußes berühren können. Dann den Körper langsam bis kurz vor den Boden absenken.

Zusätzlich aktivierte Muskulatur: Hüftbeuger *(M. iliopsoas)*, Beinstrecker *(M. quadriceps femoris)*.

C 5: Elevated Box Crunch

Leicht

Ein *Crunch* mit erhöhter Beinposition ist sehr wirbelsäulenschonend, da der Rücken aufgrund der etwas eingerollten Beckenlage entlastet wird. Zudem verkürzt sich der Arbeitswinkel, wodurch sich der Hebel auf die Bandscheiben reduziert. Durch diese Körperlage werden der untere Bauchmuskelanteil und die Hüftbeuger nahezu ausgeschaltet, sodass sich die Muskelaktivität auf den oberen Bereich der geraden Bauchmuskulatur konzentriert. Diese Übung eignet sich vor allem für Anfänger, die über wenig Bewegungserfahrung verfügen. Die Intensität können Sie bei dieser Übung steigern, indem Sie mit dem Körper etwas weiter von der Auflagefläche wegrutschen und dadurch die Beine etwas mehr strecken. Wahlweise können Sie die Beine auch auf eine höhere Auflage stellen.

4 + 5 Legen Sie sich rücklings auf den Boden und stellen Sie die Füße auf eine Auflage, sodass sich die Knie etwa im rechten Winkel befinden. Heben und senken Sie nun den Oberkörper auf und ab. Bewegen Sie sich während der gesamten Übung tendenziell langsam und legen Sie den Körper nach der Abwärtsbewegung nicht vollkommen ab.

C 6: Elevated Crunch

Leicht

6 Legen Sie sich rücklings auf den Boden und heben Sie Ihre Beine nach oben an. Die Kniegelenke sind etwa 90° gebeugt und die Oberschenkel befinden sich im rechten Winkel zum Rumpf. Die Hände liegen neben den Ohren sanft auf dem Hinterkopf auf oder sind gestreckt nach oben gerichtet. Heben Sie nun den Oberkörper möglichst senkrecht nach oben an, bis die gesamte Brustwirbelsäule vom Boden abgehoben ist. Senken Sie danach den Körper langsam wieder bis kurz vor den Boden ab.

Tipp: Heben Sie am Ende der Bewegung das Becken nach oben, sodass Ihr Steißbein vom Boden abhebt. Dadurch steigt die Intensität.

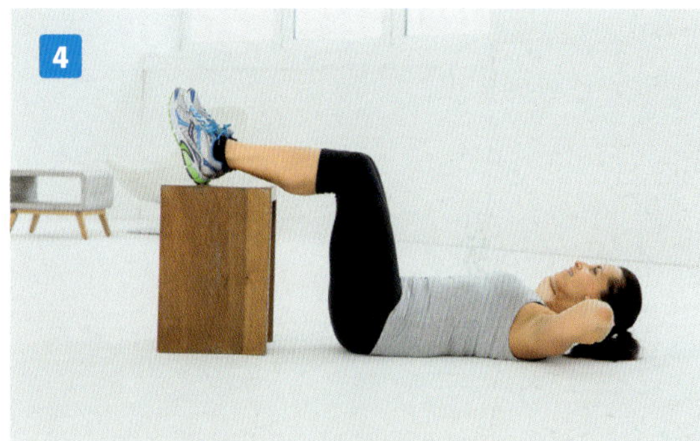

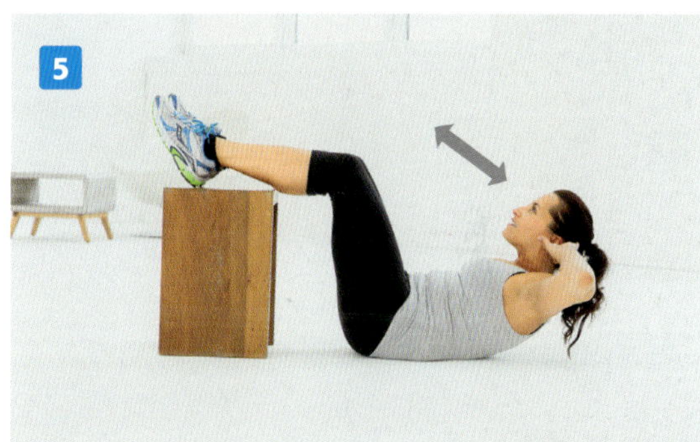

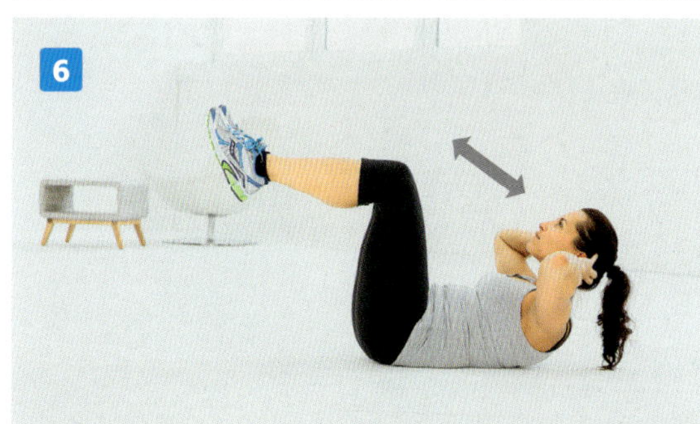

C 7: Elevated Diamond Crunch

Leicht

1 Legen Sie sich rücklings auf den Boden und nehmen Sie die Ausgangslage eines *Elevated Crunch* ein. Grätschen Sie nun Ihre Beine ca. 90° und drücken Sie dabei die Fußsohlen zusammen, sodass ein Dreieck zwischen Kniegelenk und Füßen entsteht. Strecken Sie Ihre Arme in Richtung Knie aus und heben Sie den Oberkörper nach vorne-oben so weit an, dass Sie mit den Fingerspitzen die Schienbeine oder sogar die Fersen berühren können. Senken Sie im Anschluss den Oberkörper wieder bis kurz vor den Boden ab. Lassen Sie die Unterschenkel nicht nach unten fallen, sondern versuchen Sie während der Übung die Kniegelenke im rechten Winkel gebeugt zu halten.

Hinweis: Falls die Nackenmuskulatur bei diesen Übungen zu sehr angespannt wird, können Sie eine Hand oder beide Hände sanft auf den Hinterkopf legen, sodass die Muskulatur entlastet wird.

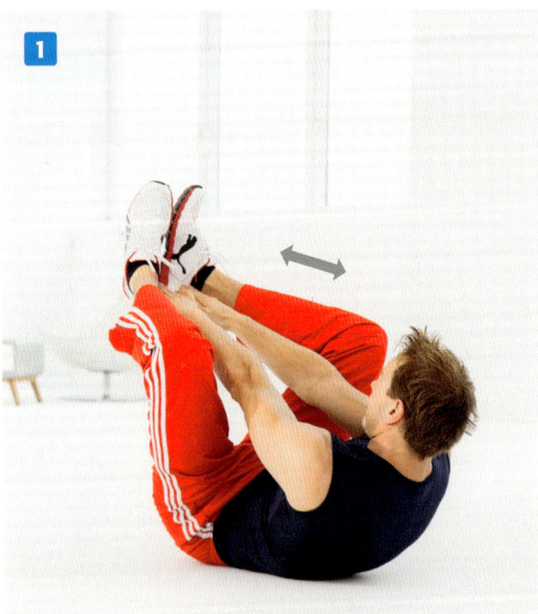

C 8: Straight Elevated Toe Crunch

Mittel

2 Diese Übung ist eine Weiterführung des *Elevated Crunch.* Strecken Sie die Beine in Rückenlage gerade nach oben und greifen Sie während der Aufwärtsbewegung des Oberkörpers mit beiden Händen senkrecht zu den Füßen. Heben Sie den Oberkörper dabei so weit an, bis Sie mit den Händen die Zehenspitzen kurzzeitig berühren können. Die Kniegelenke dürfen dabei leicht gebeugt werden. Versuchen Sie, beim Berühren der Zehen Ihr Becken etwas vom Boden anzuheben. Senken Sie im Anschluss Ihren Oberkörper wieder bis kurz vor den Boden.

Tipp: Diese Übung kann auch mit gestreckt-gegrätschten Beinen durchgeführt werden. Die Beine bleiben dabei im rechten Winkel zum Oberkörper und die Bewegungsamplitude wird erhöht, indem Sie mit den Händen bis nach oben zu den Fersen greifen.

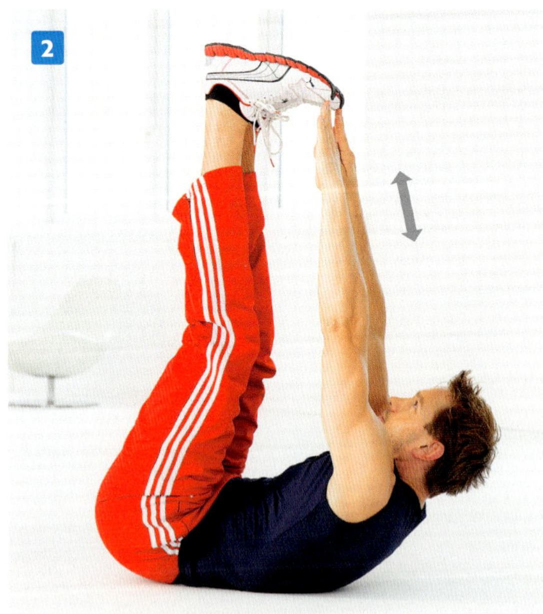

C 9: Straddle Cross Crunch

Mittel

3 + 4 Legen Sie sich in die Ausgangslage eines *Crunch* und grätschen Sie die Beine gestreckt nach oben. Strecken Sie die Arme nach vorne aus und spannen Sie den Bauch an. Heben Sie nun Ihren Oberkörper nach vorne-oben an und gleiten Sie mit den Armen auf Kniehöhe zwischen Ihre Beine. Senken Sie sich bis kurz vor dem Boden ab. Heben Sie nun wieder Ihren Oberkörper an und schließen Sie während der Aufwärtsbewegung die Beine, sodass sich die Unterschenkel überkreuzen. Die Arme ziehen leicht geöffnet links und rechts an den Knien vorbei. Führen Sie diesen stetigen Wechsel mit jeder Wiederholung durch.

5 **Tipp:** Sie können Abwechslung in diese Übung einbauen, indem Sie die Beine geöffnet halten und beim *Crunch* die Arme einmal nach vorne zwischen die Beine und einmal nach oben-außen zu den Zehen ziehen.

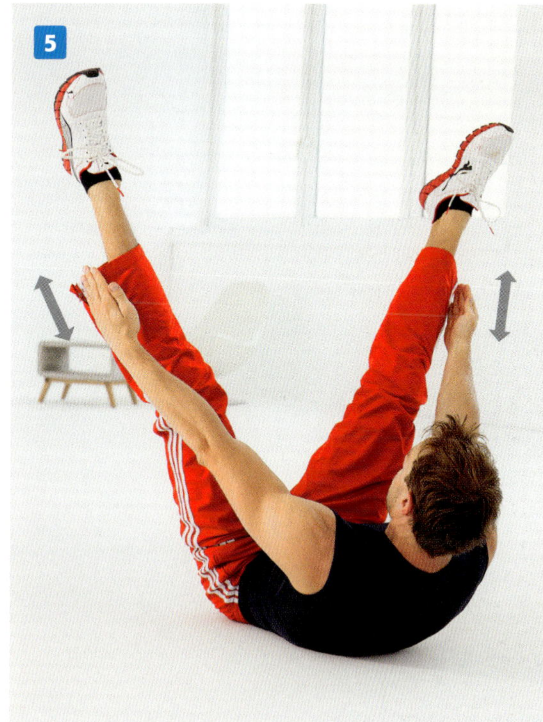

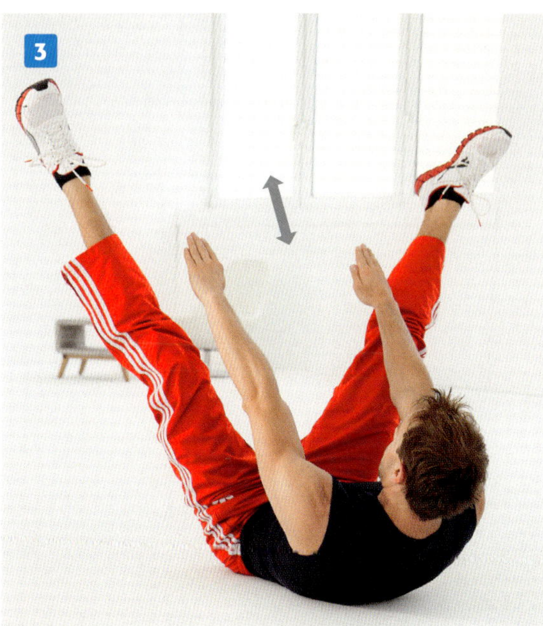

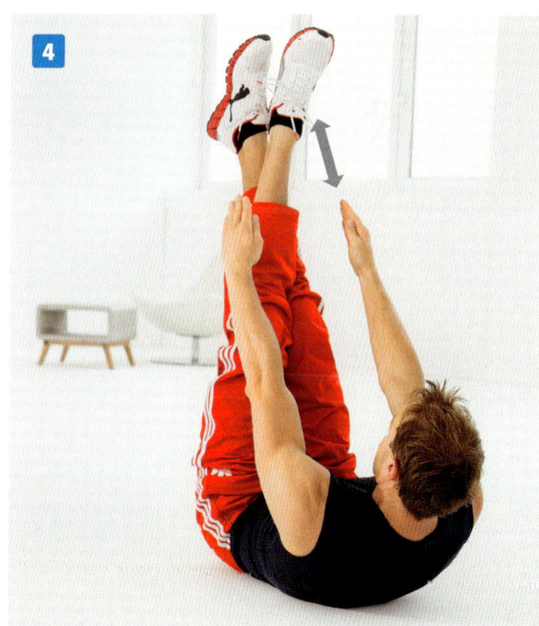

C 10: Straight Leg Crunch

Mittel

Bleiben die Beine während einer *Crunch*-Bewegung gestreckt am Boden liegen, wirkt ein größeres Gegengewicht auf den Rumpf. Dadurch wird die Bauchmuskelkette gestreckt und der Arbeitswinkel vergrößert sich. Aus diesem Grund ist diese Form des *Crunch* sehr effektiv, da die Muskeln früher und intensiver kontrahiert werden. Auch die tiefer liegenden Schichten werden dadurch besser angesprochen. Um aber wirbelsäulenschonend arbeiten zu können, muss diese Übung unbedingt korrekt ausgeführt werden. Denn durch den langen Beinhebel neigt man dazu, seinen Rücken zu sehr zu krümmen und ihn zu weit aufzurichten. Deshalb sollte jede Bewegungsausführung in dieser oder in anderen Varianten des *Straight Leg Crunch,* tendenziell geradlinig nach oben und nicht nach schräg vorne durchgeführt werden. So bewahren Sie die Wirbelsäule vor zu starker Krümmung.

1 + 2 Legen Sie sich rücklings mit gestreckten Beinen auf den Boden. Schieben Sie Ihr Becken etwas nach oben und drücken Sie die Lendenwirbelsäule fest auf den Boden. Um die Wirbelsäule leichter fixieren zu können, winkeln Sie die Knie ein wenig an. Verschränken Sie die Arme über der Brust oder legen Sie die Hände auf Höhe der Ohren sanft auf den Hinterkopf. Richten Sie Ihren Blick gerade nach oben und heben nun Ihren Oberkörper möglichst senkrecht 10–20 cm vom Boden ab. Senken Sie danach Ihren Oberkörper bis ca. 5 cm über dem Boden ab.

Tipp: Sie können die Intensität durch einen *Overhead Crunch* erhöhen, indem Sie den Arm-Rumpf-Winkel öffnen und die Arme beim Heben des Oberkörpers weit nach hinten strecken.

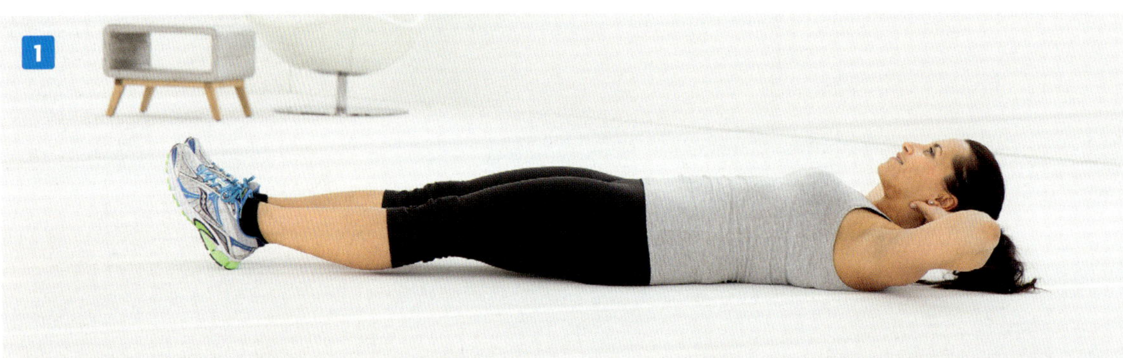

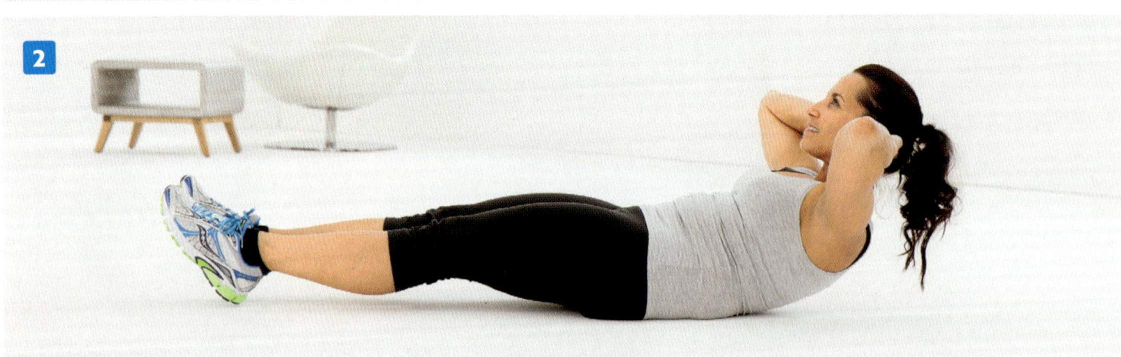

C 11: Lower Bicycle Crunch

Mittel

3 + 4 Legen Sie sich rücklings auf den Boden und strecken Sie ein Bein gerade nach vorne aus. Dieses Bein bleibt auf dem Boden liegen, während das andere angewinkelt zum Körper herangezogen wird. Nehmen Sie die Hände auf Ohrenhöhe neben den Kopf oder legen Sie sie sanft auf den Hinterkopf auf. Heben Sie nun Ihren Oberkörper so weit an, bis beide Ellenbogen das herangezogene Knie kurzzeitig berühren. Senken Sie sich danach bis kurz vor dem Boden wieder ab und wechseln Sie dabei das Bein. Beginnen Sie die Übung erneut und führen Sie bei jeder Wiederholung einen Beinwechsel durch. Sie können wahlweise auch mehrere Wiederholungen auf der einen Seite absolvieren, ehe Sie auf das andere Bein wechseln.

Tipp: Bei dieser Übung stehen Ihnen zahlreiche Variationen zur Verfügung. So können Sie beispielsweise das obere Bein senkrecht nach oben strecken und beim Heben des Oberkörpers mit den Händen zur Ferse greifen. Eine weitere Variation wäre, sich in der Aufwärtsbewegung so weit aufzurichten, dass Sie hinter dem oberen Bein in die Hände klatschen können. Auch die Kombination dieser beiden Varianten, also erst nach oben greifen und dann hinten dem Bein klatschen, bringt Abwechslung in Ihr Training. Des Weiteren können Sie mit einem Zusatzgewicht, etwa einer Flasche, die Intensität erhöhen.

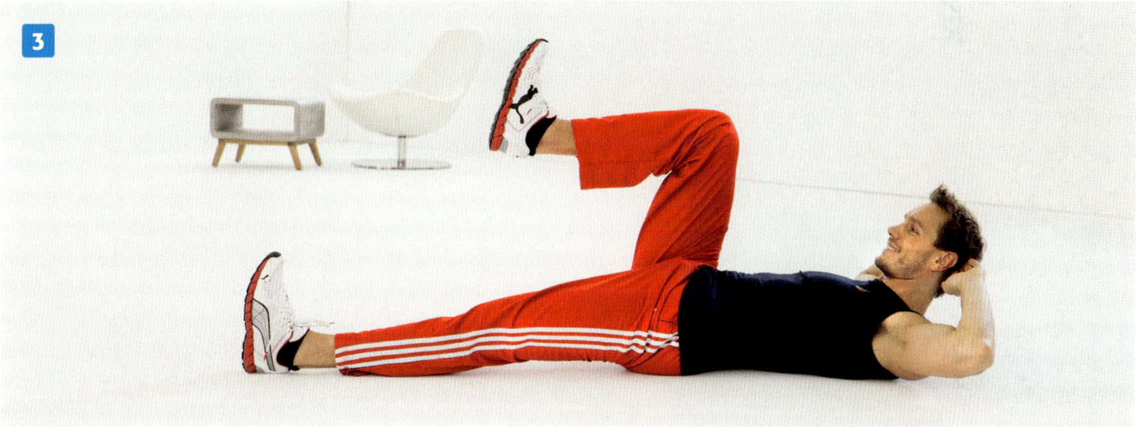

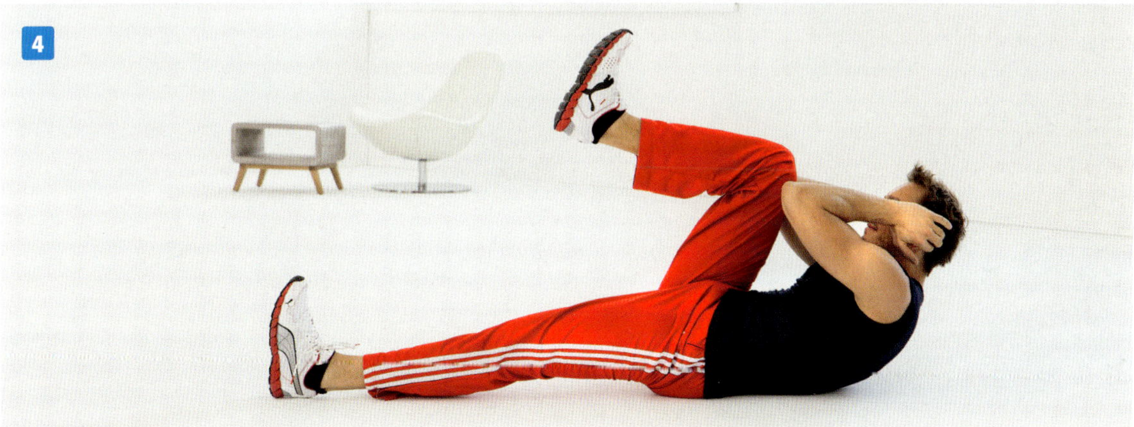

C 12: Shipping Crunch – Körperheben in einer Schiffchenstellung

Schwer

Je näher die Extremitäten an die Körpermitte herangeführt werden, umso einfacher ist eine Bauchmuskelübung. Lange Hebel, die den Zug oder Druck durch das Eigengewicht der Arme oder Beine verstärken, fallen durch das Heranführen der Extremitäten an den Schwerpunkt weg. Dadurch werden bei solchen Bauchmuskelübungen eher die oberflächlichen Muskelgruppen *(M. rectus abdominis)* angesprochen.

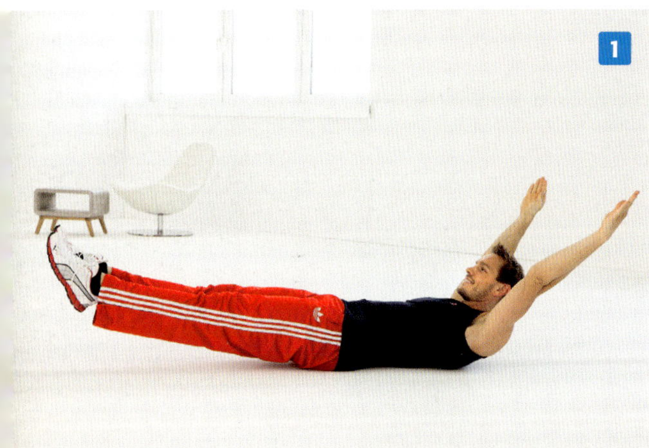

Sehr schwer

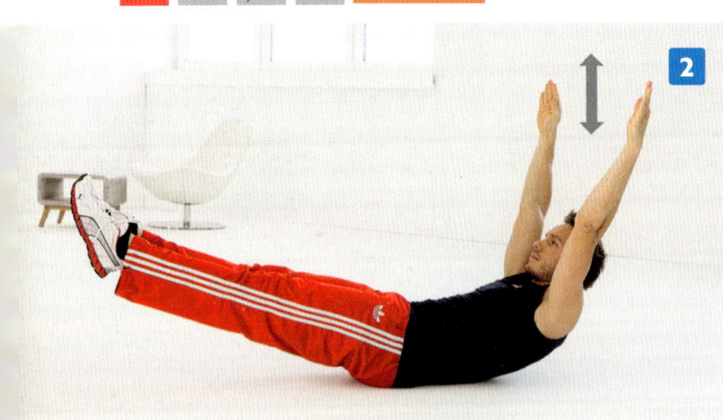

Wird aber der Arm- und Beinhebel bewusst verlängert, wirken hohe Kräfte auf die Bauchmuskulatur. Um die Spannung halten zu können, werden neben der oberflächlichen Bauchmuskulatur vorwiegend die inneren Schichten *(M. transversus abdominis)* aktiviert. Eine der schwierigsten Übungen stellt die Halteposition des sogenannten Schiffchens dar. Bei dieser Übung muss die Bauchmuskulatur das Gewicht der gestreckten und maximal von der Körpermitte entfernten Arme und Beine halten, ohne dass die Wirbelsäule dabei vom Boden abhebt.

1 Legen Sie sich rücklings mit gestreckten Beinen und hinter den Kopf gestreckten Armen auf den Boden. Kippen Sie Ihr Becken nach hinten und drücken Sie Ihre Lendenwirbelsäule fest auf den Boden, sodass diese fest aufliegt. Verlieren Sie während der gesamten Übung nie den Bodenkontakt. Heben Sie nun Ihre Arme und Ihren Brustkorb ca. 5–10 cm vom Boden ab. Halten Sie die Arme dabei weiterhin nach hinten gestreckt. Sie spüren nun eine deutliche Anspannung in der Bauchmuskulatur. Heben Sie nun Ihre Beine ca. 20–30 cm vom Boden ab. Ihr Körper befindet sich jetzt in einer »Schiffchen-Position«. Achten Sie darauf, dass in dieser Stellung die Lendenwirbelsäule stets fest in den Boden gedrückt wird. Verharren Sie in dieser Position statisch. Halten Sie mit dem gesamten Rücken immer Kontakt zum Boden. Häufig sind bei Ungeübten die Bauchmuskeln zu schwach, um die Lendenwirbelsäule auf dem Boden zu halten. Sie können die Übung erleichtern, indem Sie die Beine etwas weiter nach oben anheben oder die Knie leicht anwinkeln.

Tipp: Führen Sie aus dieser Position einen *Crunch* durch, indem Sie den Oberkörper senkrecht nach oben anheben (s. Bild Nr. 2). Achten Sie darauf, dass Ihr Rumpf während der gesamten Bewegung angespannt bleibt, und drücken Sie die Lendenwirbelsäule fest gegen den Boden, um mehr Stabilität zu erhalten.

C 13: Jackknife Crunch

Sehr schwer

Diese Übung wird seit langer Zeit stark kritisiert, stellt jedoch eine der effektivsten Ausführungsformen für die gesamte Bauchmuskulatur dar. Sportwissenschaftliche Untersuchungen konnten bei korrekter Ausführung keinerlei Probleme in der Wirbelsäule feststellen. Trotzdem sollte diese Übung nur von geübten Sportlern durchgeführt werden, da sie bei falscher Ausführung womöglich die Wirbelsäule belasten kann.

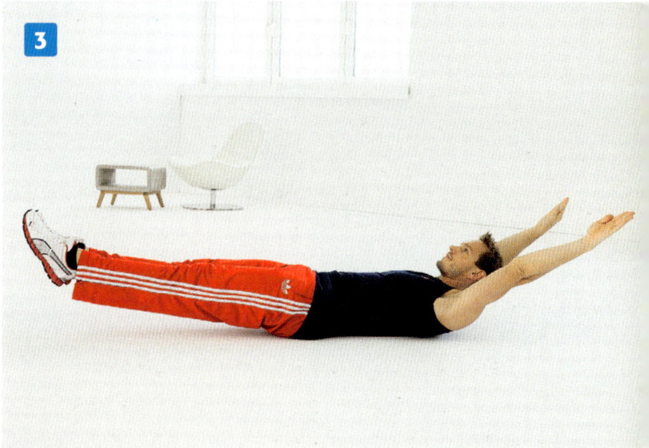

3 + 4 Gehen Sie in die Schiffchenposition, strecken Sie die Arme nach hinten in Verlängerung der Wirbelsäule aus und spannen Sie den Bauch fest an. Heben Sie nun die Beine gestreckt nach oben bis kurz vor der Senkrechten an und heben Sie gleichzeitig Ihren Oberkörper Wirbel für Wirbel langsam nach oben, bis Sie mit den Händen die Fußspitzen kurz antippen können. Senken Sie sich anschließend wieder langsam in die Ausgangsstellung ab.

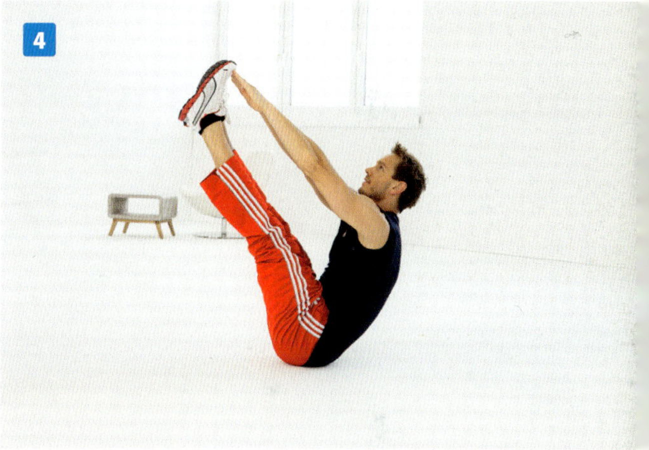

Tipp: Um Ihnen die Ausführung zu erleichtern, reicht es, die Übung in der halben Amplitude durchzuführen.

C 14: Short Scissor Crunch

Mittel

5 Legen Sie sich rücklings in »Schiffchenstellung« auf den Boden und lassen Sie beide Beine ca. 10 cm über dem Boden schweben. Bewegen Sie Ihre Beine im Radius von ca. 20–30 cm schnell auf und ab, ohne mit den Füßen den Boden zu berühren. Heben Sie gleichzeitig den Oberkörper nach oben an und führen Sie einen *Crunch* durch. Diese Übung stellt hohe koordinative Ansprüche an Ihre Kopplungsfähigkeit. Versuchen Sie, einen gleichmäßigen Rhythmus zwischen den Beinscheren und der *Crunch*-Bewegung des Oberkörpers zu entwickeln.

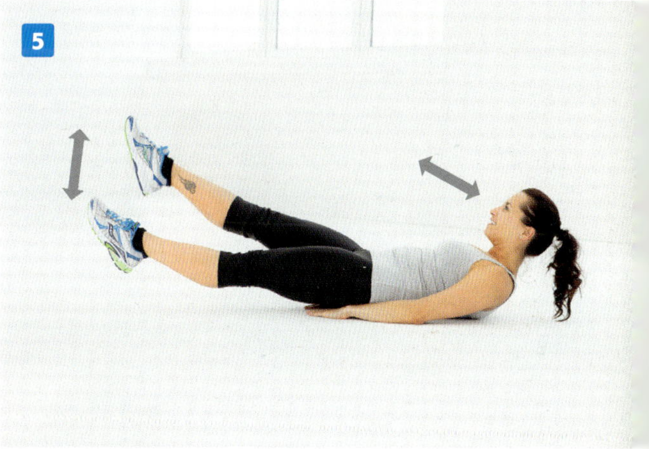

C 15: Side Crunch – seitliches Körperheben

Leicht

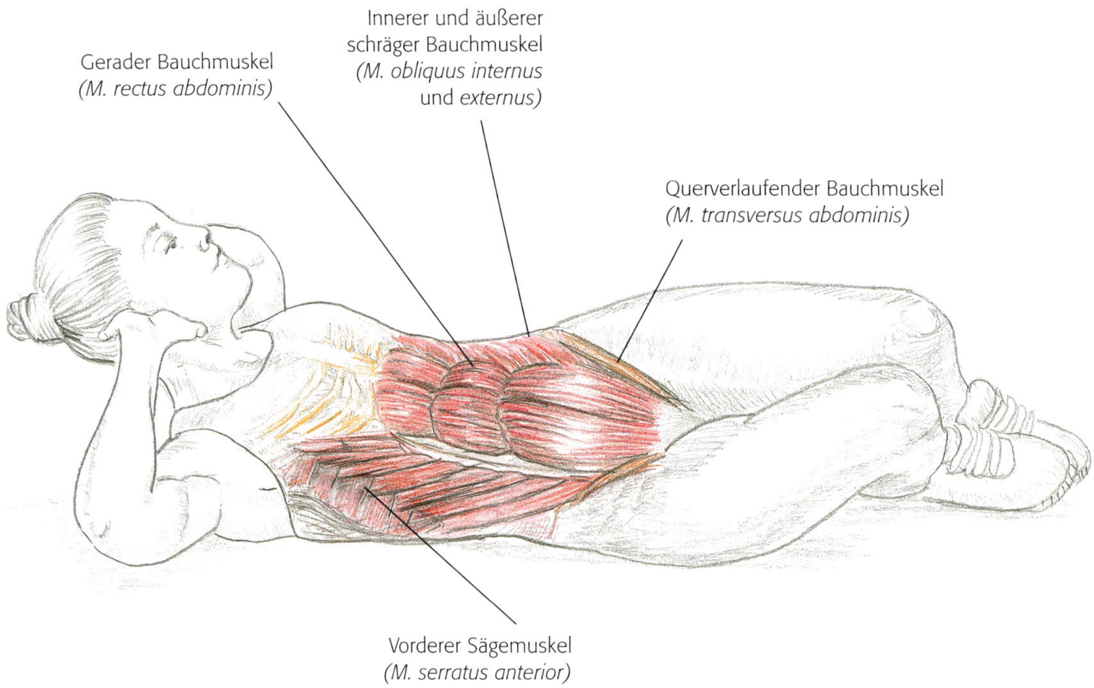

Durch die Veränderung der Rumpfstellung zu den unteren Extremitäten kommt es zu einer Winkelveränderung in der Körperlängsachse. Diese geht vom Kopf geradlinig senkrecht durch den Körper. Drehen sich also der Oberkörper oder die Beine um diese Achse seitwärts nach außen, werden die seitlichen Bauchmuskelpartien vermehrt angesprochen. Der *Side Crunch* stellt neben vielen anderen Variationen die Basisübung für diese Körperregion dar.

Tipp: Fast jede *Crunch*-Übung, die Sie bereits im vorangegangenen Kapitel kennengelernt haben, lässt sich durch ein einfaches Rotieren des Oberkörpers nach innen zu einer Übung für die seitlichen Bauchmuskeln umformen.

Beanspruchte Muskelgruppen

Hauptmuskelgruppen: äußere Anteile der geraden Bauchmuskulatur *(M. rectus abdominis),* Sägemuskeln *(M. serratus anterior),* äußere und innere schräge Bauchmuskulatur *(M. obliquus internus* und *externus).*

Nebenmuskelgruppe: querverlaufende Bauchmuskulatur *(M. transversus abdominis).*

Ausführung

Legen Sie sich rücklings mit angewinkelten Beinen auf den Boden.

Lassen Sie die Beine seitlich nach außen gleiten und drehen Sie dabei Ihr Becken mit.

Ihr Oberkörper ist weiterhin parallel zum Boden gerichtet und Ihre Arme werden auf der Brust verschränkt oder sanft auf Höhe der Ohren hinten den Kopf gelegt.

Heben Sie nun Ihren Oberkörper ca. 20–30 cm nach vorne-oben an und atmen Sie dabei aus.

Senken Sie danach den Oberkörper wieder bis kurz vor den Boden ab und atmen Sie langsam ein. Halten Sie Ihren Rumpf dabei immer in Spannung.

Fehlerquellen

Lassen Sie die Beine während der gesamten Übung seitlich neben dem Körper liegen und richten Sie sie nicht nach oben auf.

Ziehen Sie den Kopf nicht durch ein Reißen der Hände im Nacken nach oben. Falls Sie die Hände hinter dem Kopf platzieren wollen, liegen diese passiv auf und üben keinen Zug aus.

Krümmen Sie Ihre Wirbelsäule nicht zu einem extremen Rundrücken und richten Sie sich nicht zu weit nach oben auf. Dies können Sie durch den Bewegungsradius kontrollieren, indem Sie Ihren Oberkörper nur bis zur Lendenwirbelsäule anheben.

Arbeiten Sie nicht mit Schwung, sondern nur mit der Kontraktion der Muskulatur.

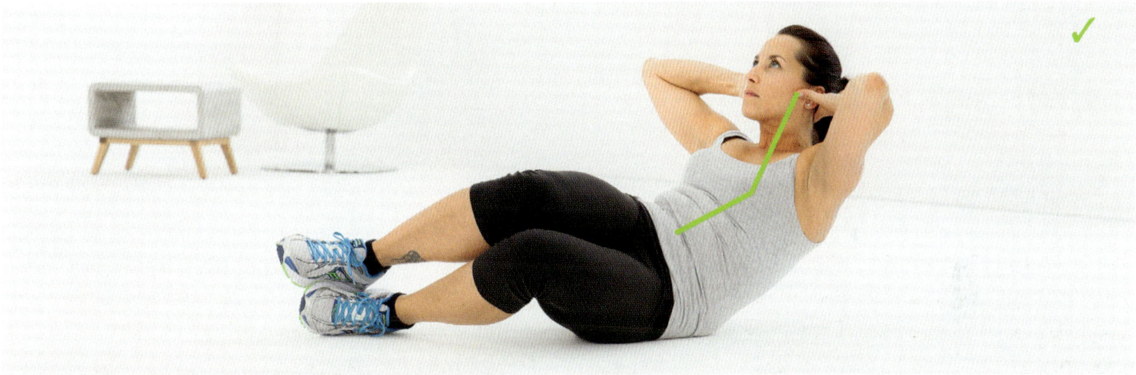

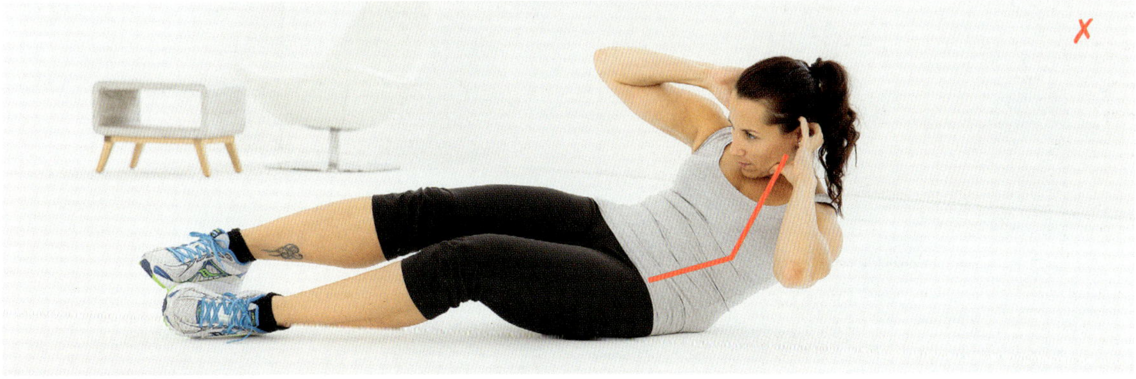

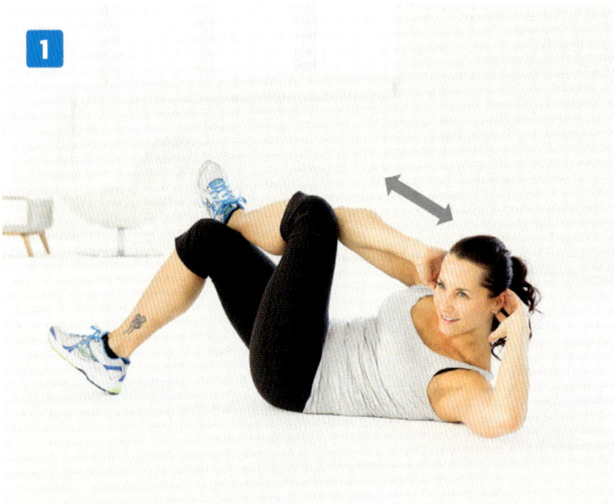

1

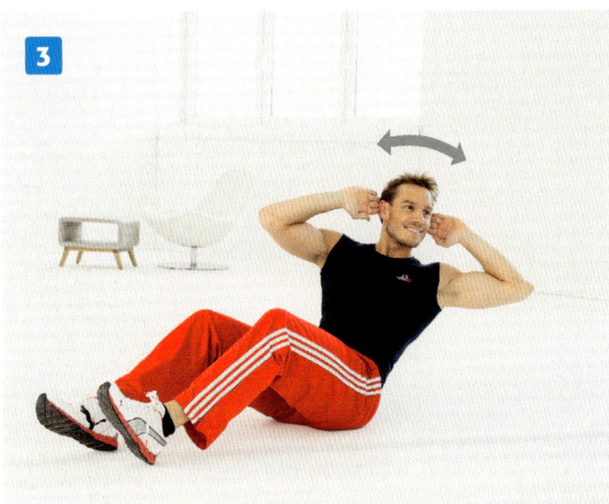

3

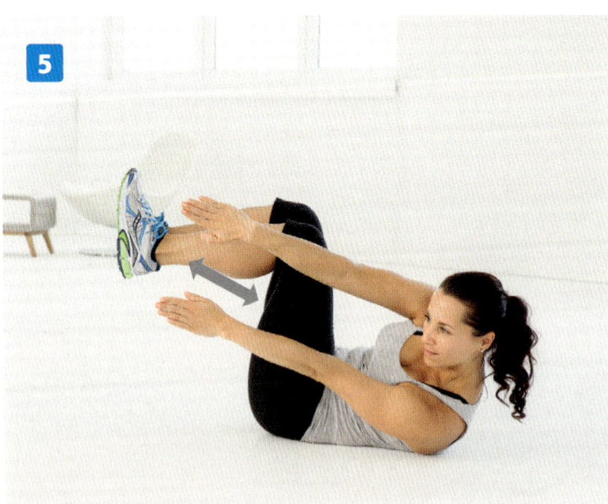

5

C 16: Cross Leg Crunch

Leicht

1 Legen Sie sich rücklings mit angewinkelten Beinen auf den Boden. Überkreuzen Sie das linke Bein auf dem rechten Oberschenkel. Nehmen Sie die Hände seitlich auf Ohrenhöhe neben den Kopf oder legen Sie sie sanft auf den Hinterkopf. Heben Sie nun Ihren Oberkörper so weit nach vorne-oben an, bis Sie mit dem rechten Ellenbogen das linke Knie berühren können. Senken Sie anschließend den Oberkörper bis kurz vor den Boden ab. Führen Sie diese Übung mehrmalig auf der einen Seite durch, ehe Sie auf die andere wechseln.

C 17: Twister Crunch

Mittel

2 Diese Übung wird aus einer statischen Mittelposition durchgeführt. Legen Sie sich rücklings mit angewinkelten Beinen auf den Boden. Legen Sie die Hände sanft auf Ohrenhöhe auf den Hinterkopf oder verschränken Sie die Arme auf der Brust. Heben Sie Ihren Oberkörper etwa 45° nach oben an und halten Sie Ihren Rücken möglichst gerade. Schieben Sie die Lendenwirbelsäule leicht nach vorne und halten Sie diese Position. Rotieren Sie in dieser Stellung in der Längsachse im ständigen Wechsel von links nach rechts. Drehen Sie sich jeweils so weit ein, bis sich die Schultern in einer Linie zwischen den Knien befinden.

C 18: Elevated Side Crunch

Leicht

3 Diese Übung gleicht dem *Elevated Crunch*. Führen Sie die Übung auf die gleiche Art und Weise durch, nur greifen Sie während der *Crunch*-Bewegung einmal links und einmal rechts an den Beinen vorbei. Dadurch erreichen Sie eine leichte Oberkörper-Innenrotation und die seitlichen Bauchmuskeln müssen aktiver arbeiten.

C 19: Circle Crunch

↕ ▬ ⚡ ♥ Mittel

4–6 Legen Sie sich in *Crunch*-Position mit angewinkelten Beinen auf den Boden. Heben Sie Ihren Oberkörper ca. 10 cm an und legen Sie die Hände auf Ohrenhöhe sanft auf den Hinterkopf. Kreisen Sie nun mit Ihrem Oberkörper über rechts oben nach links oben. Verlagern Sie dabei zunächst Ihren Oberkörper so weit wie möglich nach rechts außen und heben Sie ihn am Ende der Auswärtsrotation weit nach oben an. Heben Sie während des Kreisens jeweils Ihren Oberkörper nach vorne-oben ca. 20–30 cm an und senken Sie ihn, sobald Sie auf der linken Seite angekommen sind. Achten Sie darauf, dass die Bewegungen fließend ineinander übergehen und eine »runde« Bewegung entsteht. Der Oberkörper sollte während der gesamten Bewegung niemals auf dem Boden abgelegt werden. Sie können diese Übung mehrmals in einer Kreisrichtung oder im ständigen Wechsel durchführen.

4

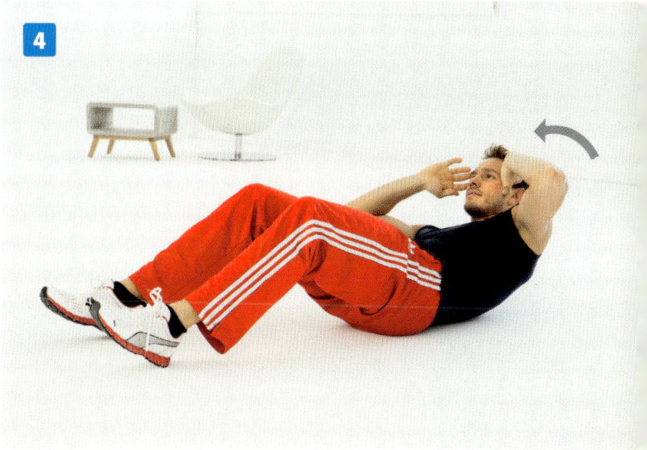

5

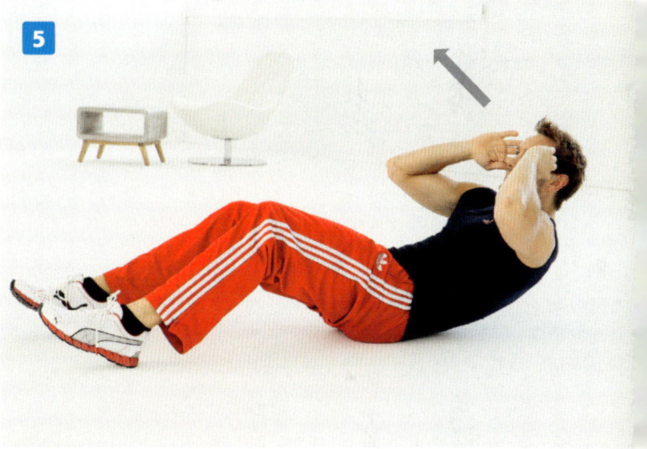

6

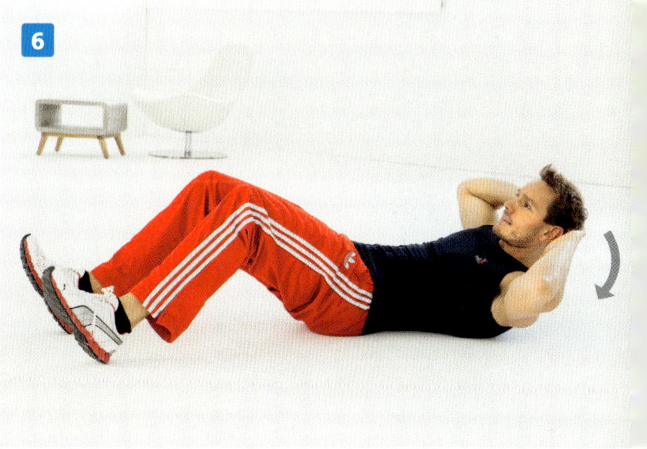

C 20: Side Plank Crunch

Schwer

1 Legen Sie sich seitlings in Schiffchenposition auf den Boden. Spannen Sie Ihren Bauch an und heben Sie die Beine gestreckt vom Boden ab. Achten Sie darauf, dass Sie in einer bequemen Seitenlage liegen, und heben Sie nun Ihren Oberkörper seitwärts nach oben an und senken Sie ihn wieder bis kurz vor den Boden.

Sie müssen bei dieser Übung nicht vollständig auf der Körperflanke liegen. Eine leichte Seitwärtsdrehung genügt, sodass Sie mit einer Gesäßhälfte auf dem Boden liegen. Die Arme können wahlweise entweder hinter dem Kopf angewinkelt oder in Verlängerung der Wirbelsäule nach hinten gestreckt werden. Bei gestreckten Armen verlängert sich der Hebel und das Abstützen auf dem Boden entfällt, sodass die Übung intensiver wird.

C 21: Turtle Circle

Schwer

2 Diese Variation des *Crunch* beinhaltet alle Teilbewegungen, die die gesamten Bereiche der Bauchmuskulatur aktivieren. Legen Sie sich rücklings in eine Crunch-Position und winkeln Sie Ihre Beine nach oben an. Die Hände liegen dabei sanft hinten dem Kopf auf. Heben Sie nun Ihren Oberkörper ca. 20–30 cm vom Boden ab und neigen Sie diesen nach seitwärts außen.

3 + 4 Legen Sie Ihn wieder auf dem Boden ab und bewegen Sie im Anschluss Ihr Becken nach oben außen in die gleiche Richtung. Dadurch entsteht eine kreisförmige Bewegung. Machen Sie diese Kombinationsbewegung so lange, bis Sie sich einmal um 360° gedreht haben. Wechseln Sie danach die Richtung. Arbeiten Sie nicht mit Schwung, sondern nur mit den kleinen Auswärtsbewegungen des Oberkörpers und des Beckens.

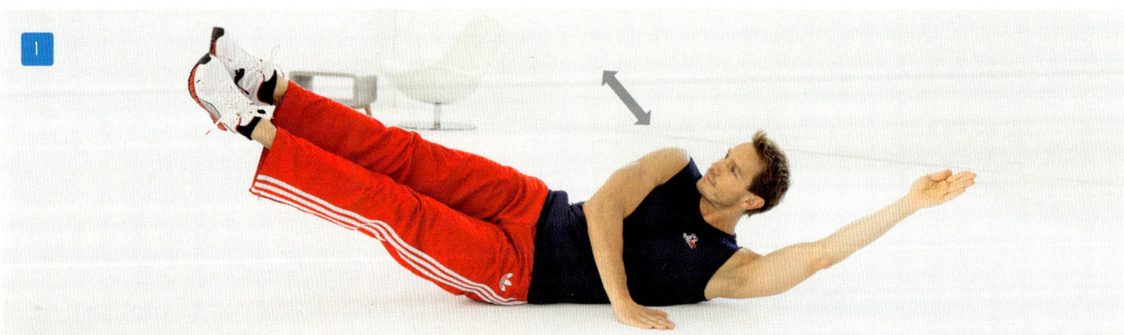

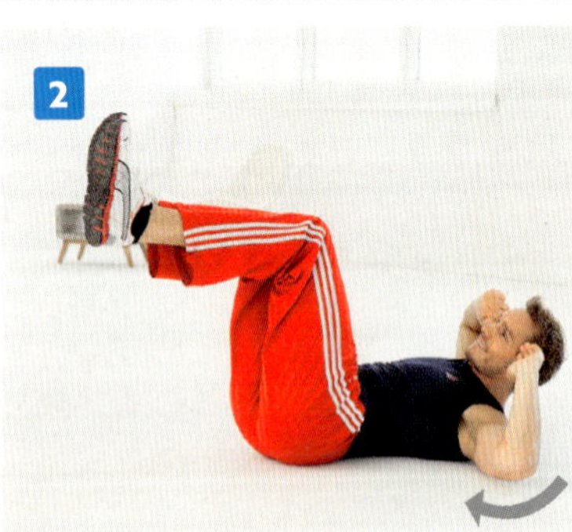

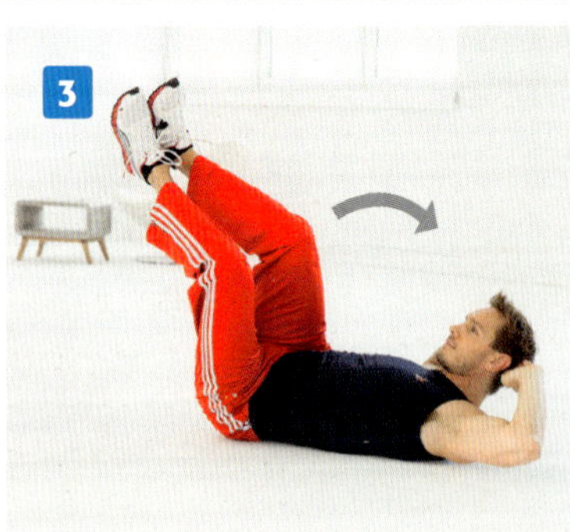

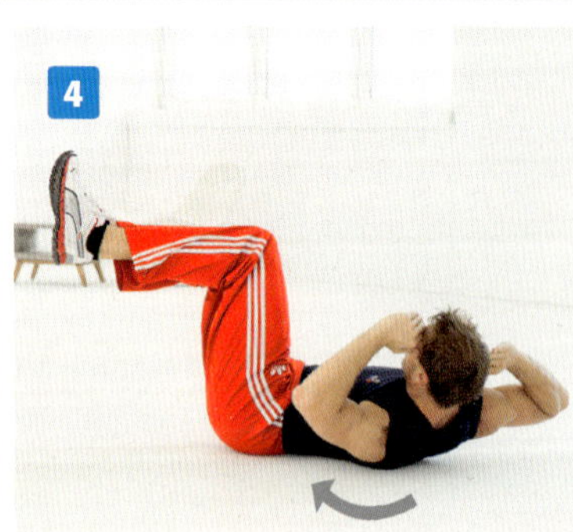

C 22: Kombination – Schiffchen Crunch & Bicycle Crunch

Schwer

5 Diese Übung kombiniert zwei effektive Bauchmuskelübungen miteinander. Legen Sie sich rücklings in eine Schiffchenposition, spannen Sie den Bauch an und heben Sie die Beine und den Oberkörper etwas vom Boden ab. Die Arme weit nach hinten ausstrecken. Heben Sie nun Ihren Oberkörper nach vorne-oben an und senken Sie ihn wieder bis kurz vor den Boden ab.

6 Ziehen Sie danach das rechte Bein angewinkelt zum Oberkörper heran und heben Sie diesen gleichzeitig wieder nach vorne-oben an mit angewinkelten Armen.

Berühren Sie dabei mit dem linken Ellenbogen das rechte Knie. Das linke Bein wird währenddessen gestreckt über dem Boden gehalten. Führen Sie danach wieder einen Schiffchen-*Crunch* durch und wechseln Sie anschließend erneut in den *Bicycle Crunch*, diesmal mit dem anderen Bein. Drücken Sie die Lendenwirbelsäule stets fest gegen den Boden und vermeiden Sie ein Hohlkreuz.

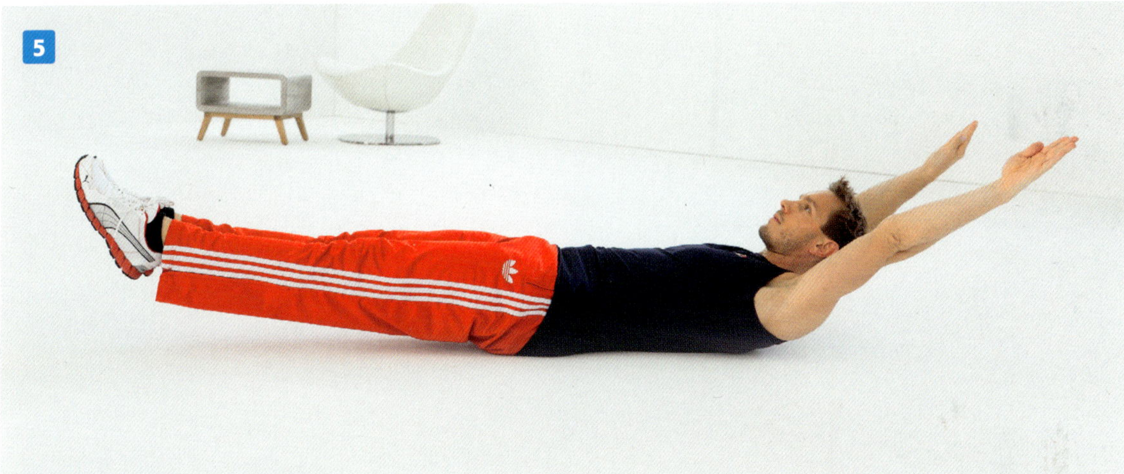

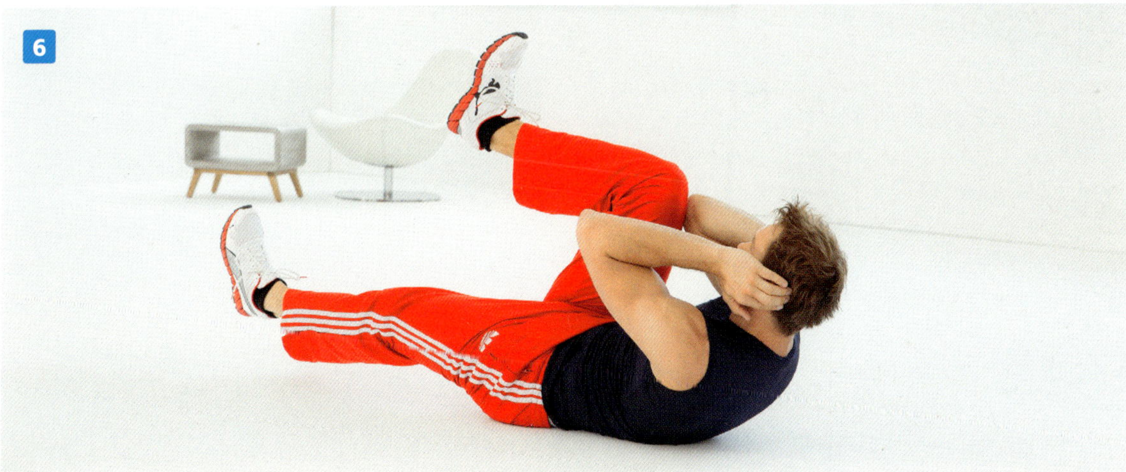

C 23: Lying Leg Extension

Leicht

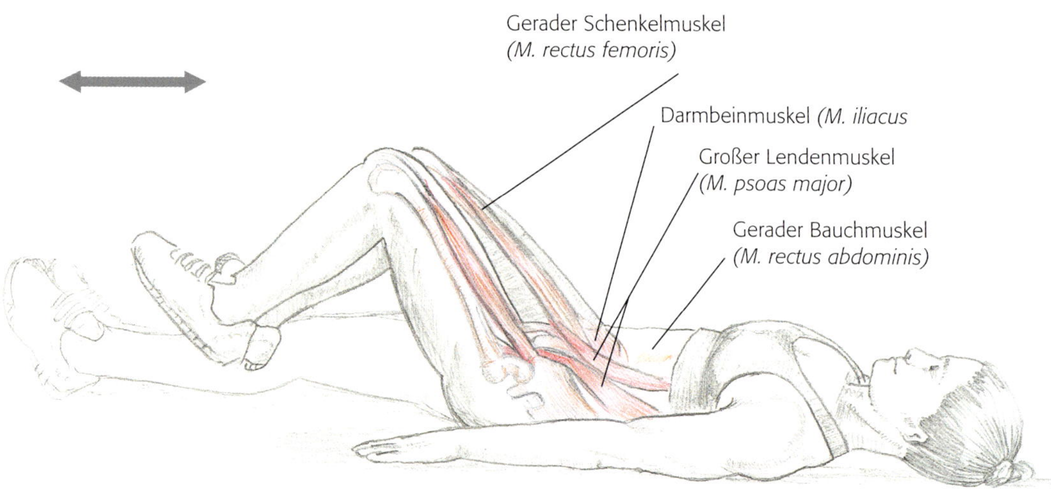

Die untere Bauchmuskulatur wird fast ausschließlich in Kombination mit den Hüftbeugern aktiviert. Hierzu zählt der mittlere Anteil des Beinstreckers *(M. rectus femoris)* sowie der Lenden- *(M. psoas major)* und Darmbeinmuskel *(M. illiacus)*. Diese werden funktionell zum Lenden-Darmbein-Muskel *(M. iliopsoas)* zusammengefasst. Das Strecken der Beine oder das aktive Beugen in der Hüfte werden von diesen Muskelgruppen ermöglicht. Um den Wirkungsgrad zusätzlich auf die querverlaufende bzw. untere Bauchmuskulatur zu verlagern, muss der Beinhebel verlängert werden. Typische Übungen sind liegende *Leg Extentions*.

Beanspruchte Muskelgruppen

Hauptmuskelgruppen: Hüftbeuger *(M. iliopsoas)*, mittlerer Anteil des Beinstreckers *(M. rectus femoris)*.

Nebenmuskelgruppe: querverlaufende Bauchmuskulatur *(M. transversus abdominis)*.

Ausführung

Legen Sie sich rücklings mit angewinkelten Beinen auf den Boden und drücken Sie Ihre Lendenwirbelsäule fest nach unten.

Stützen Sie sich mit den Armen ab, indem Sie diese neben Ihrem Körper fest auf den Boden drücken.

Strecken Sie nun beide Beine gerade nach vorne, bis sich die Fersen etwa 10 cm über dem Boden befinden.

Beugen Sie danach Ihre Beine und führen Sie sie zurück in die Ausgangsstellung.

Tipp: Legen Sie den Kopf entspannt auf den Boden bzw. auf ein Kissen oder ein eingerolltes Handtuch, um die Nackenmuskulatur nicht zu verspannen.

Fehlerquellen

Achten Sie stets darauf, dass die Lendenwirbelsäule bei der gesamten Bewegung den Boden nicht verlässt.

Falls die Intensität zu hoch wird, strecken Sie die Beine nicht vollständig aus oder führen Sie sie nicht so tief nach unten.

Halten Sie Ihre obere Bauchmuskulatur in Spannung.

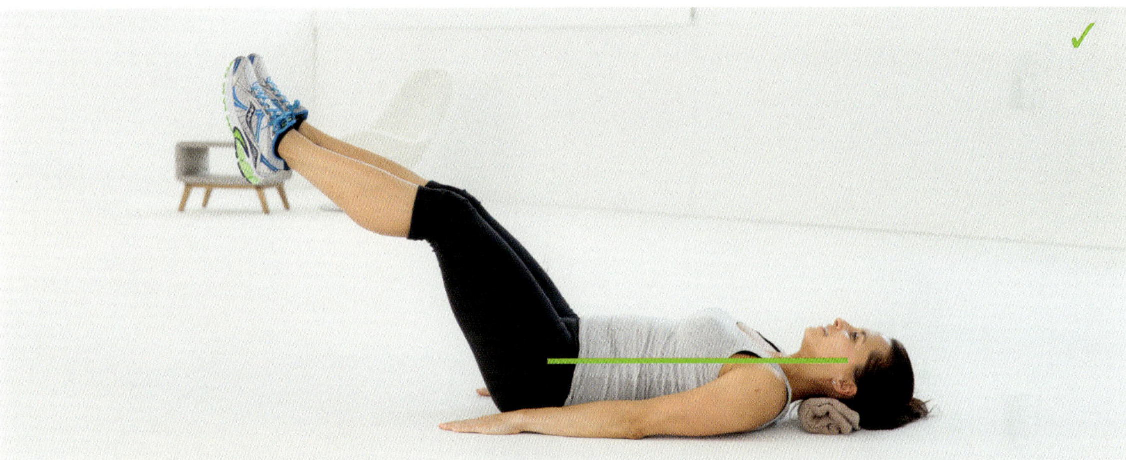

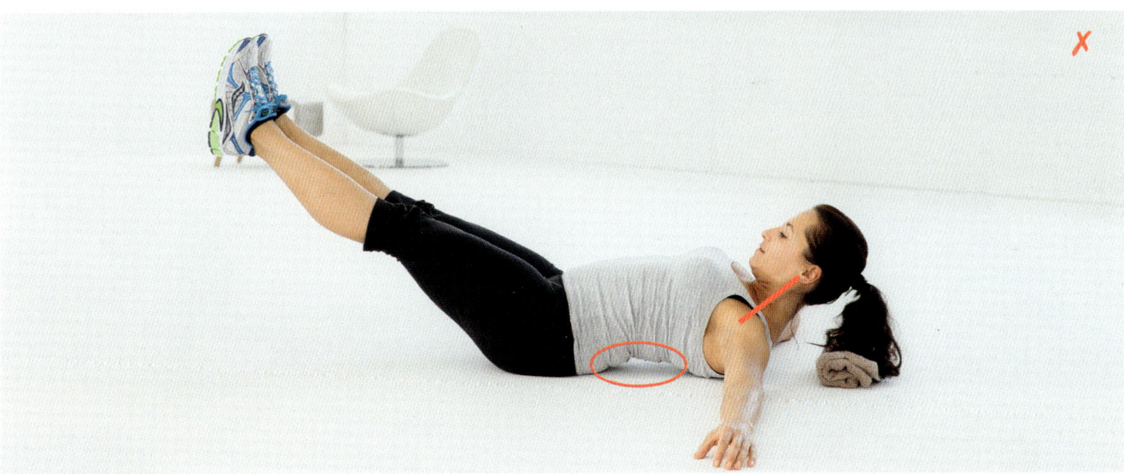

C 24: Back Lying Leg Raise

Mittel

1 + 2 Diese Übung ist eine Weiterführung der *Lying Leg Extension* mit gesteigerter Intensität. Legen Sie sich rücklings auf den Boden und strecken Sie beide Beine senkrecht nach oben. Legen Sie die Hände seitlich neben dem Gesäß auf den Boden und öffnen Sie nun den Bein-Rumpf-Winkel. Senken Sie die Beine dabei gestreckt bis kurz vor den Boden ab und heben Sie sie danach wieder zurück in die Ausgangsstellung. Der Rücken bleibt stets in Kontakt mit dem Boden. Um die Intensität zu erhöhen, richten Sie die Beine nicht vollständig in den 90°-Winkel auf, sondern stoppen kurz davor. Dadurch bleibt der Bauch immer in Spannung.

Tipp: Falls Sie den Bodenkontakt mit der Lendenwirbelsäule nicht halten können, legen Sie die Hände unter Ihr Gesäß und schieben dadurch das Becken leicht nach hinten. Eine weitere Alternative ist die Übungsausführung einbeinig. Senken Sie hierfür jeweils nur ein Bein nach unten ab, während das andere oben gehalten wird.

C 25: Reverse Crunch

Leicht

3 Legen Sie sich rücklings mit nach oben angewinkelten Beinen auf den Boden und legen die Arme seitlich neben dem Körper gestreckt ab. Heben Sie nun Ihr

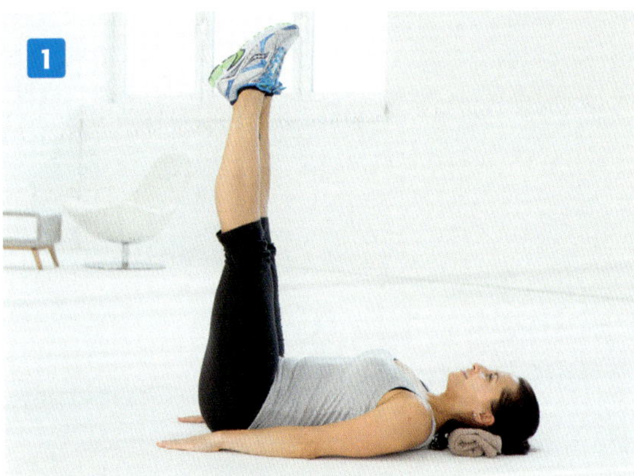

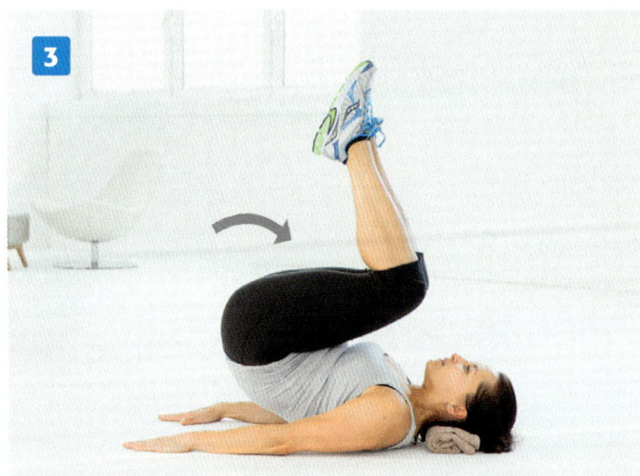

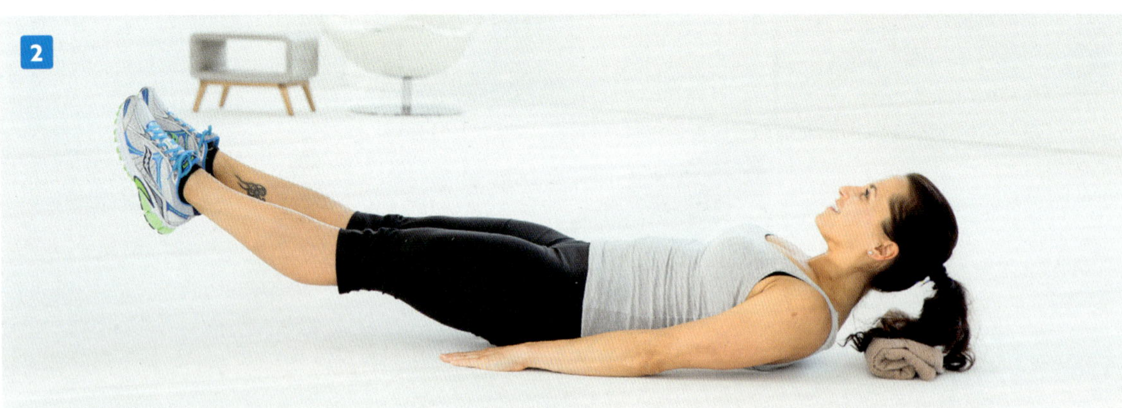

Becken vom Boden ab und ziehen Sie die Knie in Richtung Brustkorb. Führen Sie die Knie so weit zum Körper heran, dass die Knie die Brust oder sogar die Schultern berühren. Senken Sie im Anschluss das Becken wieder bis kurz vor dem Boden ab. Durch diese Bewegung erreichen Sie hauptsächlich den unteren Bereich der Bauchmuskulatur inklusive dem Beckenboden.

C 26: Candle

Mittel

4 + 5 Diese Übung wird ähnlich wie der *Reverse Crunch* durchgeführt. Legen Sie sich rücklings auf den Boden und winkeln Sie die Beine nach oben an. Heben Sie nun auch wieder mit dem Becken vom Boden ab und führen Sie dieses zum Körper heran. Gleichzeitig strecken Sie die Beine senkrecht nach oben in eine »Kerzen-Position«. Versuchen Sie dabei, den Bein-Rumpf-Winkel so weit es geht zu öffnen. In der Endstellung sollte nur noch der obere Rücken auf dem Boden liegen. Rollen Sie sich danach langsam wieder in die Ausgangsstellung zurück.

Tipp: Diese Übung kann auch im halben Radius durchgeführt werden, indem Sie das Becken nur ca. 20 cm vom Boden anheben und die Beine nicht ganz nach oben strecken. Um die seitliche Rumpfmuskulatur zusätzlich zu aktivieren, können Sie die Arme nach hinten ausstrecken und sich an einem stabilen Gegenstand festhalten (z. B. Schrank, Heizkörper, Sprossenwand). Durch den dabei entstehenden Gegendruck werden mehr Rumpfmuskelanteile angesprochen.

4

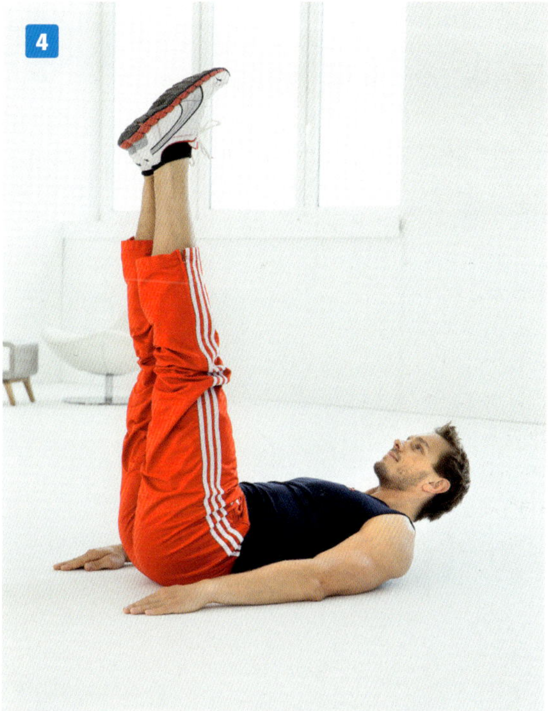

5

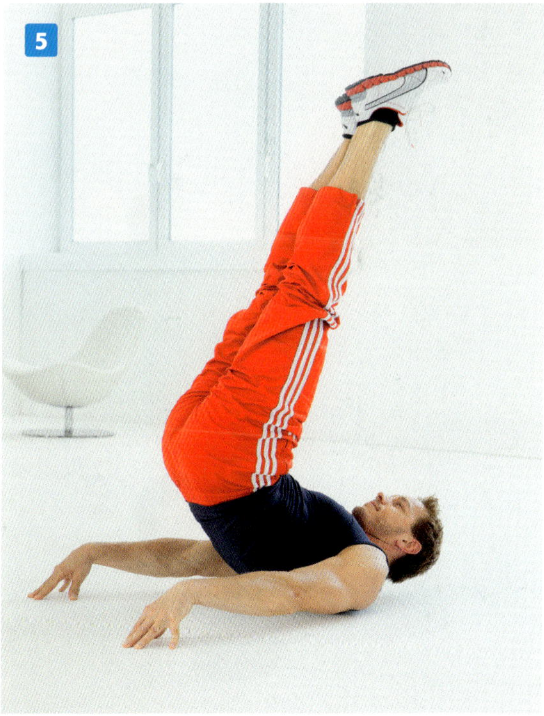

C 27: Seated V-Up

Mittel

1 + 2 Setzen Sie sich mit angewinkelten Beinen auf den Boden und stützen Sie die Hände seitlich neben dem Körper ab. Spannen Sie den Bauch an und heben Sie die Füße ca. 10–20 cm an. Strecken Sie nun Ihre Beine geradlinig nach vorne aus und führen Sie sie danach wieder zurück in die Ausgangsstellung. Sie müssen Ihre Knie dabei nicht vollständig durchstrecken. Achten Sie auf einen geraden Rücken. Ein Rundrücken sollte dabei vermieden werden.

Tipp: Diese Übung kann auch einbeinig im Wechsel durchgeführt werden. Sie können durch eine Verlagerung der Körperlage nach außen den Schwerpunkt auch auf die seitlichen Anteile der Bauchmuskulatur legen.

Zusätzlich beanspruchte Muskulatur: Gerade und seitliche Bauchmuskulatur *(M. rectus abdominis* und *M. serratus anterior, M. obliquus internus* und *externus)*.

1
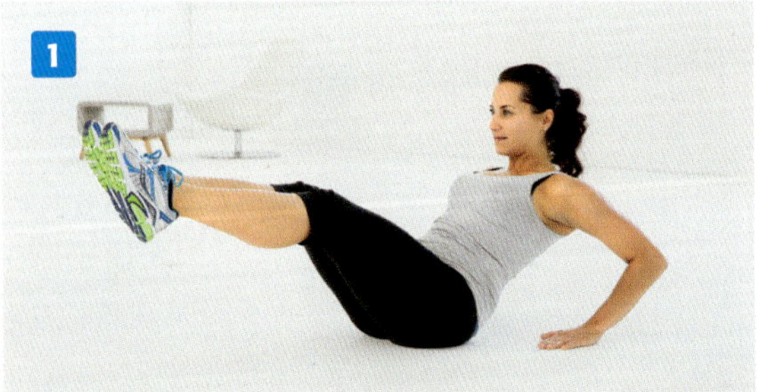

2
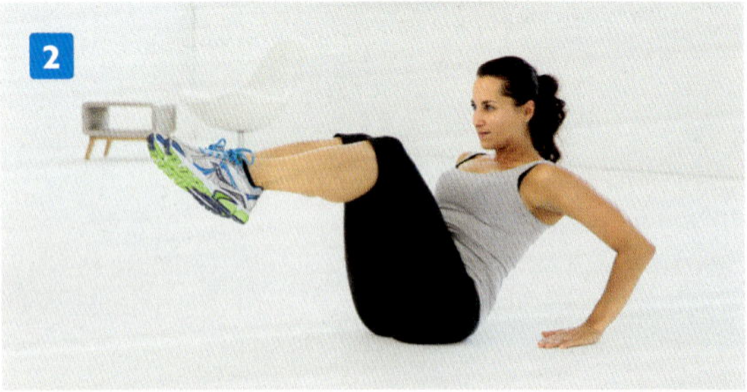

C 28: V-Up

Schwer

3 + 4 Diese Übung ist die schwerere Variante des *Seated V-Up*. Anstatt aus einer sitzenden Position mit angewinkelten Beinen zu starten, legen Sie sich mit gestreckten Beinen etwas weiter nach hinten zurück. Die Beine werden etwa 10–20 cm über dem Boden gehalten und nach vorne-oben angehoben. Heben Sie gleichzeitig Ihren Oberkörper in Richtung der Beine nach vorne-oben auf. Die Bewegung gleicht einer V-Position, die Sie in der Endstellung mit dem Oberkörper und den gestreckten Beinen formen. Senken Sie sich danach wieder in die Ausgangsstellung nach unten ab. Die Beine werden jedoch nicht vollständig auf dem Boden abgelegt. Achten Sie auf einen geraden Rücken und drücken Sie diesen bei der Aufwärtsbewegung leicht nach vorne durch.

Tipp: Die Intensität kann gesteigert werden, indem Sie die Hände vom Boden wegnehmen und hinter dem Kopf oder auf der Brust verschränken.

3
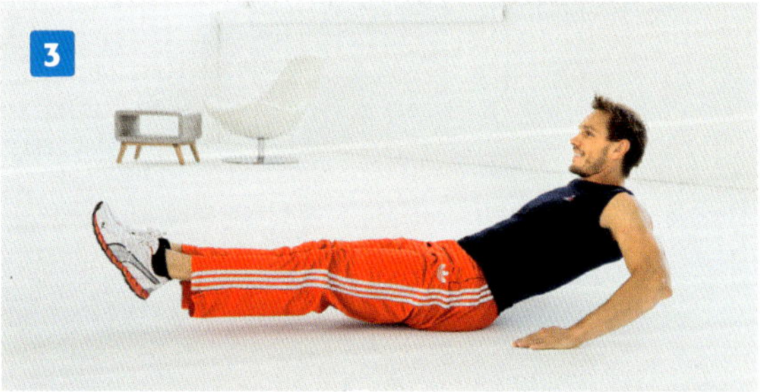

4
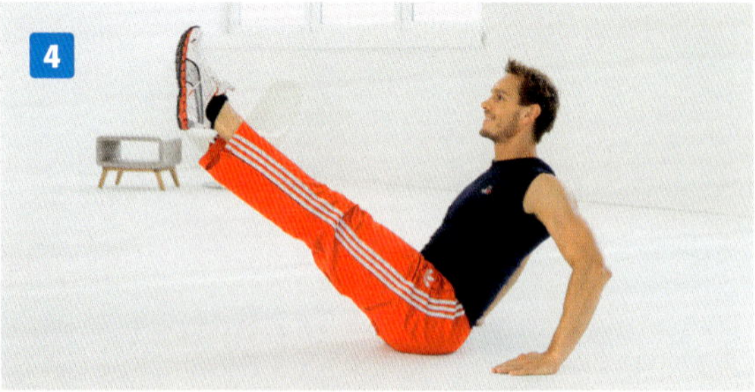

C 29: L-Sit Knee Up

Schwer

5 Setzen Sie sich auf einen Stuhl und stützen Sie Ihre Hände seitlich neben dem Körper auf der Sitzfläche ab. Heben Sie Ihren Körper 5–10 cm nach oben an, sodass dieser ohne Kontakt zum Stuhl schwebt. Ziehen Sie nun Ihre Knie so weit nach oben heran, bis die Knie den Brustkorb berühren. Senken Sie die Beine danach bis kurz vor dem Boden wieder ab.

Zusätzlich beanspruchte Muskulatur: Brustmuskeln *(M. pectoralis)*, gerade Bauchmuskulatur *(M. rectus abdominis)*.

Tipp: Um auch die seitlichen Bauchmuskeln mit dieser Übung anzusprechen, können Sie das Anheben der Beine mit kreisenden Bewegungen nach außen-oben verbinden.

C 30: L-Sit

Sehr schwer

6 Setzen Sie sich in einen L-Sitz auf den Boden. Die Beine sind dabei nach vorne gestreckt und der Oberkörper im 90°-Winkel zu den Oberschenkeln gerade aufgerichtet. Stützen Sie die Hände seitlich auf dem Boden ab und drücken Sie das Gesäß sowie die Beine nach oben, sodass der gesamte Körper in der Luft schwebt. Halten Sie diese Stellung statisch und achten Sie auf einen möglichst geraden Rücken.

Tipp: Sie können in dieser Position die Beine nach oben anheben und senken. Dadurch wird die Intensität gesteigert.

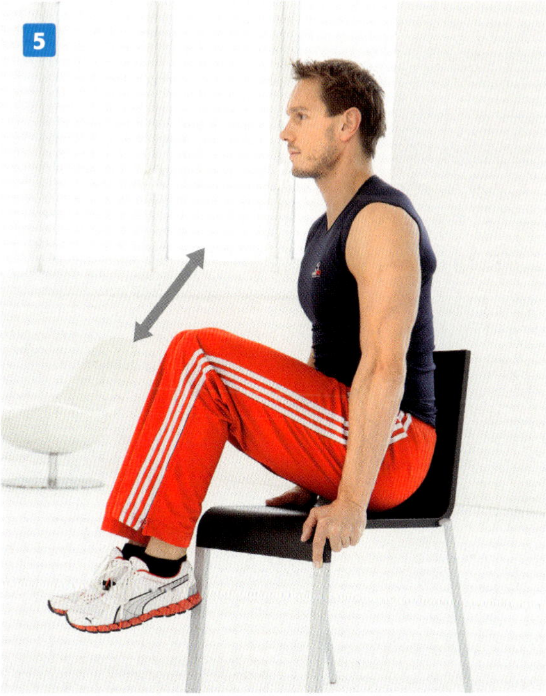

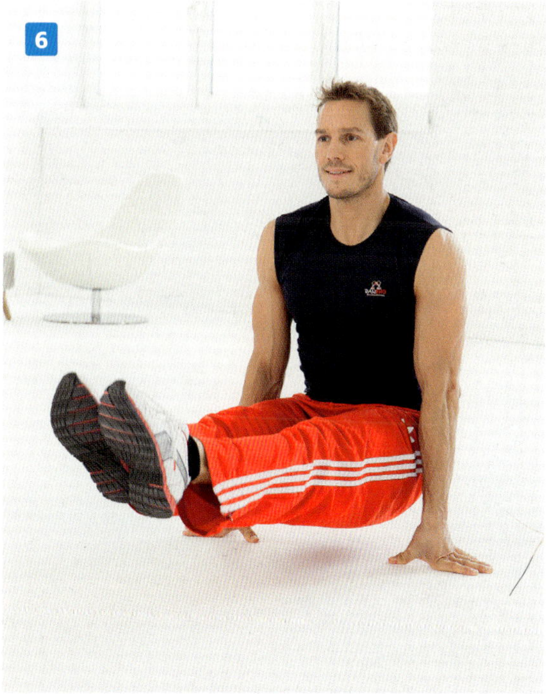

C 31: Front Plank

Leicht

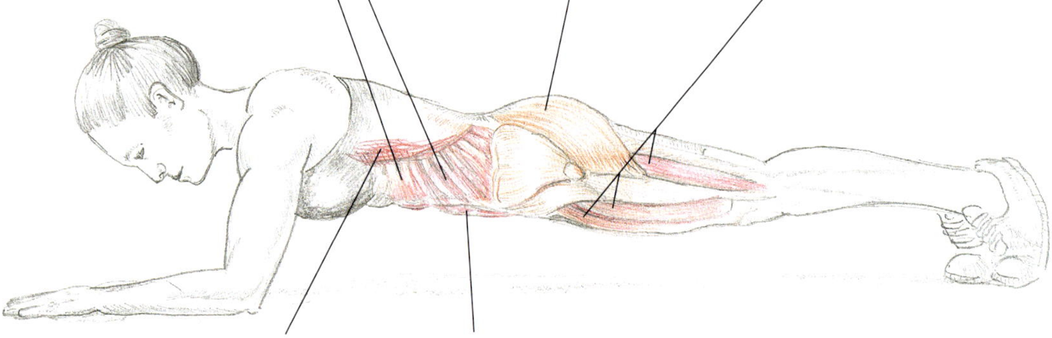

Die Rumpfmuskulatur bildet das Zentrum unseres Körpers. Neben wichtigen Bewegungsaufgaben übernimmt die Gesamtheit aller Muskeln in der mittleren Körperregion wichtige Stütz- und Stabilisationsaufgaben. Dabei treten einzelne Muskeln so gut wie nie isoliert in Erscheinung, sondern werden durch ein Zusammenspiel vieler verschiedener Muskelgruppen beansprucht. Aus diesem Grund sind sogenannte Core-Übungen meist nicht nur auf eine einzige Bauchmuskelregion gerichtet, sondern aktivieren mit einer Übung die gesamte Kernmuskulatur. Hierzu zählt neben den Bauchmuskeln auch die Gesäßmuskulatur *(M. glutaeus maximus, medius* und *minimus)*, aber auch Anteile des Oberschenkels und des Rückenstreckers sowie die seitlichen Rücken- und Rippenmuskeln.

Typische Übungen, die diese Muskeln in der Gesamtheit trainieren, stellen Unterarmstütz- oder auch statische Liegestütz-Übungen dar. Durch die wechselnden Varianten in Vorlings-, Rücklings- oder Seitlingsstellung werden spezielle Regionen zwar bevorzugt aktiviert, trotzdem werden aber immer alle Kernmuskeln beansprucht. Eine Basisübung stellt die sogenannte *Front Plank,* also der Unterarmstütz vorlings, dar.

Beanspruchte Muskelgruppen

Hauptmuskelgruppen: gerade Bauchmuskulatur *(M. rectus abdominis),* querverlaufende Bauchmuskulatur *(M. transversus abdominis),* seitliche und schräge Bauchmuskulatur *(M. obliquus internus, externus* und *serratus anterior)*.

Nebenmuskelgruppen: Hüftbeuger *(M. iliopsoas),* Gesäßmuskulatur *(M. glutaeus maximus),* Beinstrecker *(M. quadriceps femoris)*.

Ausführung

Legen Sie sich im Unterarmstütz auf den Boden.

Die Handflächen und die Unterarme liegen mit der gesamten Fläche auf dem Boden auf.

Die Arme sind zueinander, genauso wie die Oberarme zum Rumpf, im 90°-Winkel aufgestellt.

Schieben Sie Ihr Becken nach hinten und halten Sie den Rücken gerade bzw. schieben Sie die Lendenwirbelsäule leicht nach oben, sodass eine Bewegungsreserve entsteht.

Tipp: Um die Intensität zu steigern, können Sie die Übung auch auf einem Bein oder einem Arm durchführen. Eine weitere Steigerung ist der Stütz diagonal, indem Sie den linken Arm nach vorne und das rechte Bein nach hinten strecken (s. Bild unten).

Fehlerquellen

Halten Sie stets einen 90°-Winkel zwischen Ober- und Unterarm sowie zwischen Oberarm und Rumpf.

Hängen Sie nicht nach unten durch, sondern drücken Sie die Lendenwirbelsäule aktiv nach oben in einen leichten Rundrücken. Spannen Sie dabei Ihren Bauch fest an und schieben Sie das Becken nach hinten.

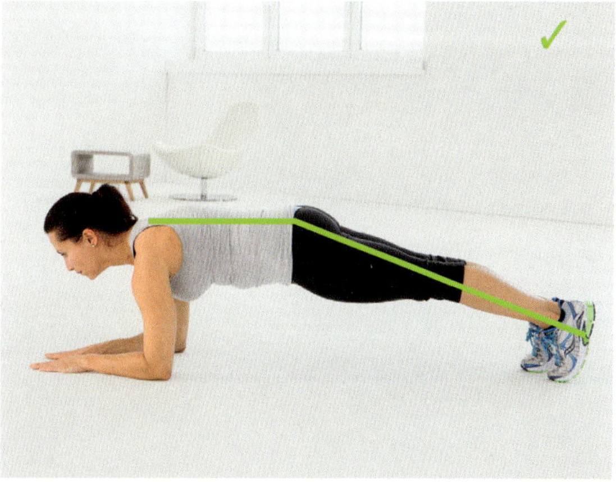

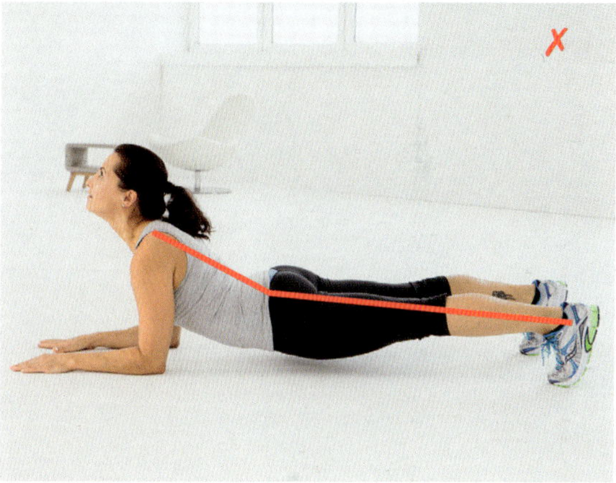

Schwer

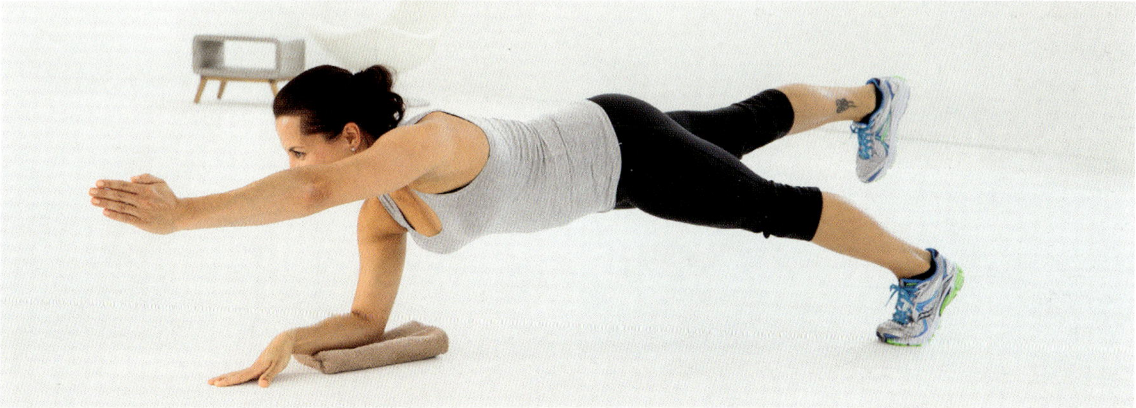

C 32: Front Plank Knee Raise

↕ ▬ ϟ ♥ Mittel

1 Nehmen Sie einen Unterarmstütz vorlings ein, heben Sie ein Bein vom Boden an und ziehen dieses seitlich nach oben in Richtung Schulter.

Tipp: Sie können das Bein auch gestreckt zur Schulter führen. Dadurch steigt die Intensität der Übung.

C 33: Sliding V-Plank

↕ ▬ ϟ ♥ Schwer

2 + 3 Gehen Sie wahlweise in einen Unterarmstütz oder in einen Liegestütz und legen Sie eine rutschige Unterlage unter Ihre Füße. Gleiten Sie nun mit gestreckten Beinen in Richtung Oberkörper und heben Sie dabei das Becken in V-Position nach oben an. Öffnen Sie den Bein-Rumpf-Winkel wieder und gleiten Sie in die Ausgangsposition zurück.

Tipp: Die Intensität steigt, indem Sie beim Zurückgleiten etwas weiter nach hinten rutschen und dadurch Ihren Arm-Rumpf-Winkel leicht öffnen. Achten Sie auf eine feste Körperspannung und hängen Sie nicht nach unten durch. Alternativ können Sie diese Übung auch auf einem Bein durchführen.

C 34: Side Plank Rotation

↕ ▬ ϟ ♥ Schwer

4 + 5 Nehmen Sie die Position eines Unterarmstützes seitlings ein. Stellen Sie Ihr oberes Bein vor dem unteren Bein auf dem Boden ab. Strecken Sie den oberen Arm gerade nach oben und halten Sie die Wirbelsäule in einer geraden Linie. Rotieren Sie nun einwärts nach unten-innen und greifen Sie mit der oberen Hand unter dem Körper hindurch zur gegenüberliegenden Schulter. Drehen Sie dabei auch das Becken und die Beine mit. Rotieren Sie danach in die Ausgangsstellung zurück.

Tipp: Sie können diese Übung auch wechselseitig durchführen, indem Sie den aktiven Arm unmittelbar nach der Innenrotation auf dem Boden ablegen und auf die andere Seite wechseln. Führen Sie die Drehbewegung unten herum weiter und öffnen Sie den Körper jetzt auf der anderen Seite in die Ausgangslage.

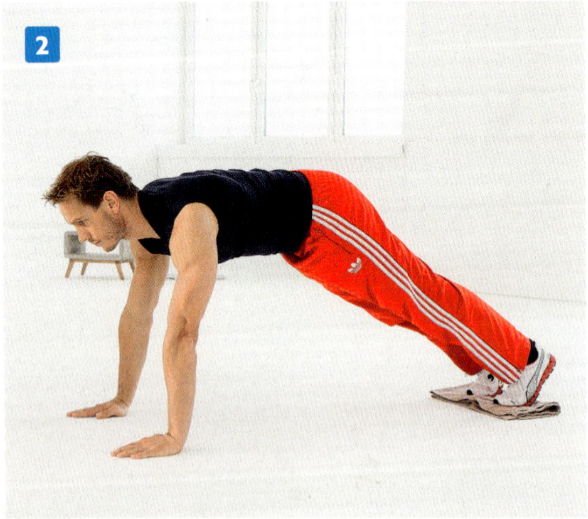

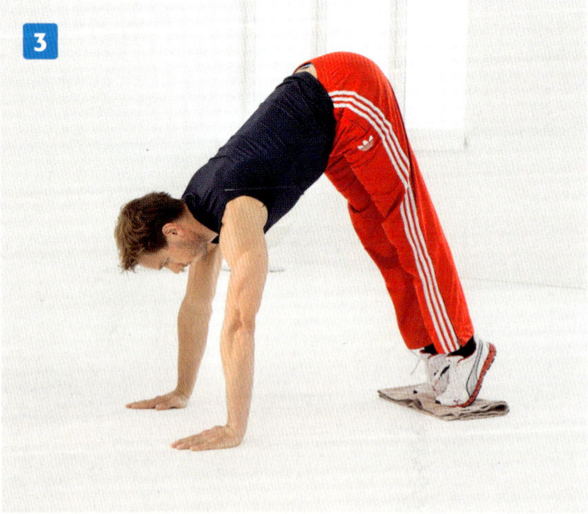

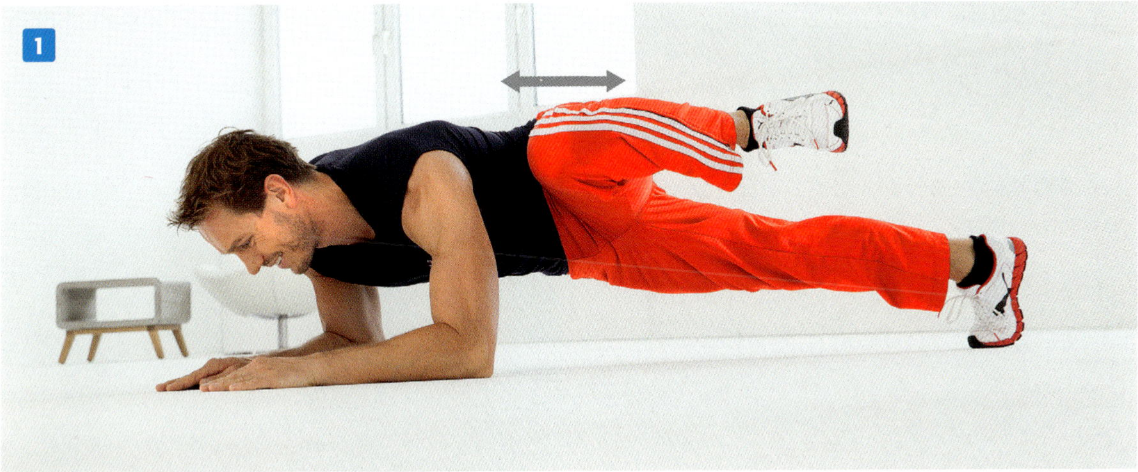
1

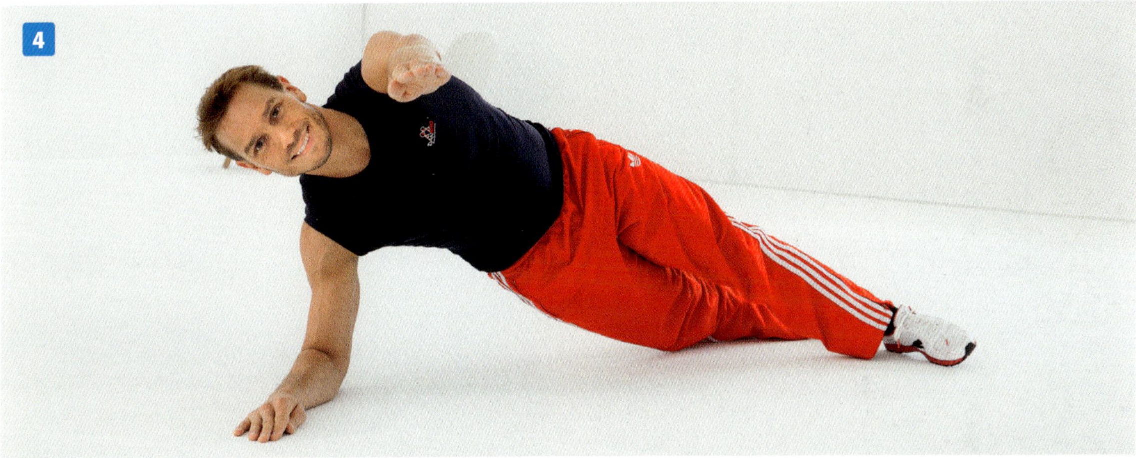
4

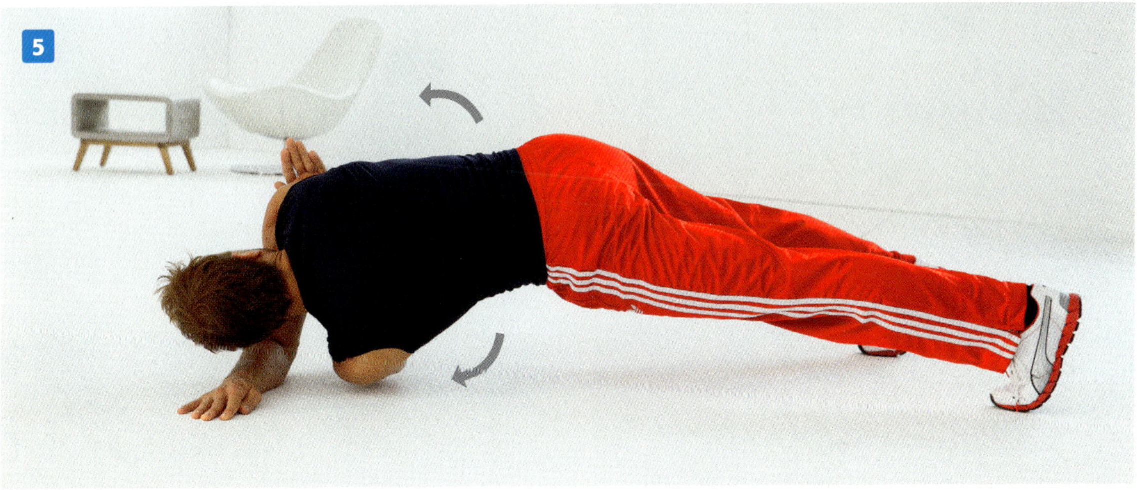
5

Oberkörper: Brust, Schulter & Trizeps

Anatomie

Die drei Muskelgruppen Brust, Schulter und Armstrecker wirken bei typischen Drückbewegungen immer zusammen und bilden eine Bewegungssynthese. Aus diesem Grund werden diese drei Muskelgruppen in einer Kategorie zusammengefasst, da die meisten Drückübungen mit dem eigenen Körpergewicht genau diese Muskelschlingen gleichzeitig ansprechen.

Die Basis dieser Bewegungen stellt der klassische Liegestütz dar. Während der Abwärtsbewegung wird der Arm durch die exzentrische Muskelarbeit des Armstreckers *(M. triceps brachii)* gebeugt. Parallel dazu wird durch den großen und kleinen Brustmuskel *(M. pectoralis major* und *minor)* und die Schultern *(M. deltoideus)* der Oberarm ebenfalls exzentrisch nach außen bzw. hinten geführt. Bei der Aufwärtsbewegung wirken diese drei Muskelgruppen wieder konzentrisch zusammen. Die Bauchmuskulatur hält während der gesamten Bewegung den Körper in Spannung und verhindert ein Durchhängen. Deshalb wird bei vielen dieser Übungsvariationen auch der Rumpf trainiert.

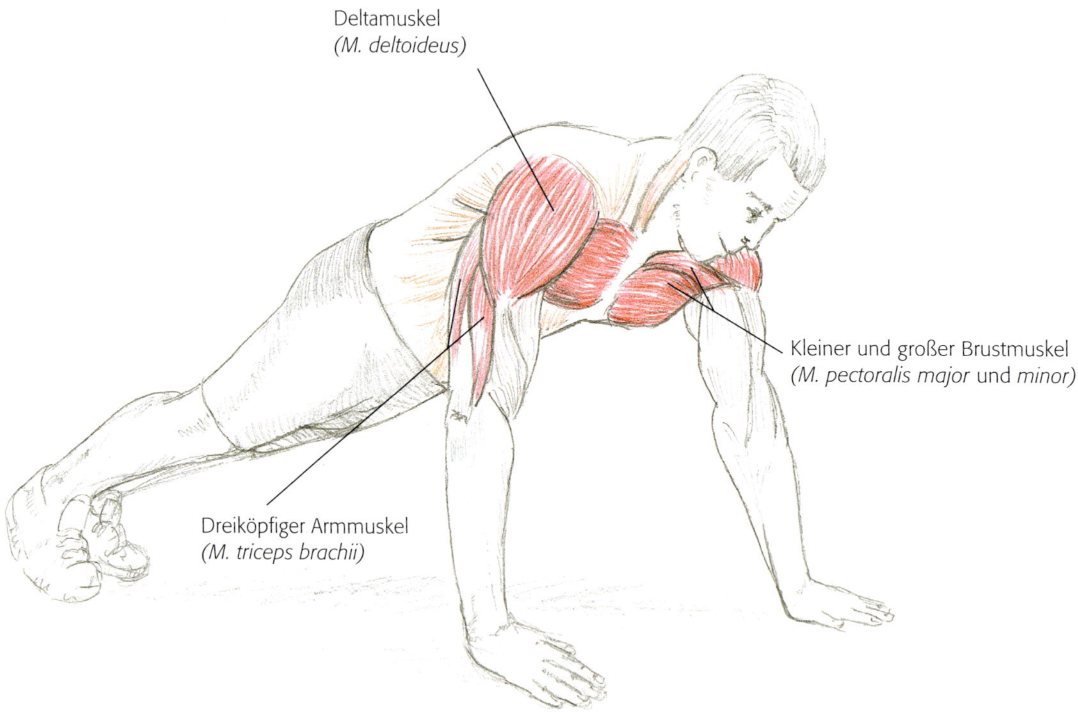

Übungen und Muskelgruppen

Je nach Körperlage, Armstellung und Veränderung des Schwerpunkts können durch typische Drückübungen ausgewählte Muskelgruppen bevorzugt trainiert werden. Zur Veranschaulichung wird an dieser Stelle der Liegestütz als Beispiel genommen, da dieser die Basis für fast alle Übungen in diesem Kapitel darstellt.

- Erhöhung der Beine = Schwerpunkt auf Schulter und oberem Anteil der Brust
- Erhöhung des Körpers = Schwerpunkt auf großem bzw. unterem Anteil der Brust
- Breiter Stütz = Schwerpunkt auf kleinem und großem Anteil der Brust
- Schmaler Stütz = Schwerpunkt auf Trizeps

HINWEIS

Besonders wichtig ist die korrekte Körperhaltung, die bereits im Kapitel »Core« ab S. 86 beschrieben worden ist. Durch ein Vorkippen des Beckens wird eine Bewegungsreserve gebildet und die Rumpfmuskulatur fest angespannt. Dadurch wird Belastungen auf die Bandscheiben, die vor allem mit zunehmender Erschöpfung durch ein zu starkes Durchhängen eintreten, entgegengewirkt. Außerdem ist darauf zu achten, dass während der Übungen ein aktiver Stütz eingenommen wird und ein passiver, also ein Durchhängen der Schultern, vermieden wird.

Einteilung der Übungen

Auf den folgenden Seiten werden eine Vielzahl verschiedener Stützübungen und deren Varianten vorgestellt. Um Ihnen eine bessere Übersicht zu verschaffen, werden die Übungen nach beanspruchten Hauptmuskelgruppen wie folgt eingeteilt:

I. **Brustmuskulatur:** *M. pectoralis major* und *minor*

II. **Schultermuskulatur:** *M. deltoideus*

III. **Trizeps/Armstrecker:** *M. triceps brachii*

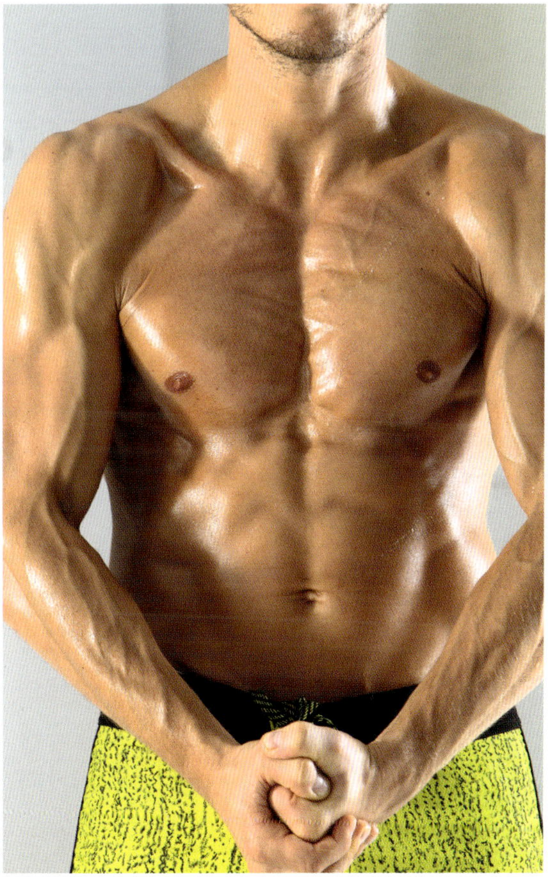

P 1: Push Up – Liegestütz

↕ — ⚡ ♥ Mittel

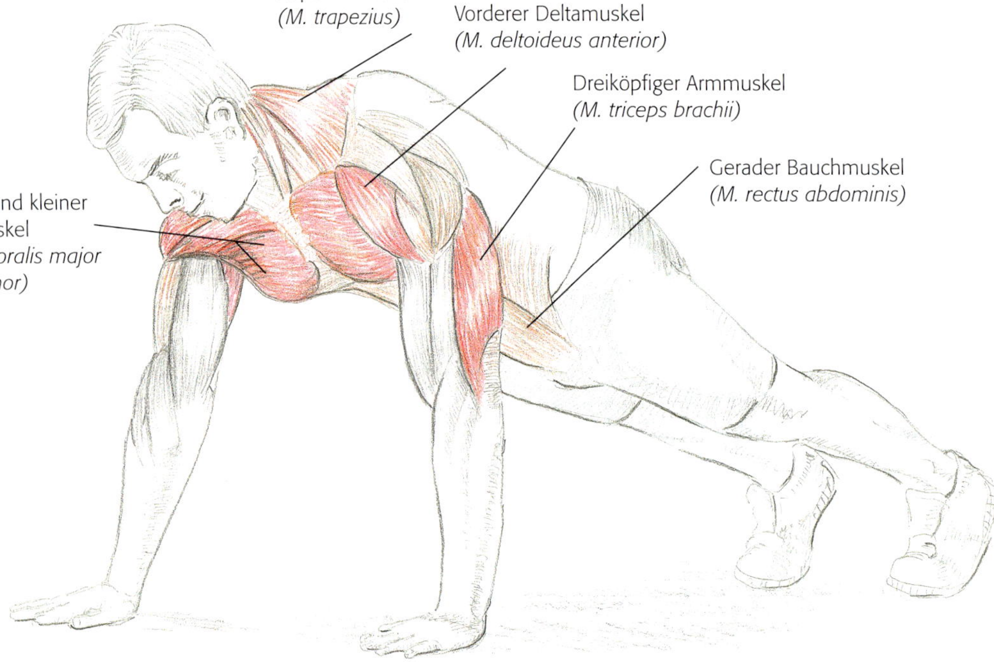

Liegestütze zählen zu den vielfältigsten und effektivsten Bodyweight-Übungen. Durch die Vielzahl der Variationsmöglichkeiten können ganz gezielt spezielle Körperregionen angesprochen werden. Außerdem bietet der Liegestütz für alle Leistungsstufen alternative Ausführungsformen.

Der Basisliegestütz wird mit einer parallelen Handstellung und etwas mehr als schulterbreit geöffneter Armstellung ausgeführt. Der gesamte Rumpf wird dabei in Spannung gebracht, sodass die Wirbelsäule eine gerade Linie vom Kopf bis zum Steißbein bildet. Um ein Durchhängen nach unten zu vermeiden, kann das Becken aktiv zurückgekippt und ein leichter Rundrücken in der Lendenwirbelsäule eingenommen werden. Der Blick richtet sich dabei leicht nach vorne-unten auf den Boden, sodass die Halswirbelsäule nicht überstreckt wird.

Tipp: Fast jede Liegestützvariante kann auch einbeinig durchgeführt werden. Dadurch erhöht sich die Schwierigkeit und die Rumpfmuskulatur muss intensiver arbeiten. Probieren Sie einfach verschiedene Varianten auf einem Bein aus. Das bringt Abwechslung in Ihr Training.

Beanspruchte Muskelgruppen

Hauptmuskelgruppen: Große und kleine Brustmuskulatur *(M. pectoralis major* und *minor),* Armstrecker *(M. triceps brachii),* vorderer Anteil der Schulter *(M. deltoideus anterior)*.

Nebenmuskelgruppen: oberer Anteil des Kapuzenmuskels *(M. trapezius),* gerade Bauchmuskulatur *(M. rectus abdominis),* mittlerer und hinterer Anteil der Schulter *(M. deltoideus medialis* und *posterior)*.

Ausführung

Nehmen Sie die Liegestützposition mit einem etwas über schulterbreiten Stütz und einer parallelen Handstellung ein. Die Beine sind entweder beckenbreit geöffnet oder geschlossen.

Spannen Sie den Rumpf und das Gesäß an und richten Sie Ihren Blick nach schräg vorne-unten.

Beugen Sie nun Ihre Arme und richten Sie die Ellenbogen dabei nach schräg außen. Senken Sie Ihren Körper so weit ab, dass Sie mit Bauch, Brust und dem Kinn in einer Linie knapp über dem Boden schweben. Strecken Sie im Anschluss Ihre Arme und richten Sie sich wieder nach oben auf.

Tipp: Sie können anfangs auch auf die Knie gehen. Dadurch erleichtert sich die Übungsausführung. Eine mittlere Intensität kann erzielt werden, indem Sie die Beine weit grätschen. Dadurch verteilt sich der Schwerpunkt und die Übung wird einfacher.

Fehlerquellen

Ziehen Sie Ihr Kinn nicht auf die Brust, sondern lassen Sie die Halswirbelsäule gerade.

Hängen Sie nicht nach unten durch, sondern nehmen Sie eine feste und leicht nach oben durchgedrückte Rumpfposition ein.

Hängen Sie nicht passiv in den Schultern, sondern nehmen Sie einen aktiven Stütz ein, indem Sie die Schultern nach unten drücken und dadurch mehr Spannung in Ihren Brustkorb bringen.

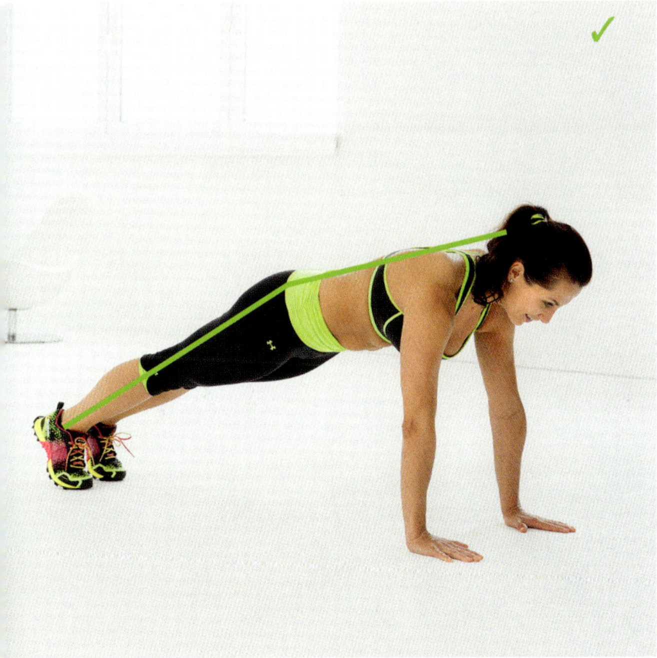

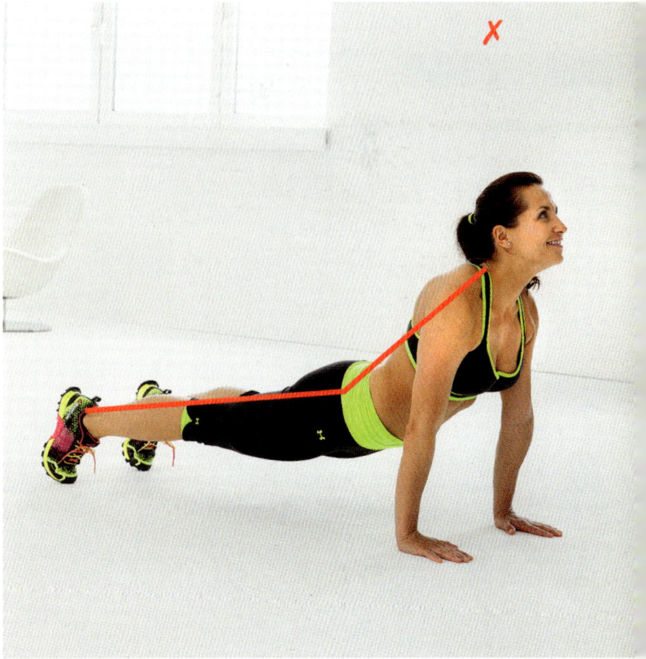

P 2: Torso-Elevated Push Up

Leicht

1 Stützen Sie sich auf einer Erhöhung ab, um die Intensität zu verringern. Dies kann ein Step, ein Stuhl oder eine Stufe sein. Nun beugen Sie die Arme und senken Ihren Körper nach unten ab und drücken ihn anschließend wieder in die Ausgangslage zurück. Je höher die Stützposition, umso leichter wird die Ausführung.

P 3: Feet-Elevated Push Up

Schwer

2 + 3 Die Liegestütz-Übung wird schwerer, wenn Sie die Beine auf eine Erhöhung stellen und den Liegestütz nach schräg unten durchführen. Dadurch erreichen Sie den oberen Bereich der Brustmuskulatur. Je höher Sie die Beine stellen, umso schwerer wird die Übung und umso intensiver wird die Schultermuskulatur beansprucht.

Tipp: Sie können sich mit den Füßen auch an einer Wand abstützen und immer höher aufsteigen.

Zusätzlich beanspruchte Muskulatur: Schultern *(M. deltoideus)*.

P 4: Wide Push Up

Mittel

4 Die Armstellung wird bei dieser Variante etwa 2–3 Handbreit über Schulterbreite nach außen eingenommen. Je nach Leistungsstand können die Arme aber immer weiter auseinander platziert werden. Die Handflächen sind dabei nach außen gedreht, um die Handgelenke zu schonen. Bei einem *Wide Push Up*, wird aufgrund der breiten Armstellung hauptsächlich der äußere Bereich der Brustmuskulatur angesprochen.

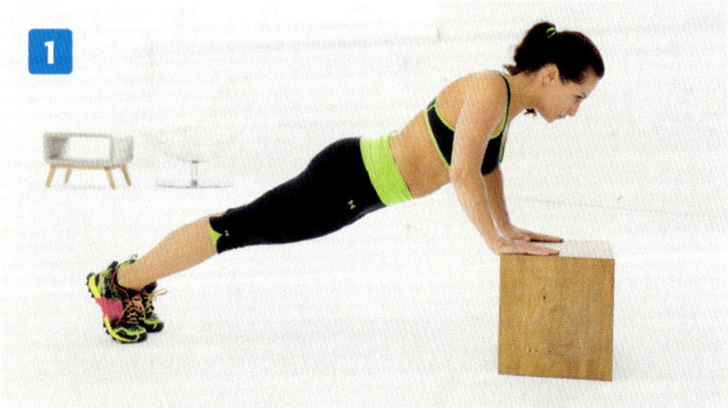

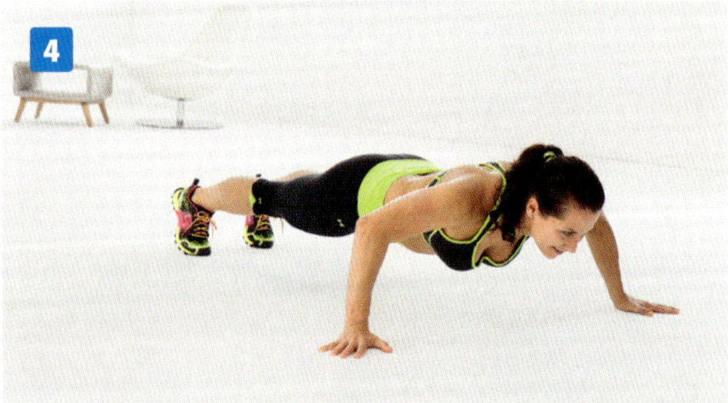

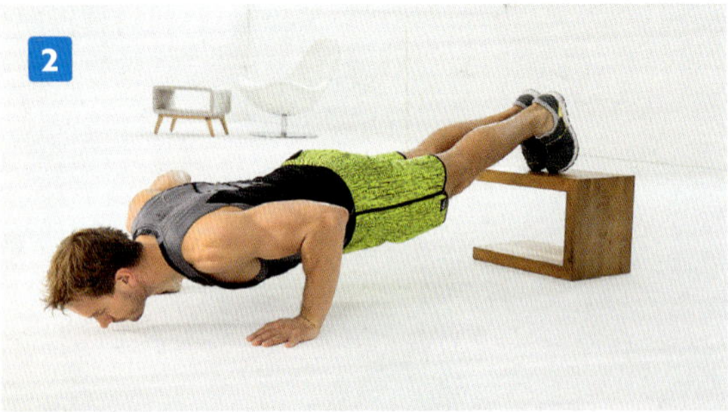

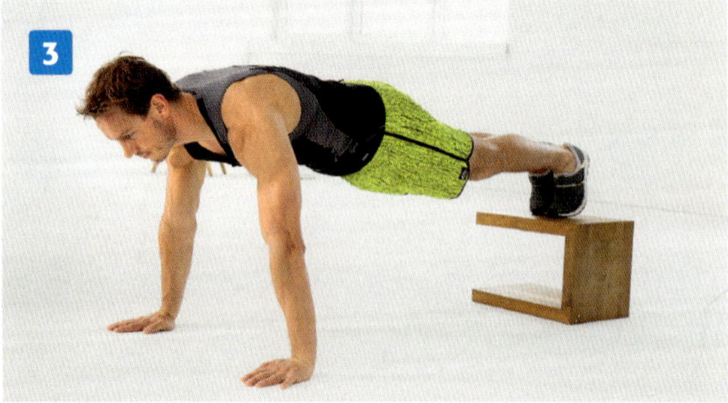

P 5: Japanese Push Up

Schwer

5–7 Nehmen Sie eine Liegestützposition ein und drücken Sie sich dann in einen hohen V-Stütz, indem Sie den Arm-Rumpf-Winkel öffnen und Ihr Gesäß so weit wie möglich nach oben anheben. Halten Sie die Beine dabei möglichst gestreckt und beugen Sie nun Ihre Arme. Senken Sie kopfwärts Ihren Körper nach unten ab und gleiten Sie mit dem gesamten Rumpf nach vorne und anschließend nach oben-hinten in die Ausgangsstellung zurück. Sie führen also einen kreisförmigen Liegestütz von oben-hinten nach vorne-unten durch.

Tipp: Diese Variante kann auch rückwärts, von vorne-unten nach hinten-oben durchgeführt werden.

P 6: Diagonal Push Up

Mittel

8 Führen Sie einen normalen *Push Up* durch, jedoch legen Sie die Hände versetzt auf dem Boden auf. Eine Hand ist dabei etwa auf Schulterhöhe, die andere auf Brusthöhe abgestützt. Sie können die Übung mehrmals auf einer Seite oder im ständigen Wechsel von einer zur anderen Seite durchführen.

Tipp: Diese Übung eignet sich besonders für schnellkräftige und plyometrische Wechselsprünge. Drücken Sie sich so fest vom Boden ab, dass Sie nach der Aufwärtsbewegung einen fliegenden Handwechsel schaffen. Achten Sie auf eine sanfte Landung, indem Sie die Arme kontrolliert beugen.

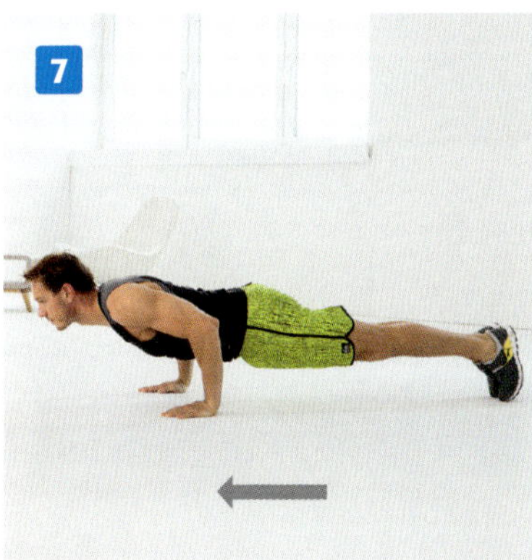

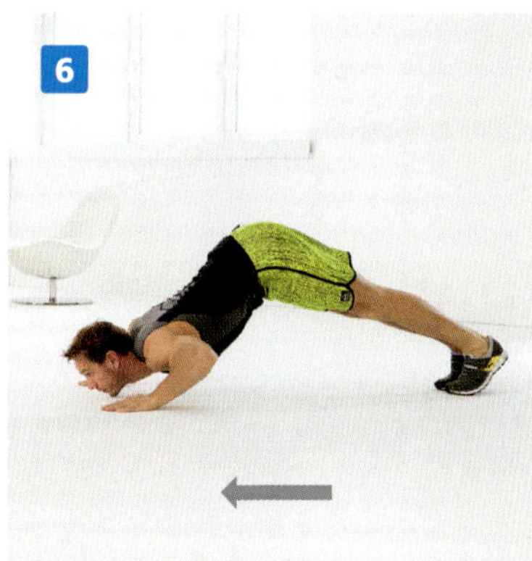

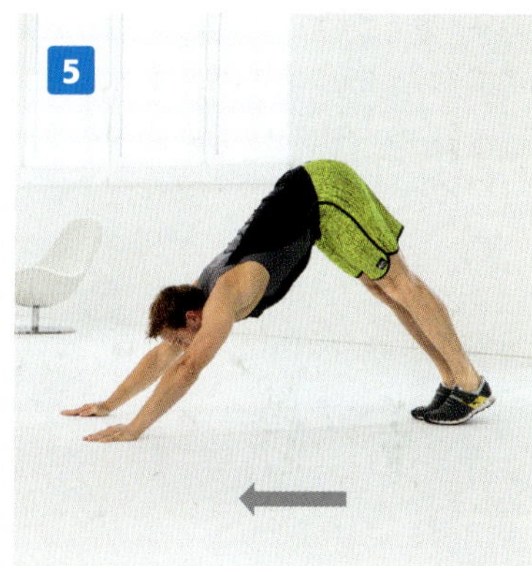

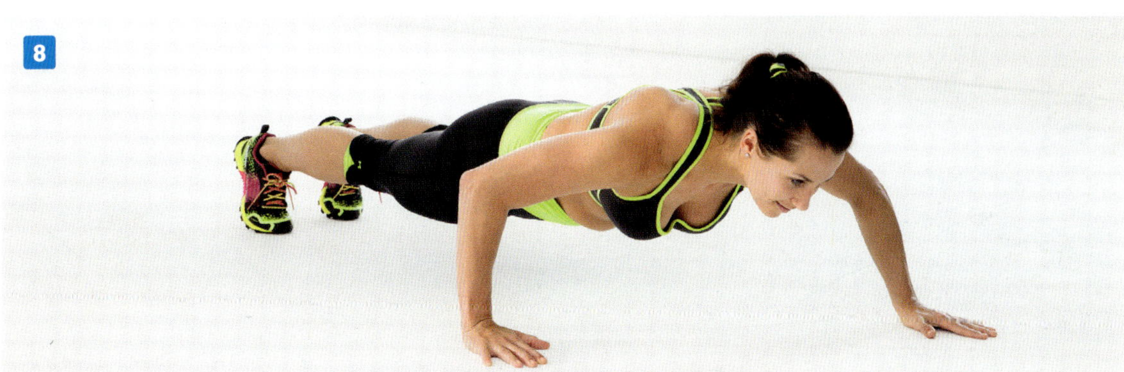

P 7: One Arm Elevated Push Up

↕ — ⚡ ♥ Schwer

1 Um den Schwerpunkt bei einem Liegestütz auf eine Körperseite zu verlagern, können Sie den *Push Up* einarmig durchführen. Da diese Variante jedoch sehr schwer ist, beginnen Sie einfacher, indem Sie eine Hand auf eine Erhöhung stellen und die andere am Boden aufgestützt lassen. Nehmen Sie hierfür ein hartes Kissen, ein mehrfach gefaltetes Handtuch oder eine Treppenstufe. Führen Sie dann einen Liegestütz durch, indem Sie den Körper während des Beugens auf den unteren Arm verlagern.

Tipp: Diese Übung eignet sich besonders für schnellkräftige und plyometrische Wechselsprünge. Drücken Sie sich so fest vom Boden ab, dass Sie nach der Aufwärtsbewegung einen fliegenden Handwechsel von der einen Hand auf die andere schaffen. Dies funktioniert nur, wenn Sie auf beiden Seiten genügend Platz zur Verfügung haben. Falls Sie auf einer Treppe stützen, klappt diese Ausführungsform nicht.

P 8: Spiderman Push Up

↕ — ⚡ ♥ Schwer

2 Führen Sie beim Beugen eines klassischen Liegestützes zusätzlich einen *Knee Lift* in Richtung der Schulter durch. Versuchen Sie, in der tiefsten Beugeposition mit dem Knie die Schulter zu berühren. Drücken Sie sich im Anschluss wieder nach oben zurück und wechseln Sie das Bein.

Tipp: Sie können die Intensität dieser Übung erhöhen, indem Sie beim Beugen der Arme das gestreckte Bein zur Schulter führen. Diese Ausführungsform ist als sehr schwer einzustufen.

P 9: Mountain-Climber Push Up

↕ — ⚡ ♥ Mittel

3 + 4 Diese Übung kombiniert einen klassischen Liegestütz mit *Knee Lifts* zum Körper, die im Stütz durchgeführt werden. Gehen Sie in die Ausgangslage eines Liegestützes und führen Sie jeweils 2–4 × im Wechsel die Knie explosiv zum Oberkörper. Beugen Sie sich im Anschluss und machen Sie einen *Push Up*. Führen Sie diese Übungskombination möglichst zyklisch und ohne Pause nacheinander durch.

P 10: Straddle-Jump Push Up

↕ — ⚡ ♥ Mittel

5 + 6 Starten Sie diese Variante aus einer klassischen Liegestützposition. Beugen Sie die Arme und machen Sie einen *Push Up*. Währenddessen grätschen und öffnen Sie die Beine ununterbrochen. Versuchen Sie, diese Bewegung möglichst dynamisch, mit kurzem Bodenkontakt der Fußballen, durchzuführen.

Tipp: Falls das permanente Grätschspringen während des Beugens der Arme zu intensiv sein sollte, können Sie die Ausführung erleichtern, indem Sie erst einen Liegestütz durchführen und dann im Anschluss einen Grätschsprung absolvieren. Eine weitere Vereinfachung stellt das statische Halten des Liegestützes mit einem isolierten Grätschen der Beine als einziger dynamischer Komponente dieser Übung dar.

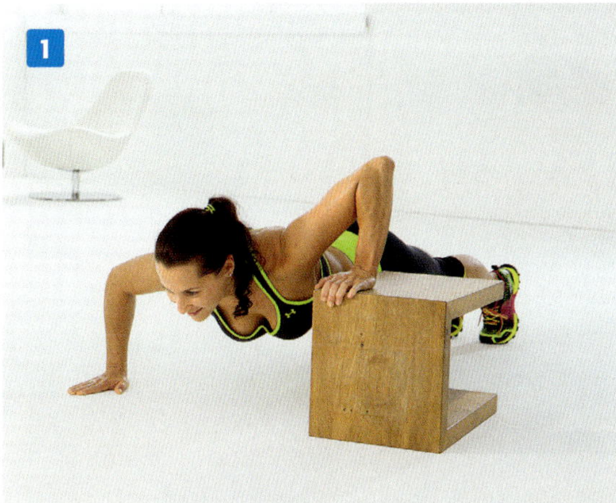
1

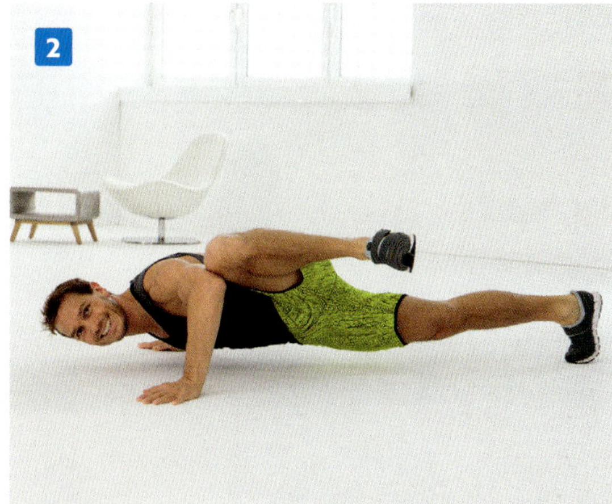
2

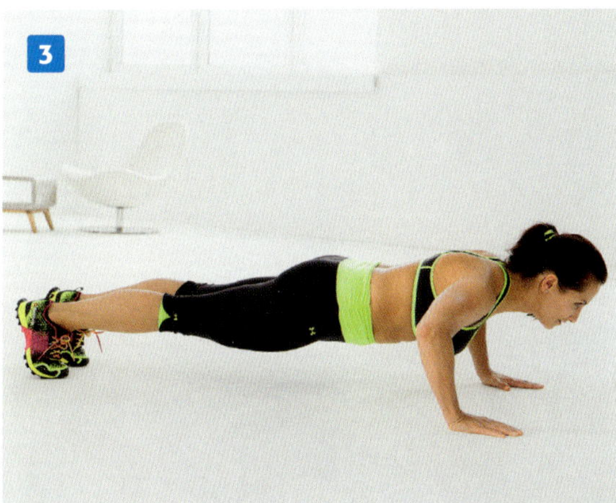
3

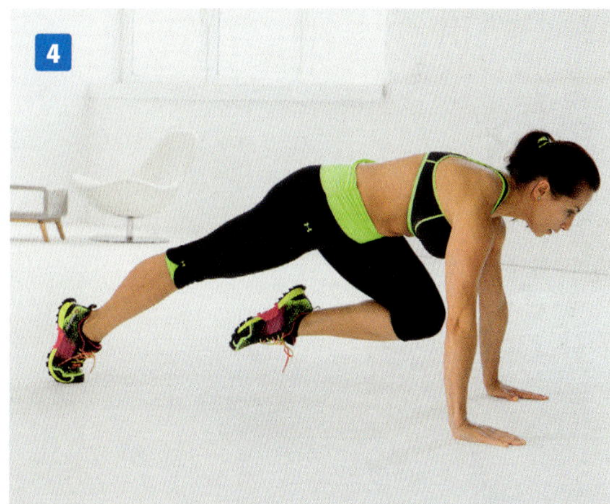
4

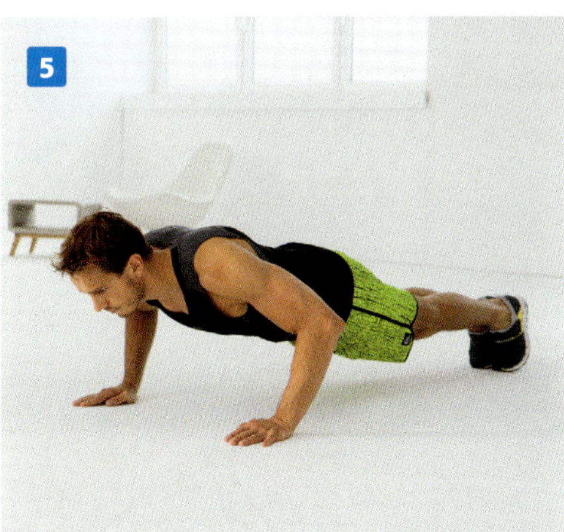
5

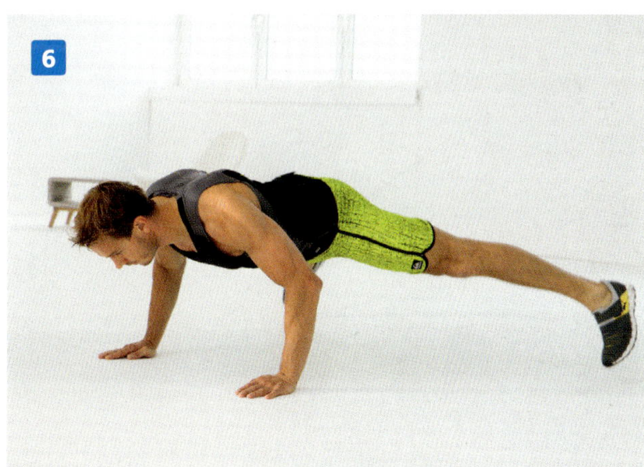
6

P 11: Plyo Push Up

Schwer

1 Drücken Sie sich bei einem klassischen Liegestütz so explosiv wie möglich nach oben durch, um mit den Händen kurzzeitig vom Boden abzuheben. Versuchen Sie, während dieser Flugphase mit der Rückseite Ihrer Hände Ihre Schultern zu berühren. Landen Sie im Anschluss danach sanft auf dem Boden und senken sich sofort wieder kontrolliert nach unten ab.

Tipp: Sie können diese Übung erschweren, indem Sie während des Fluges vor Ihrem Oberkörper oder sogar hinter dem Körper in die Hände klatschen.

P 12: Side-to-Side Push Up

Schwer

2 Nehmen Sie für diese Variante einen Beugestütz vorlings, also die gebeugte Position eines Liegestützes, ein. Die Arme sind etwas weiter als schulterbreit geöffnet und die Fingerspitzen nach außen gedreht. Verlagern Sie nun Ihren Körper auf einen Arm, sodass sich dieser maximal beugt und der andere Arm streckt. Wechseln Sie in dieser Stellung jeweils von der einen zur anderen Seite hin und her. Versuchen Sie, möglichst nahe am Boden zu bleiben und nicht nach oben auszuweichen. Die Bewegung sollte zudem fließend von rechts nach links ineinander übergehen.

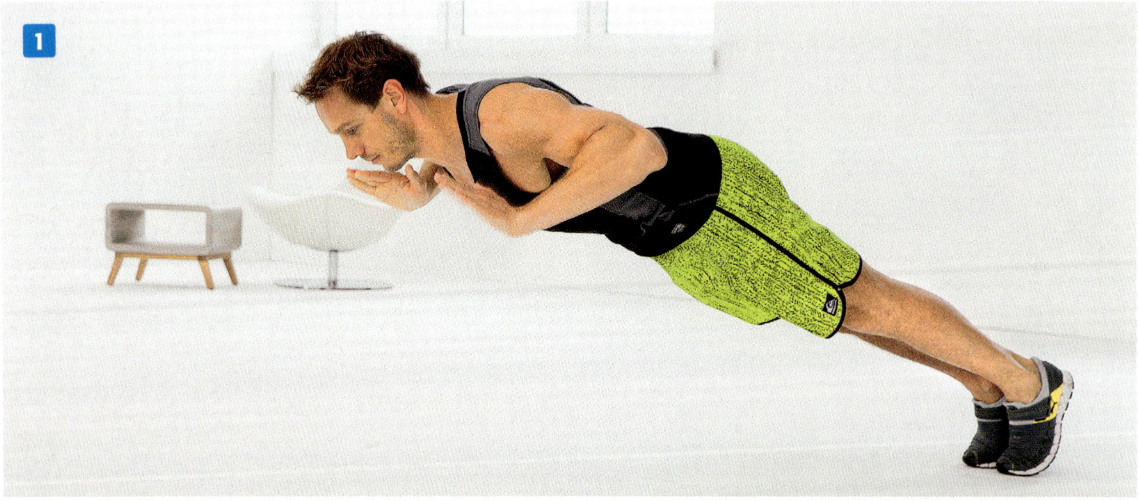

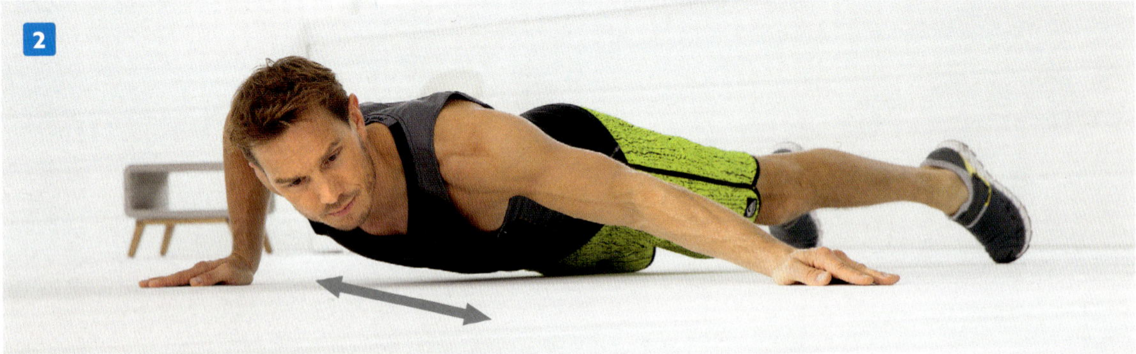

P 13: T-Push Up

Schwer

3 + 4 Bei dieser Variante wird ein klassischer *Push Up* mit einem Seitstütz kombiniert. Gehen Sie in die Ausgangsstellung und führen Sie einen Liegestütz durch. Nach der Aufwärtsbewegung wird das Körpergewicht auf eine Seite verlagert und der Körper nach außen in einen Seitstütz gedreht. Der obere Arm streckt sich dabei senkrecht nach oben, wobei der untere den Körper im Stütz hält. Führen Sie diese Übung jeweils nach dem Liegestütz im Wechsel durch.

Tipp: Eine Weiterführung dieser Übung kann über das Einwärtsrotieren des gesamten Rumpfes erreicht werden (s. Bild 5). Versuchen Sie hierbei, mit dem oberen Arm die untere Schulter durch das Eindrehen des Oberkörpers zu berühren. Drehen Sie sich danach wieder zurück in den Liegestütz und fahren Sie mit dem *Push Up* fort.

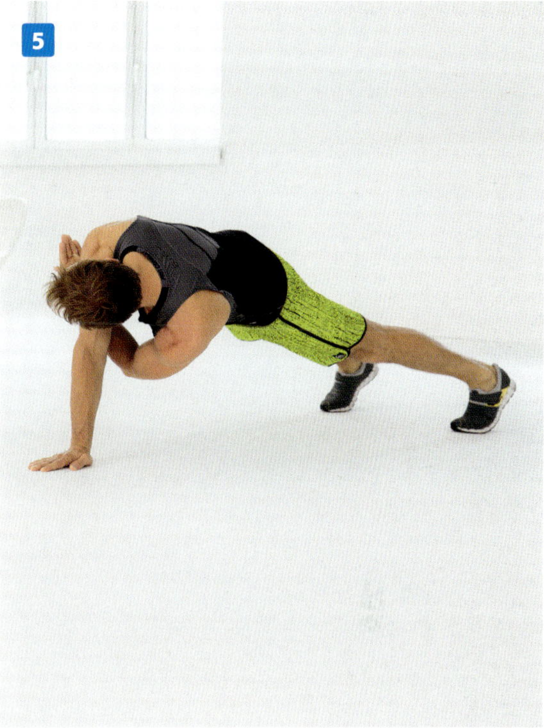

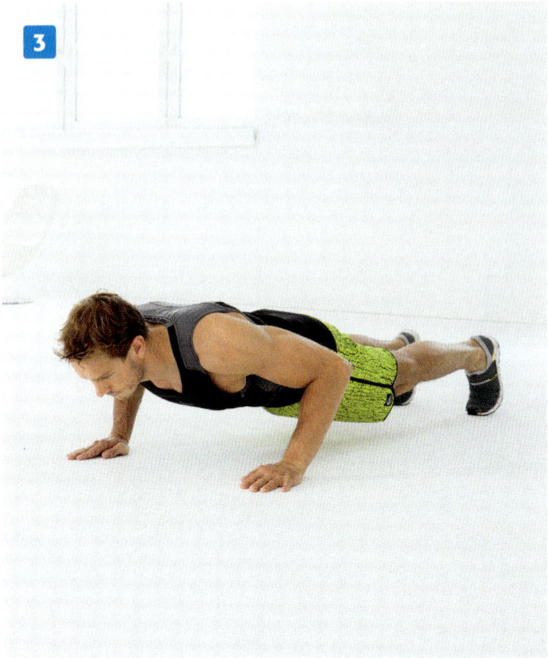

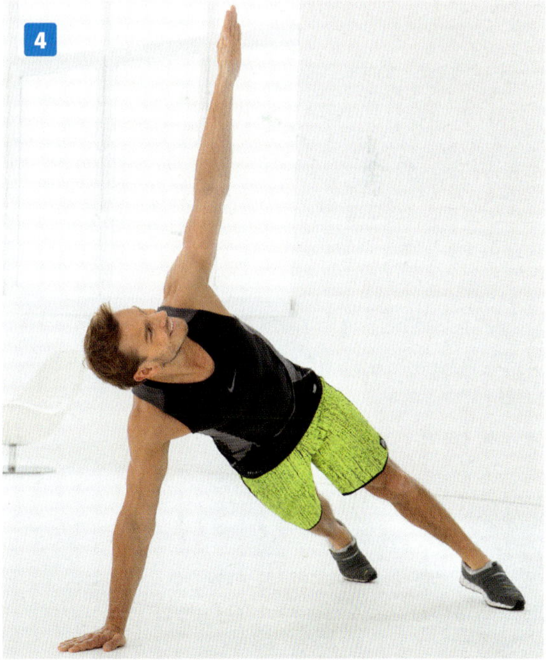

P 14: Shoulder Push / Push Back

Mittel

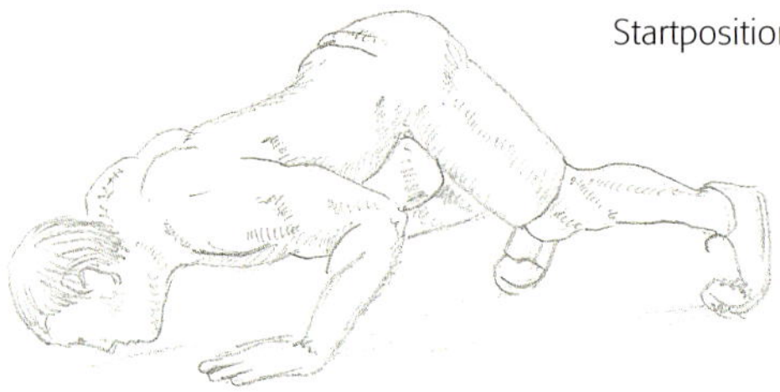

Startposition

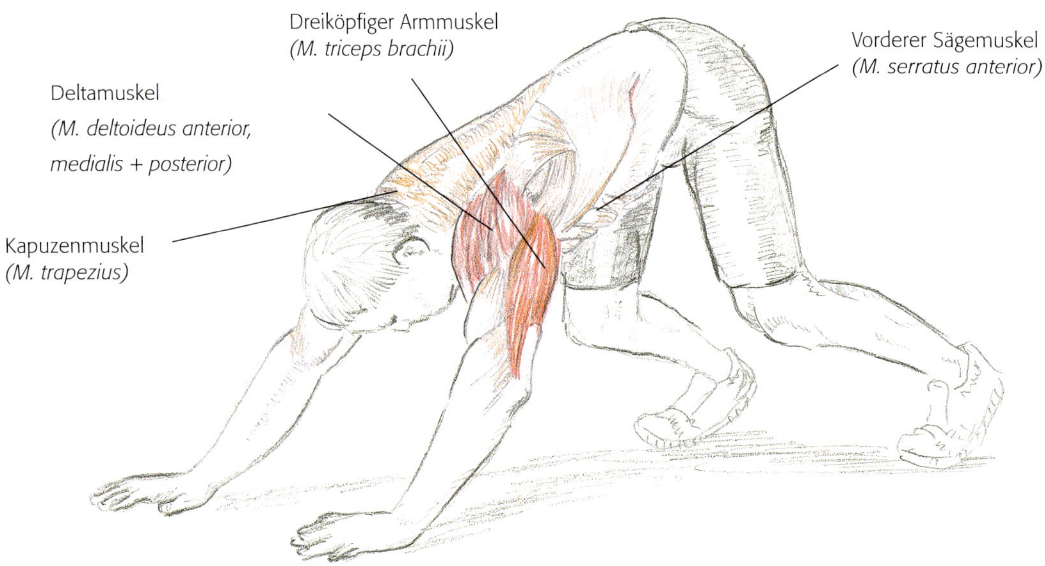

Das sogenannte Schulterdrücken stellt eine geeignete Abwandlung des erhöhten Liegestützes dar. Um aber mit dieser Übung die Schultermuskulatur effektiv zu beanspruchen, muss der Schwerpunkt der Bewegungsausführung auf die Aufwärtsbewegung nach hinten-oben gelegt werden. Außerdem ist darauf zu achten, dass der Arm-Rumpf-Winkel gerade bei der Streckbewegung möglichst weit geöffnet bleibt.

Beanspruchte Muskelgruppen

Hauptmuskelgruppen: mittlerer, seitlicher und hinterer Anteil der Schulter *(M. deltoideus anterior, medialis* und *posterior),* Armstrecker *(M. triceps brachii).*

Nebenmuskelgruppen: große und kleine Brustmuskulatur *(M. pectoralis major* und *minor),* oberer Anteil des Kapuzenmuskels *(M. trapezius),* vorderer Anteil der Rippensägemuskulatur *(M. serratus anterior).*

Ausführung

Nehmen Sie einen V-Stütz ein, indem Sie sich vorlings auf den Boden stützen und die Hüfte nach oben anbeugen. Winkeln Sie hierbei die Beine auch etwas an.

Beugen Sie nun die Arme so weit, dass der Kopf knapp über dem Boden schwebt.

Strecken Sie nun Ihre Arme möglichst schnellkräftig durch und schieben Sie dabei den Oberkörper nach hinten oben.

Der Arm-Rumpf-Winkel bleibt während der gesamten Übung möglichst weit geöffnet und der V-Stütz, d.h. die Hüftbeugung nach oben, wird ebenfalls aufrechterhalten. Versuchen Sie, Ihr Becken, die Wirbelsäule und die Arme während der Auf- und Abwärtsbewegung wie auf einer Schiene zu bewegen. Dadurch verlagert sich die Beanspruchung hauptsächlich auf die Schultermuskulatur.

Fehlerquellen

Lassen Sie den Arm-Rumpf-Winkel immer weit geöffnet.

Halten Sie den V-Stütz und drücken Sie das Gesäß nach oben.

Drücken Sie sich in der Aufwärtsbewegung nach hinten-oben und nicht nur nach oben durch.

Verwechseln Sie diese Übung nicht mit einem *Pike Push Up* (P 15). Die Bewegung dieser Übung wird mit gestreckten Beinen nach oben durchgeführt, wohingegen der *Shoulder Push* mit gebeugten Beinen nach schräg hinten erfolgen soll

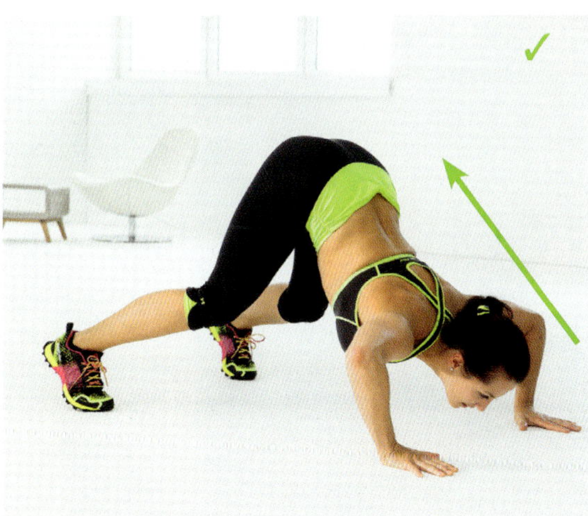

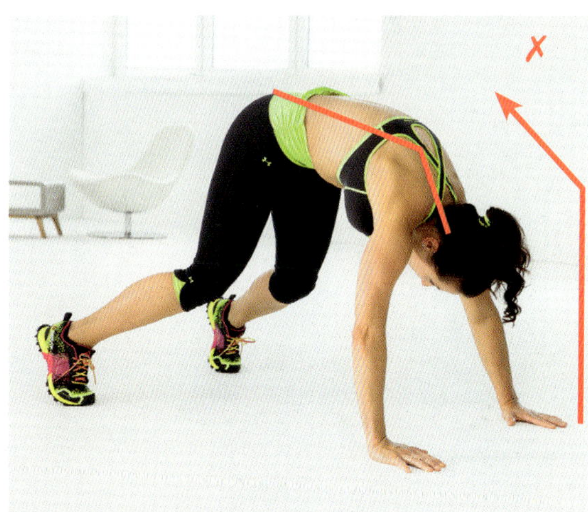

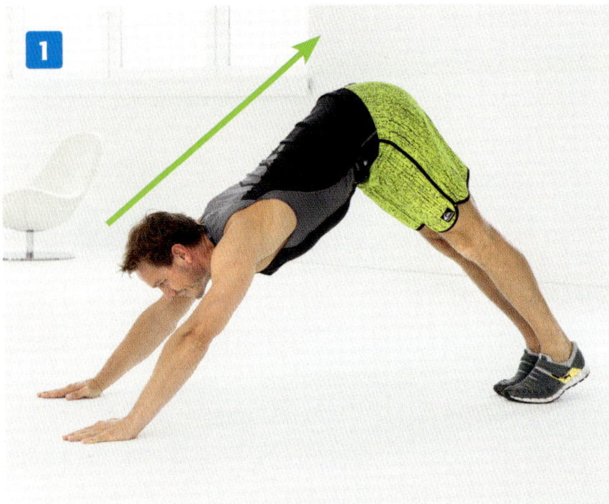

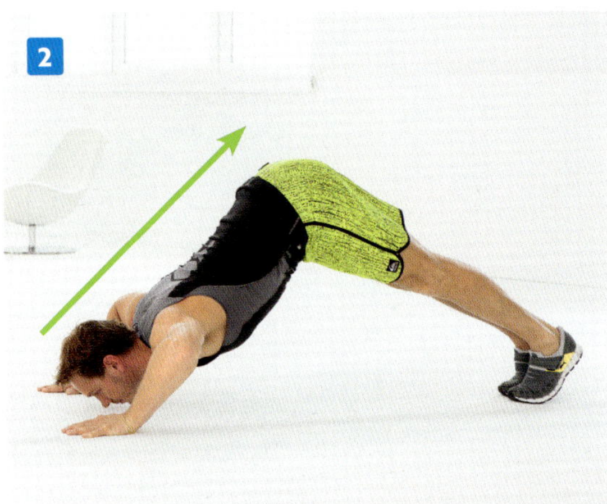

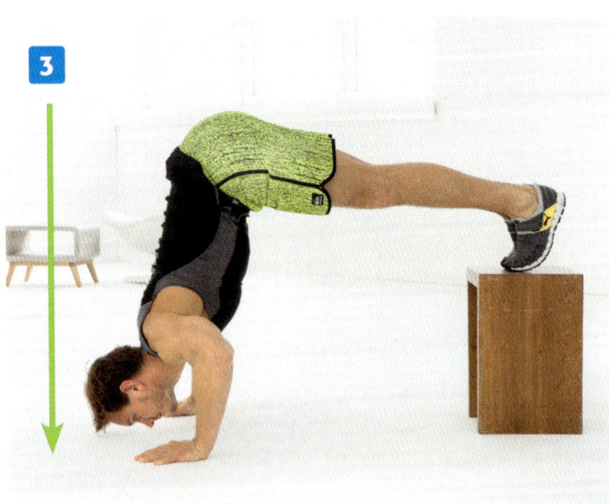

P 15: Pike Push Up

Schwer

1 + 2 Gehen Sie in einen hohen V-Stütz und öffnen Sie den Arm-Rumpf-Winkel so weit, dass sich die Arme in einer Linie zur Wirbelsäule befinden. Drücken Sie Ihr Gesäß möglichst weit nach oben und versuchen Sie, Ihre Beine gestreckt zu halten. Beugen Sie nun die Arme und senken Sie den Oberkörper mit dem Gesicht zum Boden. Drücken Sie sich anschließend zurück in die Ausgangsposition.

Tipp: Diese Übung kann erleichtert werden, indem Sie die Beine in der Ausgangsstellung weit grätschen. Eine Steigerung der Übung ist die Durchführung auf einem Bein. Strecken Sie hierfür das angehobene Bein so weit wie möglich nach oben aus.

P 16: Elevated Pike Push Up

Schwer

3 Stellen Sie Ihre Füße auf eine etwa knie- oder hüfthohe Auflage und stützen Sie sich mit den Händen nach schräg unten auf dem Boden ab. Drücken Sie, ähnlich wie bei einem V-Stütz, das Gesäß nach oben, sodass sich der Arm-Rumpf-Winkel öffnet. Beugen Sie nun die Arme und senken Sie den Oberkörper mit dem Gesicht nach unten auf den Boden ab. Drücken Sie sich danach wieder in die Ausgangsstellung nach oben zurück.

Tipp: Falls diese Variante zu schwer sein sollte, führen Sie diese Übung kniend durch. Die Intensität kann aber auch gesteigert werden, indem Sie ein Bein nach oben, in Verlängerung der Wirbelsäule, strecken.

P 17: Wall Handstand Push Up

Sehr schwer

Diese Ausführungsform des *Shoulder Push* bzw. *Push Up* ist wohl die schwerste und intensivste Stufe. Es ist empfehlenswert, sich langsam heranzutasten, indem zunächst eine nicht ganz senkrechte Handstandposition an einer Wand eingenommen wird.

4 + 5 Stellen Sie sich vorlings an eine Wand und schwingen Sie vorsichtig in eine Handstandposition. Die Füße werden dabei gegen die Wand gestützt, sodass Sie stabil stehen können und nicht umkippen. Beugen Sie nun die Arme und senken Sie den Oberkörper nach unten ab. Drücken Sie sich im Anschluss wieder nach oben in den Handstand zurück.

Tipp: Sie können als Alternative den Handstand auch einfach nur statisch halten, ohne dabei den Körper abzusenken.

6 Als Variationen dieser Übung stehen Ihnen ein im Hüftgelenk gebeugter oder ein einbeiniger Handstand, bei dem das andere Bein an der Wand gestützt bleibt, zur Verfügung.

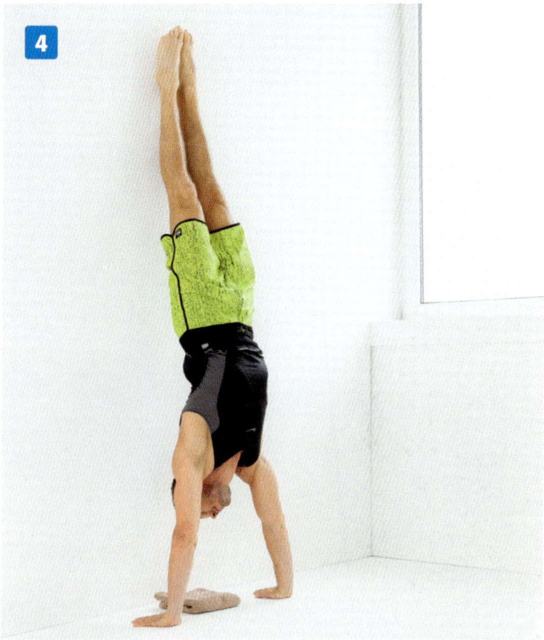

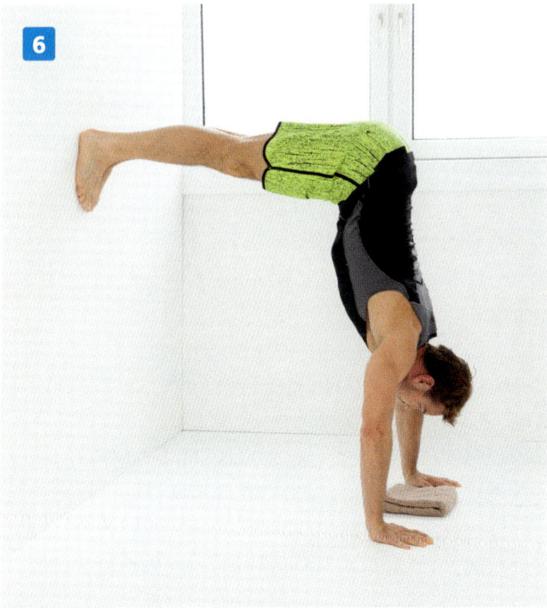

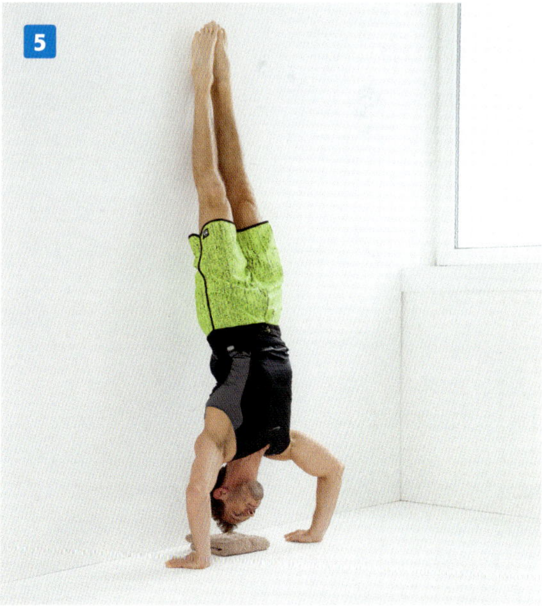

P 18: Triceps Extension / Triceps Push Up

Mittel

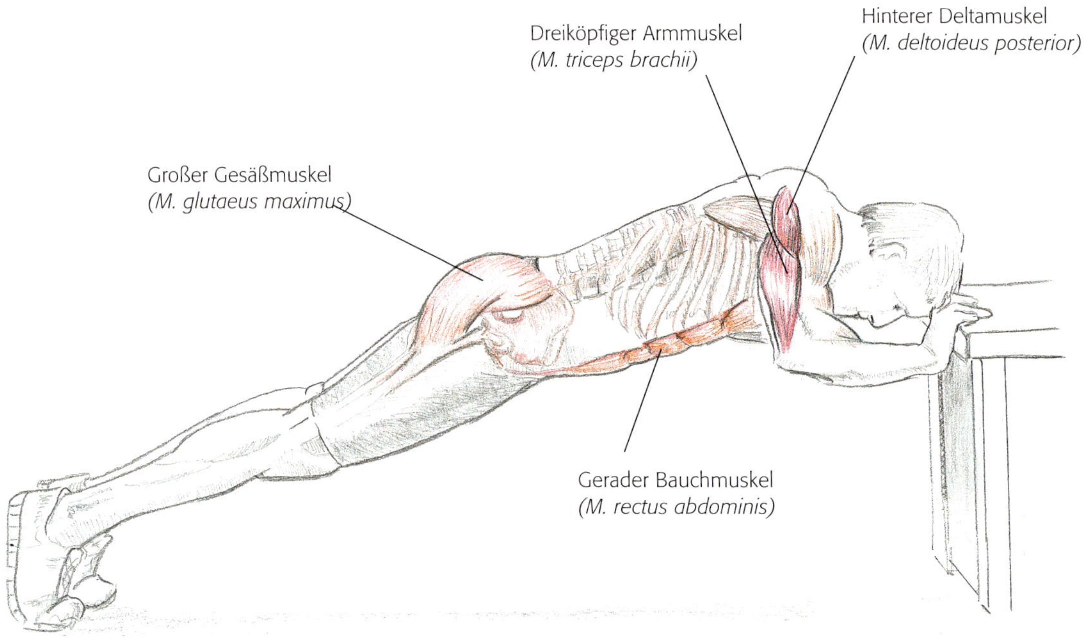

Eine typische Übung für den Trizeps ist das Armstrecken in einer schmalen Beugeposition. Sie haben bereits gelernt, dass der Trizeps bei allen Liegestütz-Varianten aktiviert wird. Die höchste Auslastung findet jedoch bei einer nach hinten ausgeführten Beugung des Ellenbogengelenks statt. Dadurch wird der Trizeps maximal beansprucht, da die Brustmuskulatur und die Schultern entlastet werden.

Beanspruchte Muskelgruppen

Hauptmuskelgruppe: Armstrecker *(M. triceps brachii)*.

Nebenmuskelgruppen: große und kleine Brustmuskulatur *(M. pectoralis major* und *minor)*, große Gesäßmuskulatur *(M. glutaeus maximus)*, gerade Bauchmuskulatur *(M. rectus abdominis)* und vorderer Anteil der Schulter *(M. deltoideus anterior)*.

Ausführung

Nehmen Sie eine mit dem Oberkörper erhöhte Liegestützposition ein. Stützen Sie sich dabei auf einem Stuhl, einer Bank oder einer Treppenstufe ab.

Legen Sie die Arme fest an den Körper an und beugen Sie die Ellenbogen. Diese werden nicht nach außen, sondern nach hinten gebeugt.

Behalten Sie während des Beugens einen 90°-Winkel zwischen Oberarm und Oberkörper bei. Sie beugen also nur im Ellenbogengelenk und nicht im Schulterbereich.

Senken Sie Ihren Körper bis zur der Auflage ab und drücken Sie ihn im Anschluss wieder nach oben zurück.

Fehlerquellen

Beugen Sie die Ellenbogen nach hinten und nicht nach außen.

Das Ellenbogengelenk bleibt auf gleicher Position. Es findet keine Beugung in der Schulter statt. Der Oberarm befindet sich während der gesamten Übung immer im rechten Winkel zum Rumpf.

Hängen Sie in der Wirbelsäule nicht nach unten durch.

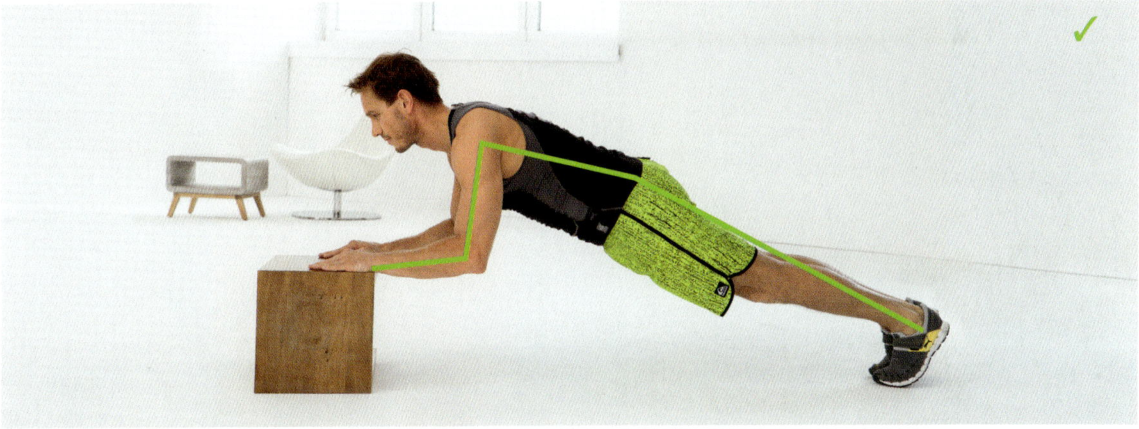

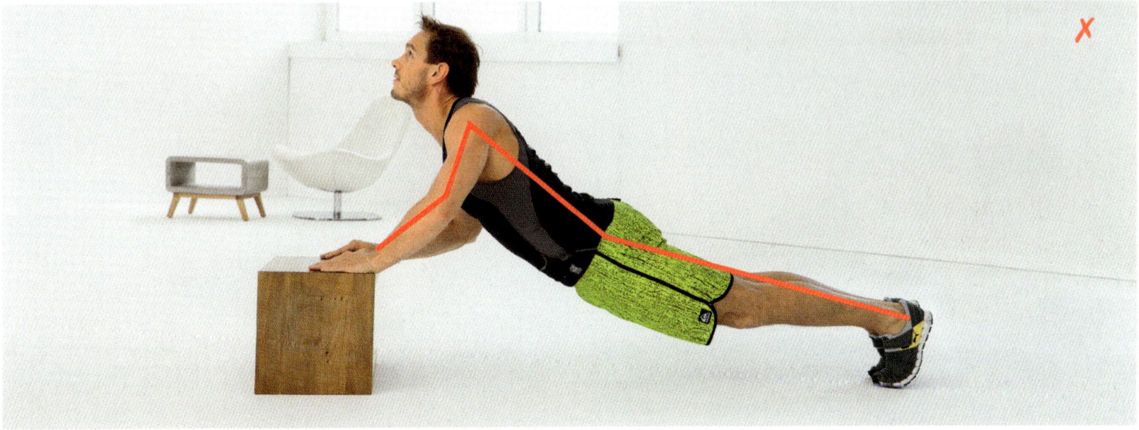

P 19: Sphinx Push Up

Schwer

1 + 2 Legen Sie sich in einem Unterarmstütz auf den Boden, ähnlich wie ein Sphinx. Die Fingerspitzen zeigen dabei parallel nach vorne. Verlagern Sie nun den Druck auf die Handflächen und drücken Sie den Körper nach oben in den Liegestütz durch. Das Körpergewicht bleibt dabei nach hinten verlagert, sodass ein 90°-Winkel zwischen Oberarm und Rumpf permanent aufrechterhalten wird. Beugen Sie anschließend die Arme und senken Sie sich langsam zurück in den Unterarmstütz.

Tipp: Diese Übung kann entweder durch einen Kniestand erleichtert oder durch eine Beinerhöhung erschwert werden.

P 20: Narrow Push Up

Mittel

3 + 4 Diese *Triceps-Extension*-Variante wird ähnlich wie der *Sphinx Push Up* durchgeführt. Allerdings starten Sie in einer Liegestützposition mit gestreckten Armen und führen die Ellenbogen beim Beugen nach hinten am Körper vorbei. Die Armstellung ist dabei etwas schmäler als schulterbreit zum Boden gerichtet. Anders als beim *Sphinx Push Up* (P 19) wird hier bei der Beugung auch der Oberarmwinkel geschlossen und der Körper in der Abwärtsbewegung etwas nach vorne verlagert.

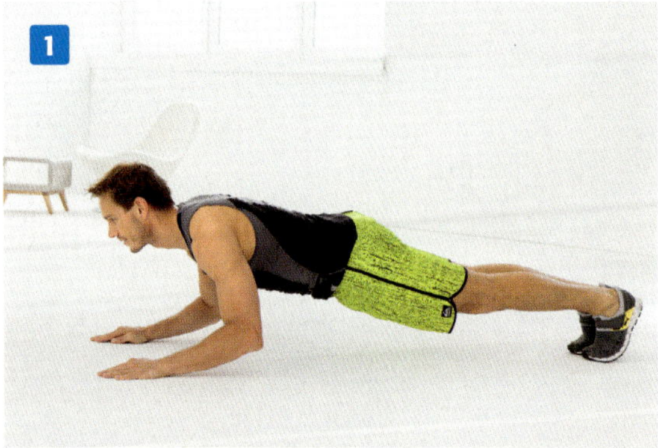

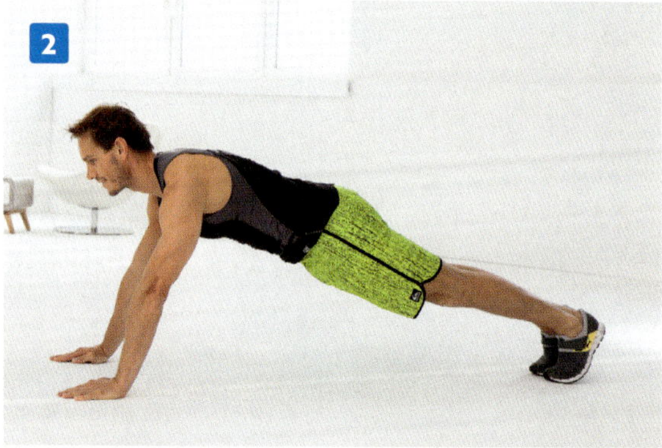

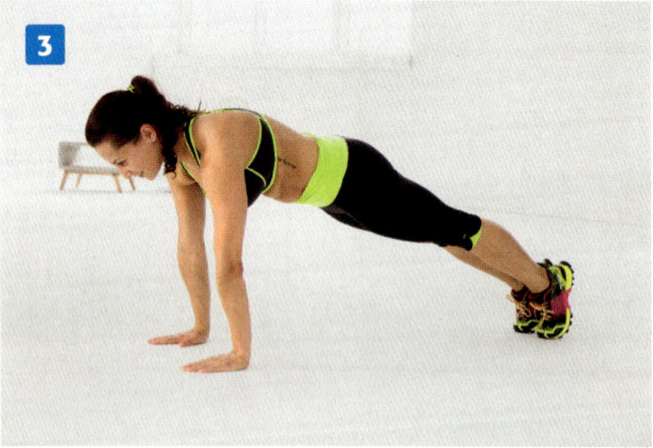

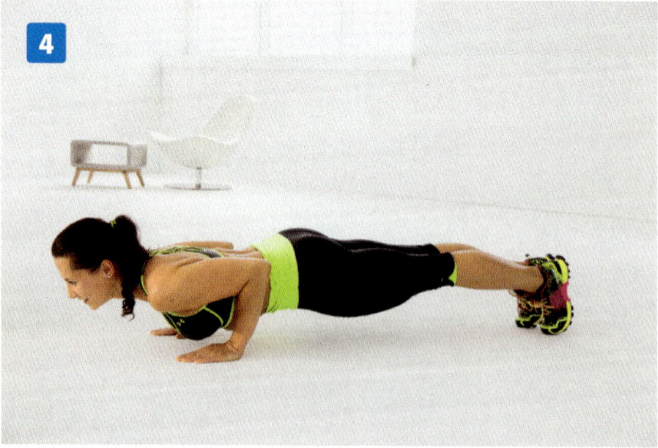

P 21: Diamond Push Up

Schwer

5 + 6 Nehmen Sie eine Liegestützposition mit einem schmalen Stütz ein und bilden Sie mit den Händen ein Dreieck, sodass sich Daumen und Zeigefinger berühren. Beugen Sie nun Ihre Arme und senken Sie den Oberkörper nach unten ab. Der Brustkorb sollte sich dabei auf Höhe der Hände befinden. Drücken Sie sich im Anschluss wieder nach oben in die Ausgangsstellung zurück.

Tipp: Um die Intensität zu erhöhen, versuchen Sie die Nasenspitze in das Dreieck der Hände zu führen. Eine weitere Steigerung erreichen Sie, indem Sie die Ausgangsstellung verändern und das Gesäß nach oben in einen V-Stütz drücken.

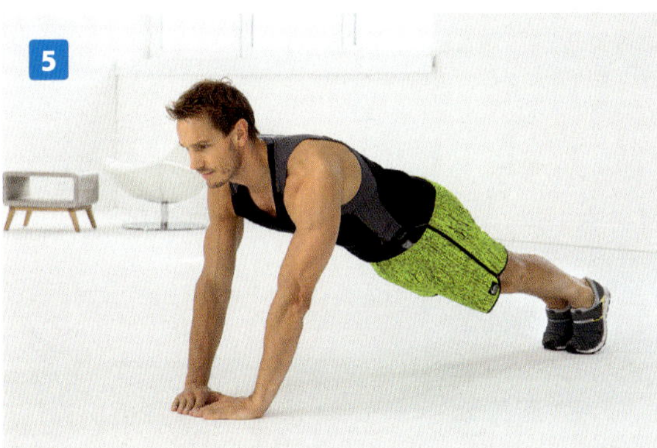

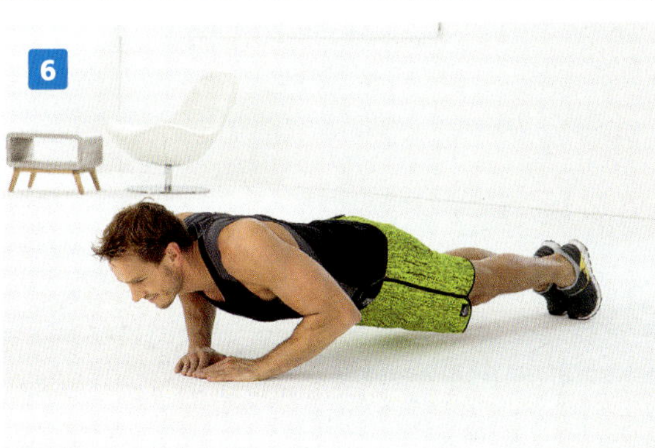

P 22: Standing Dip

Mittel

7 Nehmen Sie einen Liegestütz rücklings ein und strecken Sie dabei ein Bein senkrecht nach oben. Das untere Bein ist etwa 90° angewinkelt auf dem Boden aufgestellt. Beugen Sie nun Ihre Arme so weit, bis Ihr Gesäß kurzzeitig den Boden berührt. Legen Sie sich aber nicht vollständig ab, sondern strecken Sie im Anschluss daran die Arme und drücken Ihren Oberkörper wieder nach oben. In dieser Position sollten Sie Ihr Standbein ebenfalls fest anspannen, sodass sich die Wirbelsäule waagerecht parallel zum Boden befindet.

Zusätzlich beanspruchte Muskulatur: Hüftbeuger *(M. iliopsoas)*, untere Rücken- und Gesäßmuskelkette *(M. erector spinae, M. glutaeus maximus)*.

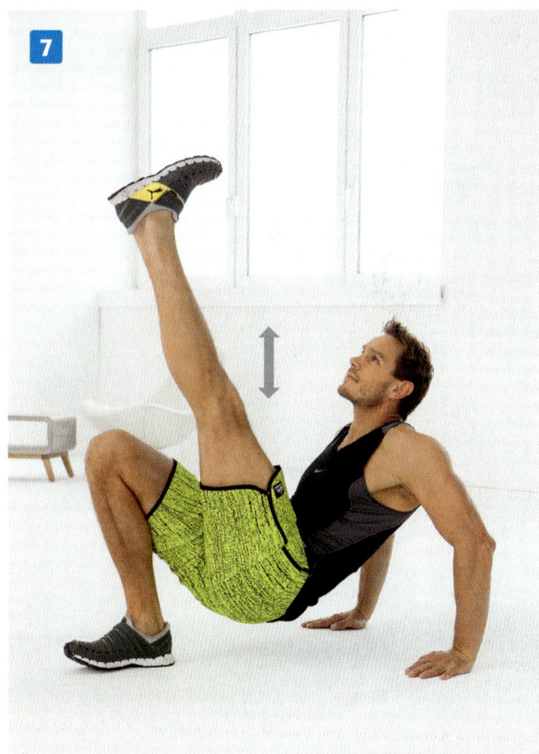

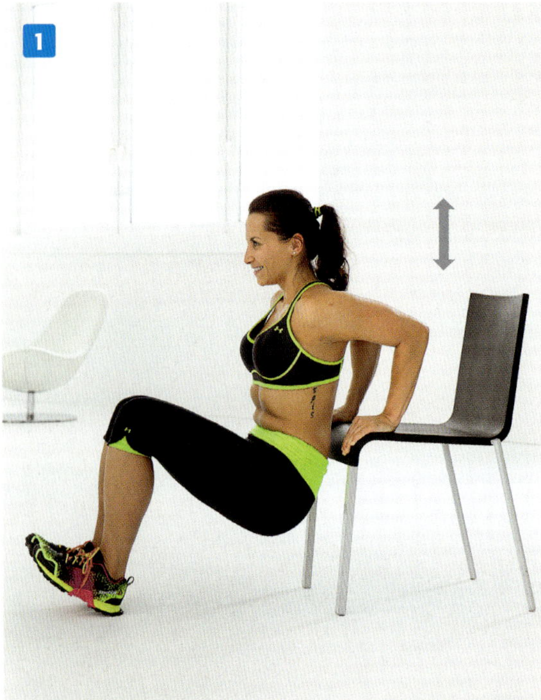

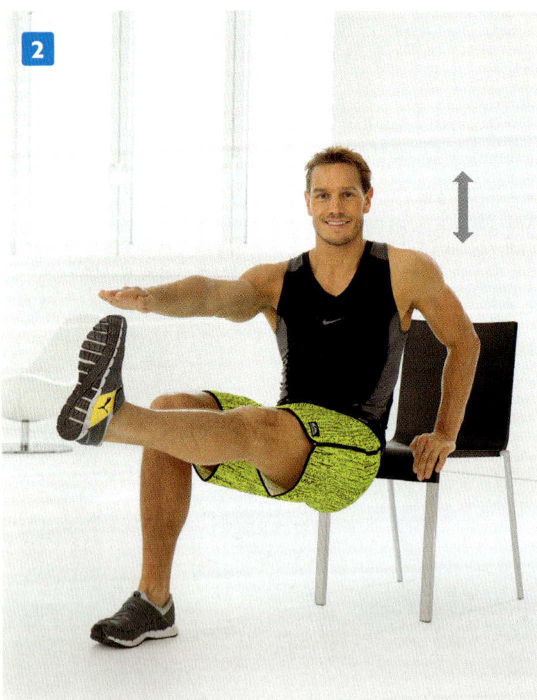

P 23: Bench Dip

Mittel

1 Diese Übung stellt die klassische Form des Trizepstrainings mit dem eigenen Körpergewicht dar. Stützen Sie sich rücklings auf die Sitzfläche eines Stuhls oder eine Bank und legen Sie die Beine auf gleicher Höhe ebenfalls auf eine Erhöhung. Beugen Sie nun die Arme nach hinten und senken Sie den Oberkörper ab, bis die Arme etwa im rechten Winkel zum Rumpf stehen. Strecken Sie die Arme wieder durch und drücken Sie den Oberkörper nach oben in die Ausgangslage zurück.

Tipp: Diese Übung kann auch mit angewinkelten oder mit auf den Boden aufgestellten Beinen durchgeführt werden. Je stärker Sie die Beine anwinkeln, umso leichter wird die Übung. Um den Winkel angenehmer zu gestalten, können Sie auch zwischen zwei Stühlen stützen. Dadurch wird die Beugebewegung angenehmer, da der Rücken etwas mehr Bewegungsfreiheit genießt.

P 24: One Leg One Arm Dip

Schwer

2 Führen Sie einen klassischen Dip durch, indem Sie sich auf einer Bank oder der Sitzfläche eines Stuhls abstützen. Heben Sie dabei ein Bein vom Boden ab und strecken Sie dieses waagerecht nach vorne aus. Das Standbein ist im Kniegelenk etwa 90° gebeugt. Nehmen Sie den gegenüberliegenden Arm von der Stützfläche und strecken Sie ihn parallel zum angehobenen Bein gerade nach vorne aus. Führen Sie nun einen einarmigen Dip durch und drücken Sie bei Bedarf mit dem Standbein etwas mit. Entscheiden Sie selbst, wie viel Mithilfe Sie durch das Standbein wirklich benötigen. Hauptaugenmerk sollte bei dieser Übung auf dem stützenden Arm liegen.

P 25: Chest Dip

↕ — ⚡ ♥ Mittel

3 Durch diese Abwandlung des klassischen *Dip* wird neben dem Trizeps auch die Brustmuskulatur intensiv trainiert. Stützen Sie sich vorlings auf die Sitzflächen zweier Stühle und platzieren Sie Ihren Körper dazwischen mit gebeugten Beinen. Achten Sie dabei darauf, dass Ihr Körper nicht exakt senkrecht zum Boden ausgerichtet, sondern etwas schräg nach hinten verlagert ist. Dadurch kommt die Brustmuskulatur stärker zum Einsatz. Der Abstand der beiden Stühle sollte ein wenig mehr als schulterbreit gewählt sein. Je weiter die Stühle auseinandergestellt werden, umso intensiver wird die Übung. Beugen Sie nun Ihre Arme und führen Sie einen *Dip* durch. Stützen Sie sich mit den Füßen dabei so wenig wie möglich auf dem Boden auf, damit das Körpergewicht nicht durch die Mithilfe der Beine entlastet wird.

Tipp: Durch eine weit arrangierte Auflagefläche verlagert sich die Intensität immer mehr auf die Brustmuskulatur (s. Bild 4).

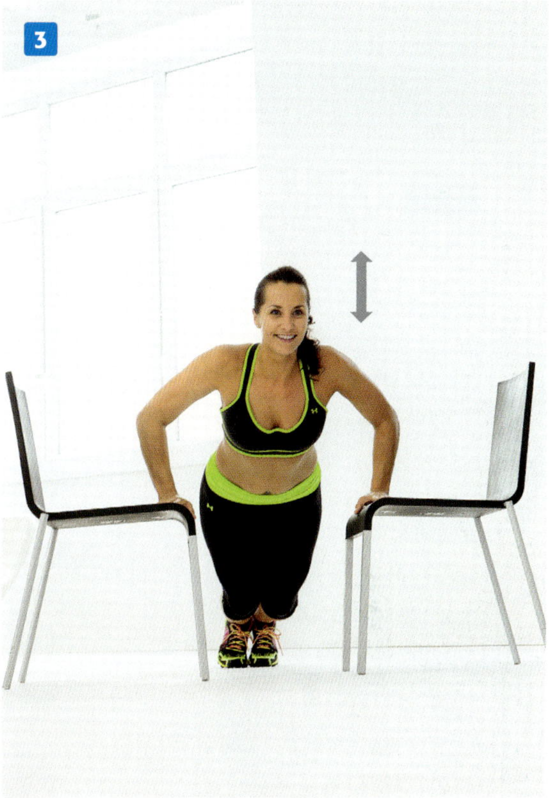

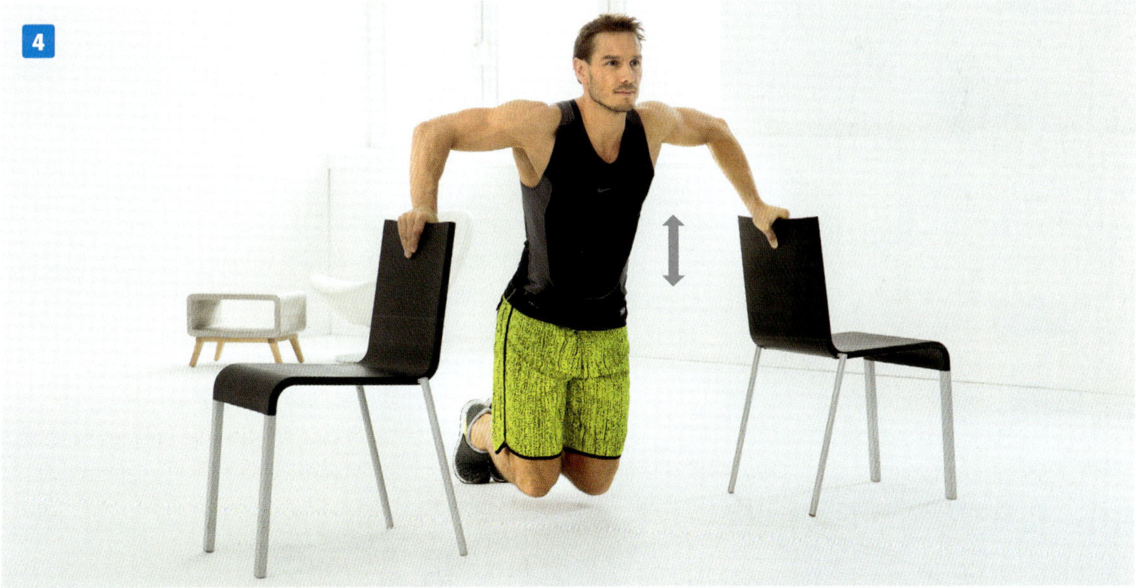

Rücken

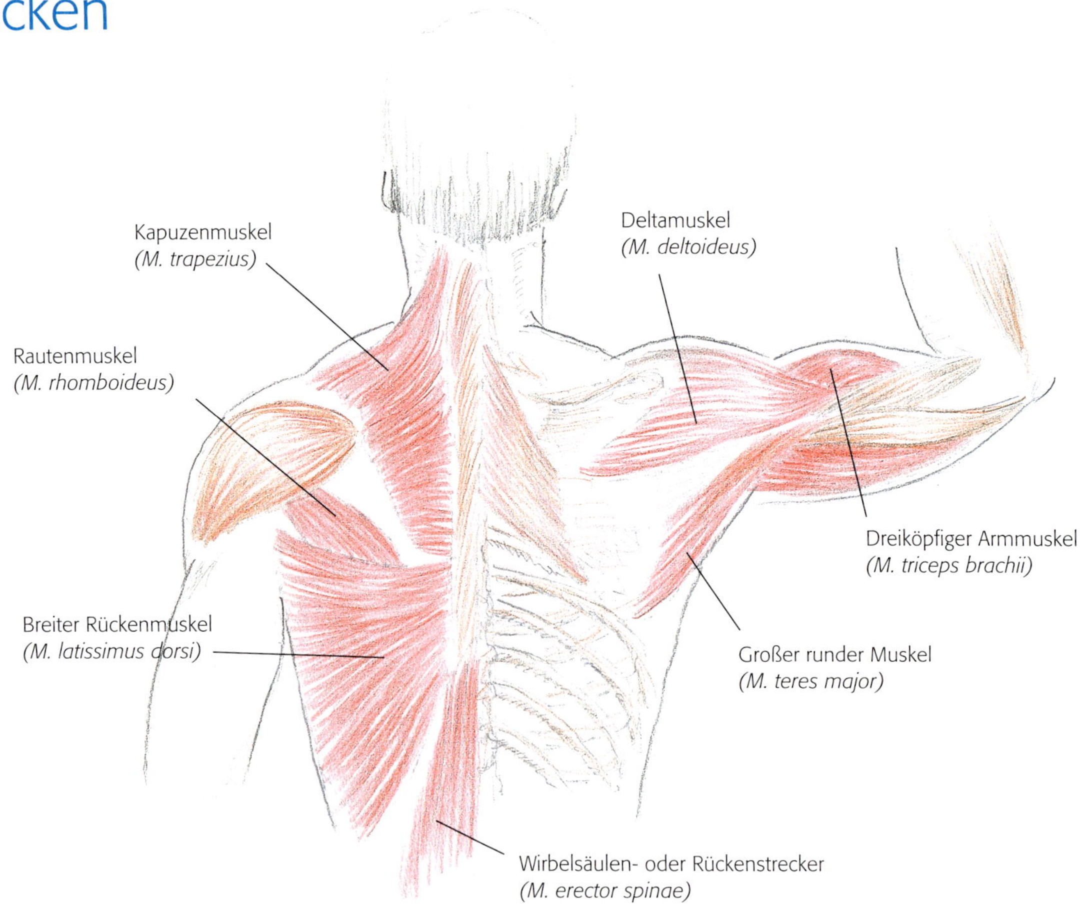

Anatomie

Rückenerkrankungen sind in Deutschland die Volkskrankheit Nummer 1. Schätzungen zufolge leiden ca. 90 % der Menschen im Laufe ihres Lebens mindestens einmal unter Rückenbeschwerden. Der Rücken ist der Gegenspieler von Brust und Bauch, stabilisiert gemeinsam mit diesen Muskelgruppen die Wirbelsäule und ermöglicht uns so den aufrechten Gang. Die obere Rückenpartie ist eine phasische Muskelgruppe, die über eine geringe Spannung verfügt und zum Abschwächen neigt. Deshalb sollte diese, im Vergleich zur tonischen Muskulatur, vermehrt trainiert werden. Die Brust beispielsweise ist tonisch und neigt zur Verkürzung. Dadurch wird ein Rundrücken provoziert, der im Laufe der Zeit Rückenschmerzen verursachen kann. Genau anders herum ist es bei der unteren Rückenpartie. Der Bauch neigt zur Abschwächung, während der Rückenstrecker als Gegenspieler zur Verkürzung neigt. Durch Dysbalancen kann ein Hohlkreuz entstehen, das die Bandscheiben beeinträchtigt. Ein gut durchdachtes Training kann diesem Ungleichgewicht entgegenwirken und Sie langfristig vor Rückenschäden bewahren oder diese einige Zeit hinauszögern.

Übungen und Muskelgruppen

Zur Rückenmuskulatur gehören einige große und viele kleinere Muskeln, die bei typischen Zugübungen als Muskelkette zum Einsatz kommen. Gerade beim Training der oberen Rückenpartie wirken diese Muskelgruppen gemeinsam mit dem Bizeps als Armbeuger zusammen und ziehen in eine Richtung. Zu den wichtigsten Rückenmuskeln zählen u.a. folgende:

- Autochthone Rückenmuskulatur *(M. erector spinae)*
- Breiter Rückenmuskel *(M. latissimus dorsi)*
- Großer Rautenmuskel *(M. rhomboideus major)*
- Kleiner Rautenmuskel *(M. rhomboideus minor)*
- Kapuzenmuskel *(M. trapezius)*
- Hinterer oberer Sägemuskel *(M. serratus posterior superior)*

HINWEIS

Häufig wird das Training der sogenannten Zugmuskulatur, also des *M. latissimus dorsi* und seiner Synergisten, vernachlässigt. Dabei stellen diese Partien wichtige Muskelgruppen dar, die im Training nicht übersehen werden sollten. Gerade weibliche Sportler bevorzugen vermehrt Stützübungen, da diese vermeintlich schneller und einfacher durchzuführen sind. Das gezielte Trainieren von Klimmzügen oder ähnlichen Übungen, bei dem das Körpergewicht gezogen werden muss, findet oft wenig Platz. Der Grund liegt wahrscheinlich auch an der Schwierigkeit und den dadurch mangelnden Erfolgserlebnissen. Mit einfachen Hilfen ist es aber möglich, den Spaß an diesen Übungen aufrechtzuerhalten.

Einteilung der Muskulatur

Das Training der Rückenmuskulatur wird meistens in drei Kategorien eingeteilt, die dem typischen Belastungsmuster entsprechen. Aus diesem Grund finden Sie im Übungskapitel folgende Untergliederung:

I. **Äußerer und oberer Anteil:**
M. trapezius, M. deltoideus, M. rhomboideus major, M. teres major

II. **Unterer und seitlicher Anteil:**
M. erector spinae, M. latissimus dorsi

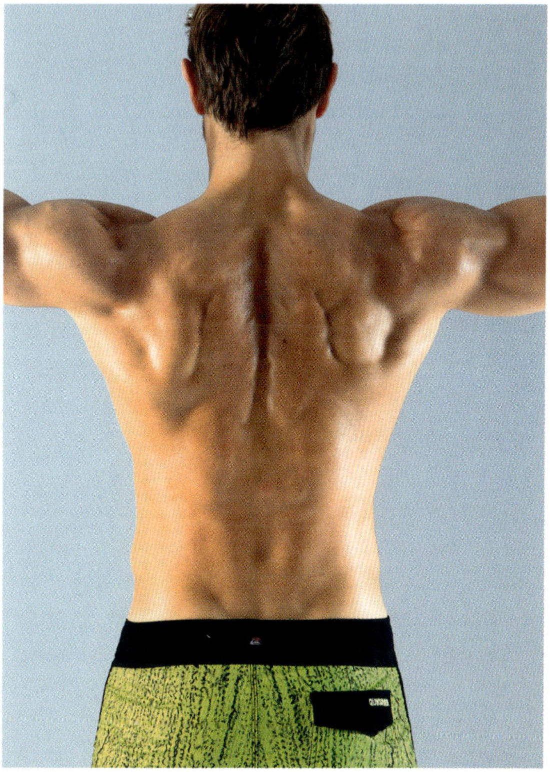

R 1: Reverse Pull Up – Klimmzug aus der Rückenlage

↕ — ⚡ ♥ Mittel

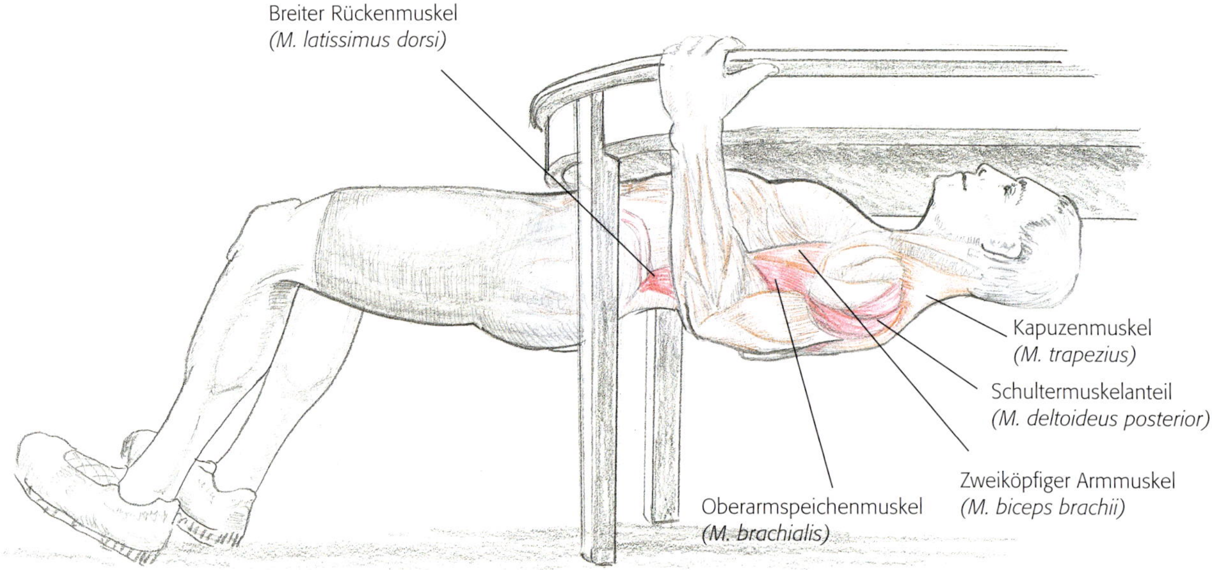

Die wohl bekannteste und effektivste Übung für die seitliche Rückenmuskulatur *(M. latissimus dorsi)* ist der Klimmzug. Da es im Heimtraining nicht immer so einfach ist, sich an eine Stange zu hängen, und auch die Türkanten nicht immer allzu stabil sind, werden an dieser Stelle alternative Übungen erläutert. Sofern Sie jedoch die Möglichkeit haben, einen vertikalen Klimmzug durchzuführen, scheuen Sie sich nicht davor, diesen in Ihren Trainingsplan zu integrieren. Besonders im Outdoor-Training eignen sich für all diese Zugübungen Reckstangen, die Sie entweder auf Spielplätzen finden, oder alternativ dazu dicke Äste von stabilen Bäumen. Je vertikaler Sie einen Klimmzug durchführen, umso intensiver wird der *M. latissimus* beansprucht. Je weiter Sie sich in die Waagerechte verlagern, umso mehr werden die mittleren Regionen und der hintere Schulterbereich aktiviert.

Ähnlich, wie der Trizeps bei allen Drückübungen als Synergist mitwirkt, beteiligt sich der *M. biceps brachii* bei allen Zugübungen.

Beanspruchte Muskelgruppen

Hauptmuskelgruppen: seitlicher großer Rückenmuskel *(M. latissimus dorsi)*, innerer Bizepsanteil *(M. brachialis)*, hinterer Schultermuskelanteil *(M. deltoideus posterior)*.

Nebenmuskelgruppen: Kapuzenmuskel *(M. trapezius)*, Rautenmuskel *(M. rhomboideus)*, oberer Bizepsanteil *(M. biceps brachii)*.

Ausführung

Legen Sie sich rücklings unter einen stabilen Tisch auf den Boden.

Greifen Sie seitlich an die Kanten des Tisches oder, falls dieser zu breit sein sollte, greifen Sie mit dem Kammgriff (die Handflächen zeigen zum Körper) an das äußere Ende des Tisches. Die Arme sollten sich in dieser Ausgangslage im rechten Winkel zur Tischplatte befinden.

Winkeln Sie Ihre Beine etwas an und ziehen Sie sich mit dem Oberkörper nach oben in Richtung Tischplatte.

Senken Sie sich im Anschluss langsam wieder nach unten ab.

Halten Sie während der gesamten Übung die Arme in Spannung.

Tipp: Je weiter Sie die Beine beugen, umso einfacher wird die Übung.

Fehlerquellen

Achten Sie darauf, dass sich die Arme rechtwinklig zum Tisch befinden.

Lassen Sie sich während der Abwärtsbewegung nicht schnell nach unten durchfallen, sondern senken Sie sich langsam und kontrolliert ab.

Schieben Sie bei der Aufwärtsbewegung nicht das Becken nach oben, da sonst ein starkes Hohlkreuz entsteht.

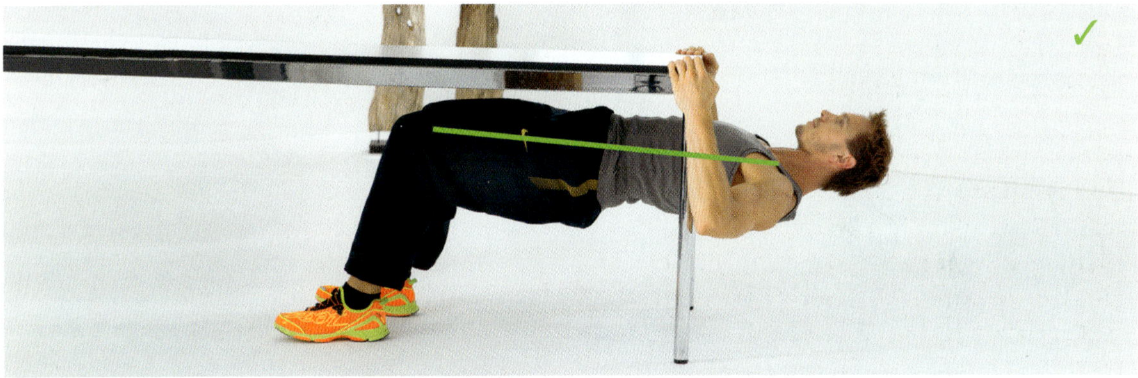

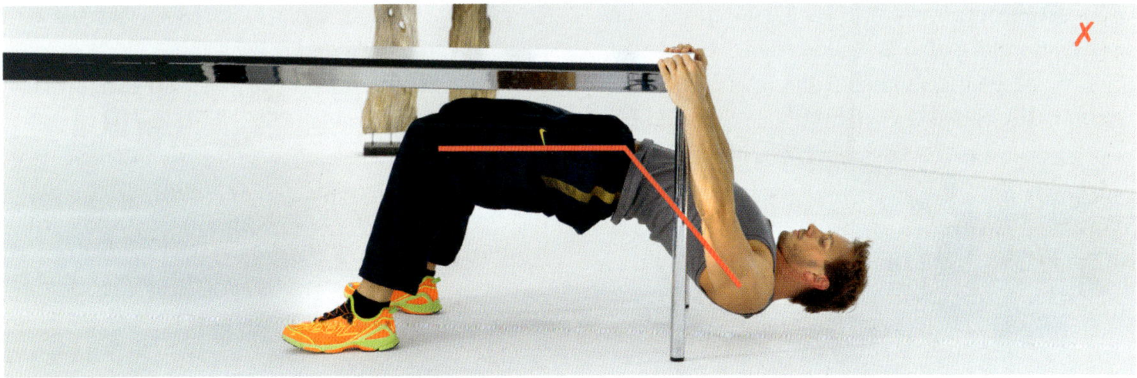

R 2: Standing Pull Up

Leicht

1 Stellen Sie sich aufrecht vor einen stabilen Gegenstand, um den Sie ein langes Handtuch legen können. Dies kann beispielsweise eine stabiler Türgriff, eine Stange oder ein dickes Treppengeländer sein. Legen Sie das Handtuch um diese Fixierung herum und halten Sie sich an den beiden Enden fest. Auch ein Partner kann das Handtuch festhalten. Das Handtuch sollte ungefähr auf Bauch- oder Kopfhöhe befestigt sein. Strecken Sie nun Ihre Arme und lassen Sie sich langsam nach hinten in eine leichte Schräglage gleiten. Ziehen Sie sich danach wieder zurück in die aufrechte Standposition.

Tipp: Falls Sie eine wirklich feste und stabile Fixierung haben, können Sie sich annähernd in die Waagerechte zurücksinken lassen. Anderenfalls empfiehlt sich eine maximale Winkelstellung von ca. 44° zum Boden, da sonst die Zugkräfte enorm zunehmen. Natürlich liegt das auch an Ihrem Körpergewicht.

R 3: Lying Arm Raise

Leicht

2 Legen Sie sich vorlings flach auf den Boden und strecken Sie die Arme gerade nach vorne aus. Heben Sie nun die Arme nach oben und senken Sie sie bis kurz vor dem Boden ab. Drücken Sie dabei Ihre Schulterblätter fest zusammen. Führen Sie diese Übung sehr langsam durch, sodass die Muskulatur zwischen den Schulterblättern lange in Spannung bleibt.

Tipp: Diese Bewegung kann in vielen Variationen durchgeführt werden. Sie können sich auch rücklings zwischen zwei Stühle auf die Oberarme legen und den Körper nach oben drücken. Auch das Strecken der Arme nach vorne oder nach hinten ist möglich.

R 4: Reverse Edge Butterfly

Mittel

3 + 4 Stellen Sie sich rücklings mit etwa einer Schrittlänge Abstand in eine Ecke zwischen zwei Wänden. Heben Sie nun Ihre gebeugten Arme seitlich etwa 90° zum Rumpf an und stützen Sie diese auf den beiden Wänden auf. Ihr Körper sollte sich nun in einer leichten Schräglage befinden. Lassen Sie Ihren Oberkörper in die Ecke hineingleiten, indem Sie den Armwinkel langsam schließen. Drücken Sie anschließend die Ellenbogen fest gegen die Wände und lassen Sie so den Oberkörper wieder nach vorne in die Ausgangsposition zurückgleiten. Drücken Sie in der Endstellung die Ellenbogen so weit wie möglich hinter den Körper, aber vermeiden Sie ein Hohlkreuz durch ein starkes Nachdrücken. Je weiter Sie sich mit den Füßen von der Ecke entfernen, umso schwerer wird die Übung, da die Schräglage zunimmt.

R 5: Reverse Butterfly

Schwer

5 Diese Übung ist eine Fortführung des *Reverse Edge Butterfly.* Anstatt zwischen zwei Wänden zu stehen, liegen Sie mit den Ellenbogen waagerecht zwischen zwei Stühlen. Durch diese Körperlage erhöht sich die Schwierigkeit. Sie können die Intensität aber durch die Beinstellung variieren. Wenn Sie die Beine angewinkelt aufstellen, fällt Ihnen die Übung leichter, als die Beine gestreckt zu halten. Lassen Sie nun Ihren Oberkörper nach unten gleiten, indem Sie den Armwinkel langsam schließen. Drücken Sie den Oberkörper im Anschluss wieder nach oben, indem Sie die Arme bzw. Ellenbogen fest auf die Sitzflächen der Stühle drücken. Achten Sie dabei unbedingt darauf, dass die Stühle fest und stabil stehen, da Sie bei dieser Übung leicht zur Seite wegrutschen könnten.

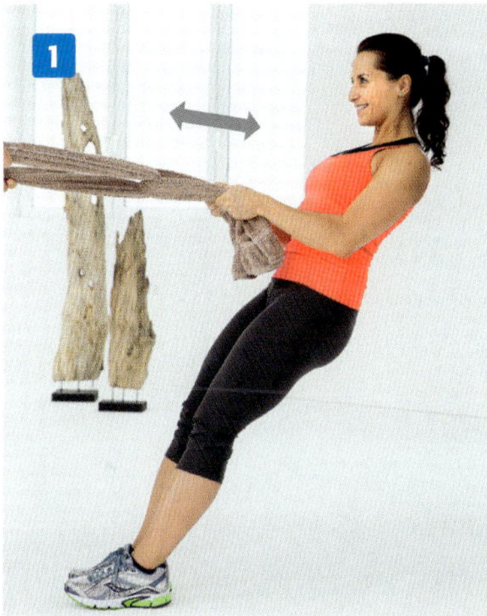
1

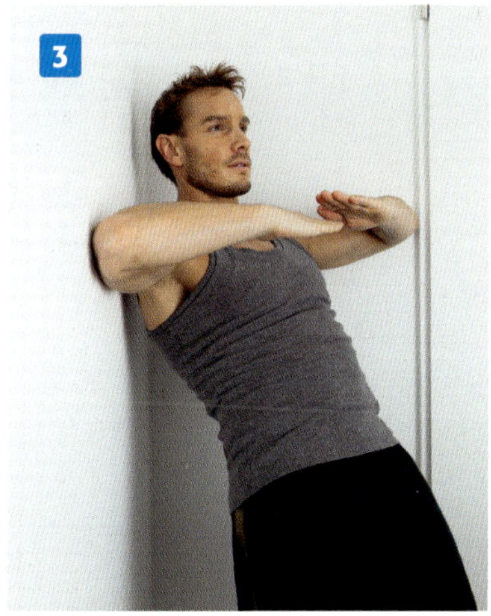
3

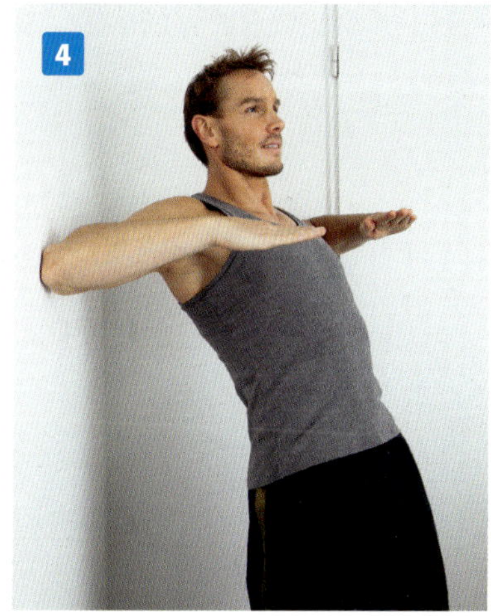
4

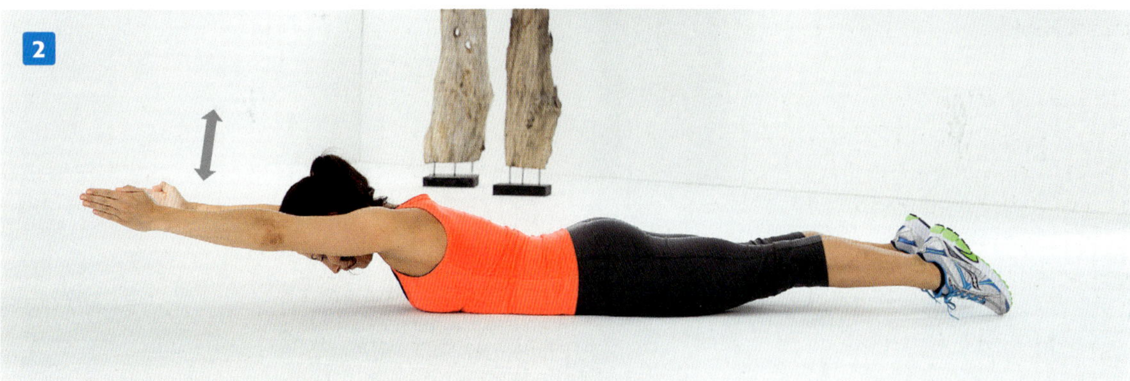
2

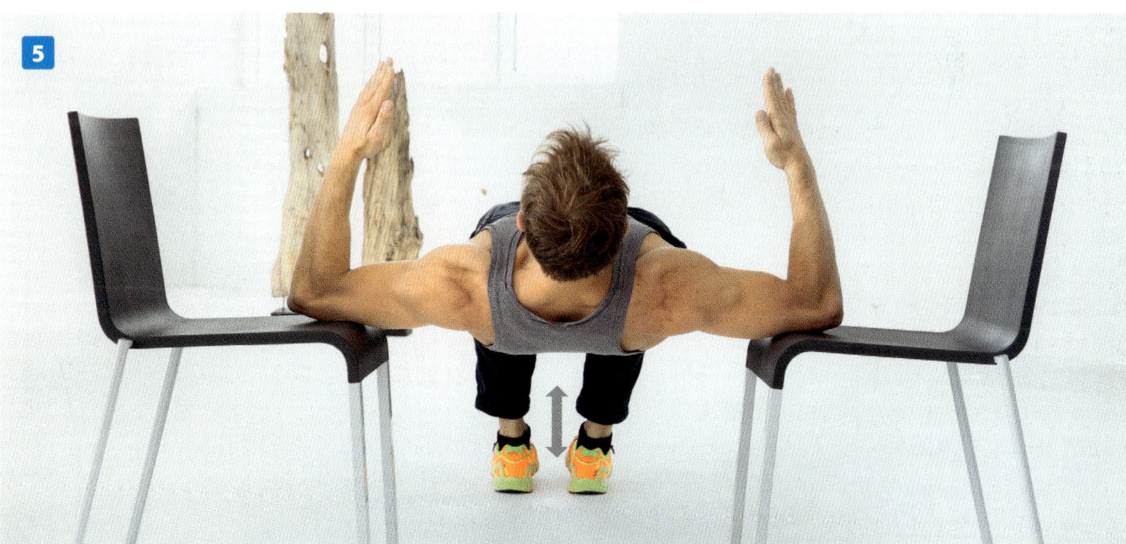
5

R 6: Single Leg Deadlift

Leicht

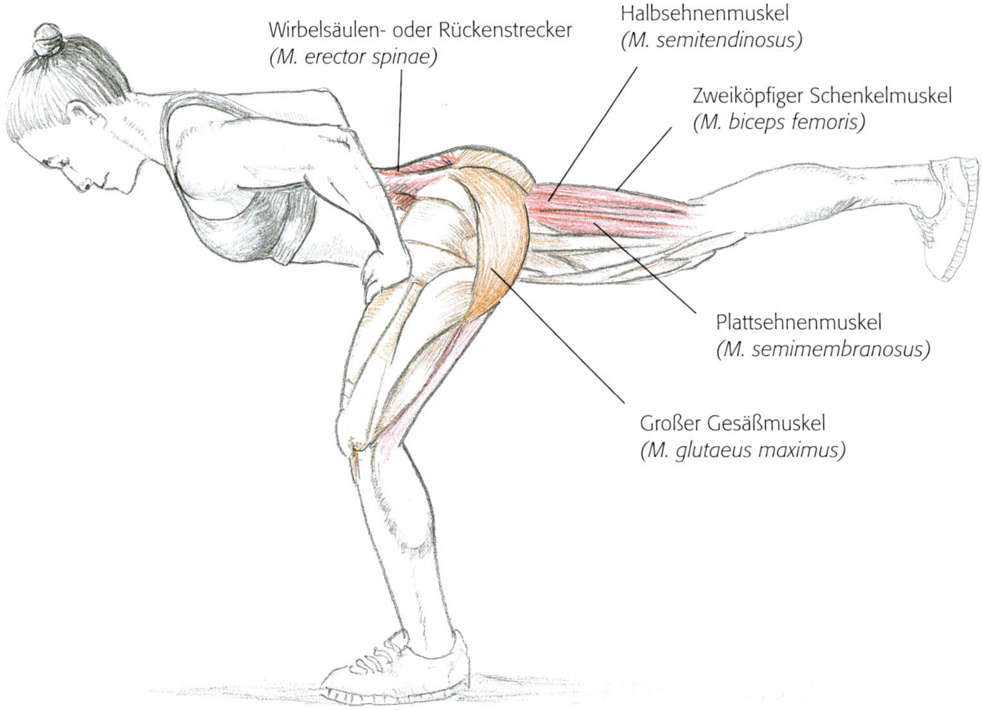

Die untere Rückenmuskulatur wurde bereits im Kapitel Gesäßmuskulatur (ab S. 42 bzw. 64) mit vielen Übungen behandelt und wird an dieser Stelle deshalb nicht mehr so umfangreich dargestellt.

Trotzdem werden einige wichtige Übungen erläutert, die den unteren Rücken besonders effektiv trainieren. Eine komplexe Übung für diese Körperregion ist das Kreuzheben in die Standwaage bzw. der *Single Leg Deadlift.* Durch die Kombination der großen Muskelgruppen stellt diese Übung eine besonders komplexe Ausführungsform dar und trainiert das muskuläre Zusammenspiel und Ihre Gleichgewichtsfähigkeit.

Beanspruchte Muskelgruppen

Hauptmuskelgruppen: Rückenstrecker *(M. erector spinae)*, großer Gesäßmuskel *(M. glutaeus maximus)*.

Nebenmuskelgruppen: Beinbeuger (ischiokrurale Muskelgruppe), Beinstrecker *(M. quadriceps femoris)*.

Ausführung

Stellen Sie sich in Schrittstellung mit leicht vorgebeugtem Oberkörper auf den Boden und verlagern Sie Ihren Schwerpunkt auf das vordere Bein. Heben Sie das hintere Bein nach hinten-oben an und beugen Sie gleichzeitig den Oberkörper so weit nach vorne, bis sich dieser in einer waagerechten Linie mit dem hinteren Bein befindet. Beugen Sie während dieser Bewegung gleichzeitig das Standbein ein wenig, um eine geraden Rücken zu gewährleisten. Senken Sie danach Ihr Bein wieder ab und richten Sie den Oberkörper in die Ausgangsstellung auf.

Tipp: Diese Übung kann auch mit nach vorne gestreckten Armen durchgeführt werden. Dadurch steigt die Intensität an, da sich der Hebel nach vorne vergrößert. Um die Intensität ein weiteres Mal zu steigern, können auch Wasserflaschen oder Gewichte in die Hand genommen werden.

Fehlerquellen

Achten Sie auf einen geraden Rücken während der gesamten Übung.

Rollen Sie den Kopf nicht nach vorne ein, sondern halten Sie diesen in Verlängerung der Wirbelsäule gerade nach vorne.

Arbeiten Sie langsam und kontrolliert und vermeiden Sie ein Durchschwingen des Beins und ein Hohlkreuz.

Führen Sie die Bewegung nur in einer waagerechten Position durch, in der sich der Rücken und das aktive Bein auf einer Linie befinden.

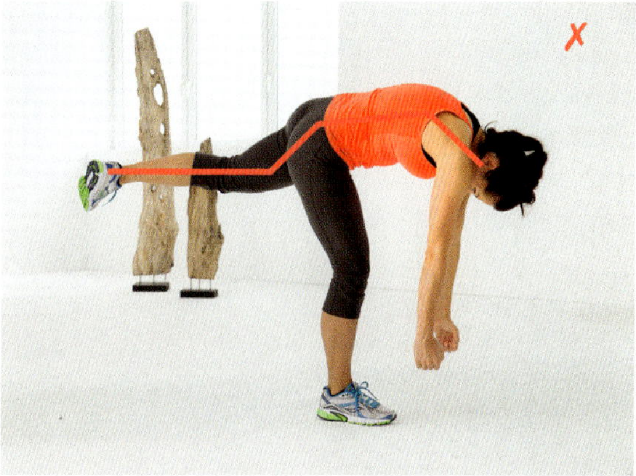

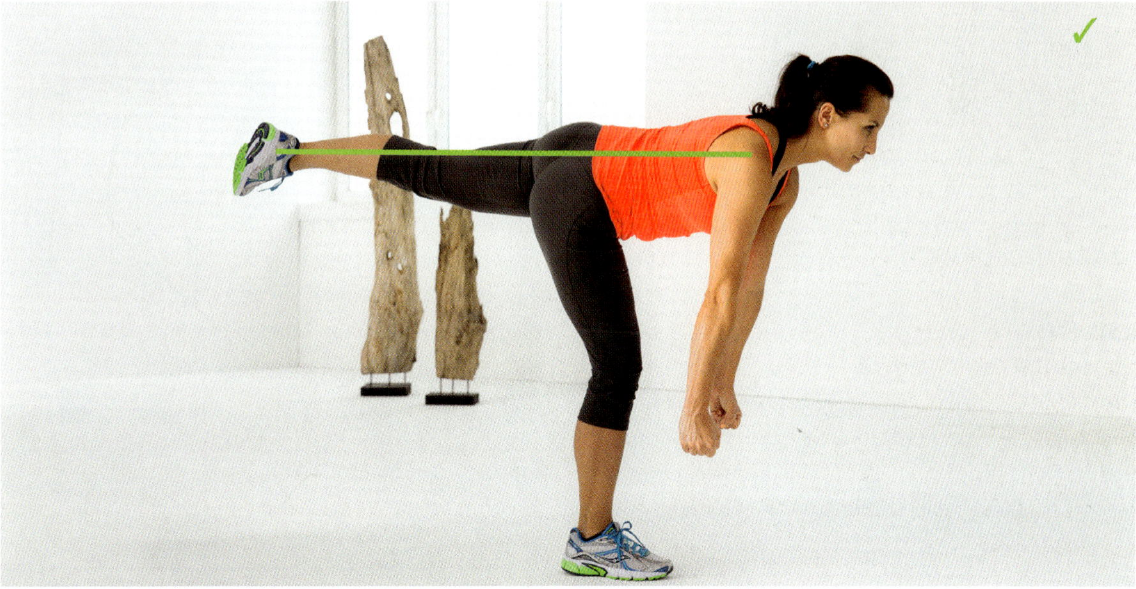

R 7: Standing Leg Raise

↕ ▬ ⚡ ♥ Leicht

1 + 2 Nehmen Sie eine Schrittstellung ein, beugen Sie das vordere Bein und verlagern Sie den Körperschwerpunkt darauf. Senken Sie Ihren Oberkörper etwa bis kurz vor der Waagerechten nach unten ab. Halten Sie dabei Ihren Rücken gerade bzw. nehmen Sie ein leichtes Hohlkreuz ein, mit dem Sie eine Bewegungsreserve bilden. Heben und senken Sie nun Ihr hinteres Bein gestreckt auf und ab. Achten Sie bei der Aufwärtsbewegung darauf, dass sich das Bein in der Endposition geradlinig in Verlängerung der Wirbelsäule befindet und nicht darüber hinaus angehoben wird. Beim Absenken sollte der Fuß nur leicht den Boden antippen und nicht vollständig abgesetzt werden.

Tipp: Falls Sie anfangs Probleme mit dem Gleichgewicht haben sollten, halten Sie sich an einem stabilen Gegenstand fest.

R 8: Standing Leg and Arm Extension

↕ ▬ ⚡ ♥ Mittel

3 + 4 Stellen Sie sich auf ein Bein, senken Sie Ihren Oberkörper waagerecht nach vorne und heben Sie das andere Bein angewinkelt zum Oberkörper an. Ziehen Sie die Arme ebenfalls gebeugt zum Oberkörper heran, bis die Ellenbogen das Bein berühren. Diese Position stellt die Ausgangsstellung der Übung dar. Strecken Sie nun beide Arme waagerecht nach vorne und das angehobene Bein nach hinten aus, bis Sie sich in einer Standwaage befinden. Achten Sie bei der Durchführung darauf, dass sich bei der Standwaage die Wirbelsäule, das Bein und die Arme in einer Linie befinden. Beugen Sie anschließend beide Extremitäten wieder in die Ausgangslage zurück, bis sich die Ellenbogen und das angewinkelte Knie berühren.

R 9: Standing Body Raise

↕ ▬ ⚡ ♥ Leicht

5 + 6 Nehmen Sie eine weite Schrittposition ein und richten Sie Ihren Körperschwerpunkt auf das vordere Bein, das leicht gebeugt wird. Der Oberkörper befindet sich dadurch in einer leichten Schräglage. Halten Sie den Rücken gerade und strecken Sie die Arme in Verlängerung der Wirbelsäule nach oben aus. Senken Sie nun aus dieser Startposition Ihren Oberkörper mit gerader Wirbelsäule bis in die Waagerechte nach unten und richten Sie ihn anschließend wieder in die Ausgangsposition auf.

Tipp: Sie können die Intensität erhöhen, indem Sie während der Übungsausführung nur auf dem vorderen Bein stehen und das hintere Bein knapp über dem Boden schweben lassen.

R 10: Kneeling Arm and Leg Extension

↕ ▬ ⚡ ♥ Leicht

7 + 8 Knien Sie sich in einem Vierfüßlerstand auf den Boden. Heben Sie ein Bein und den gegenüberliegenden Arm vom Boden ab und führen Sie beide angewinkelt zueinander, bis sich das Knie und der Ellenbogen berühren. Aus dieser Ausgangsstellung strecken Sie das Bein gerade nach hinten und den Arm gerade nach vorne aus, bis sich diese in einer Linie mit der Wirbelsäule befinden. Spannen Sie dabei den Bauch an und vermeiden Sie ein Durchhängen des Rückens. Winkeln Sie nun beide Extremitäten wieder zurück in der Ausgangsposition an.

Tipp: Sie können diese Übung auch mit permanent gestreckten Armen und Beinen durchführen, indem Sie sie gerade nach oben anheben und senken, anstatt aus einer angewinkelten Position zu starten.

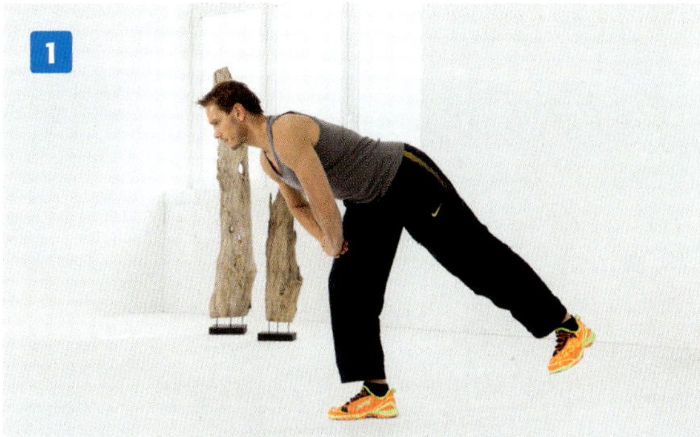
1

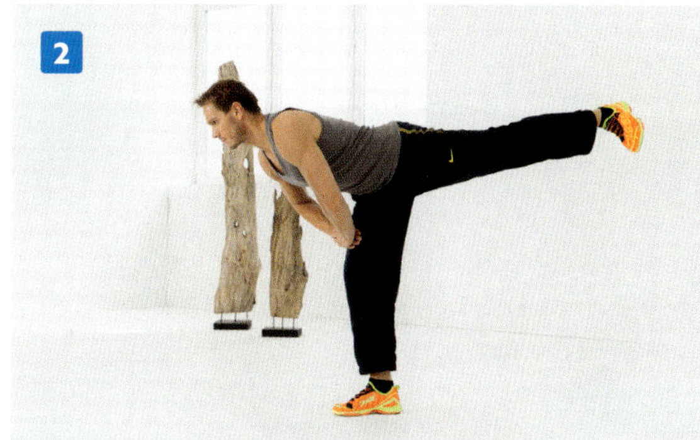
2

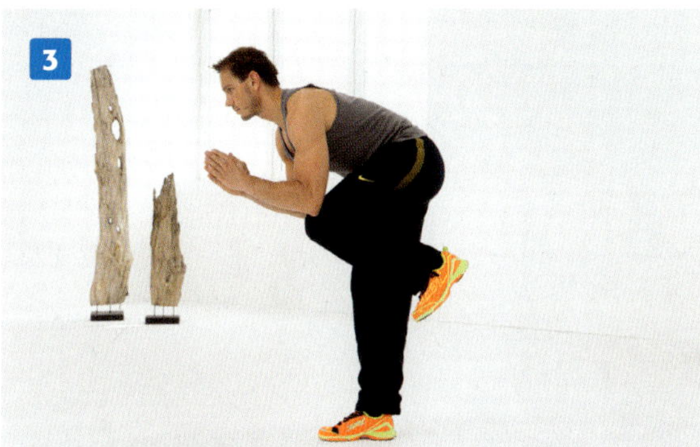
3

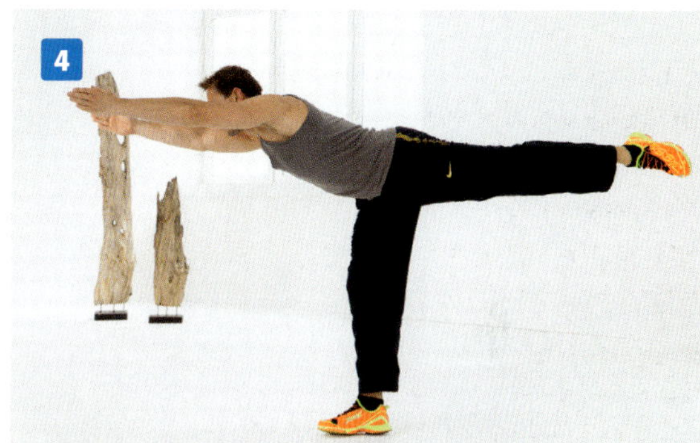
4

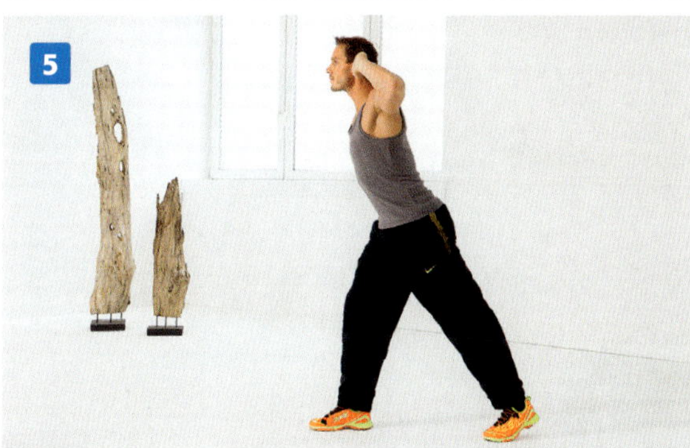
5

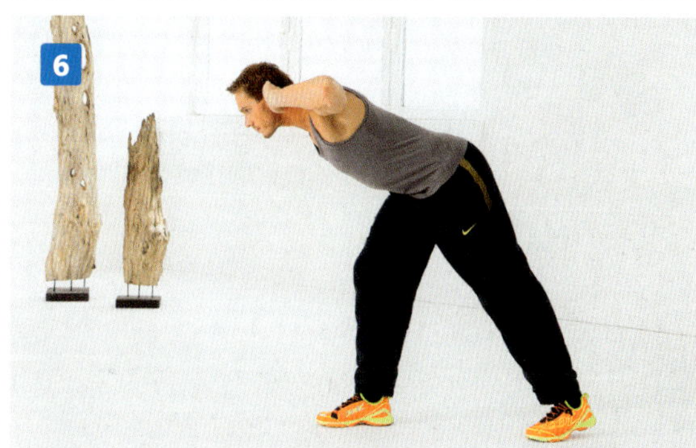
6

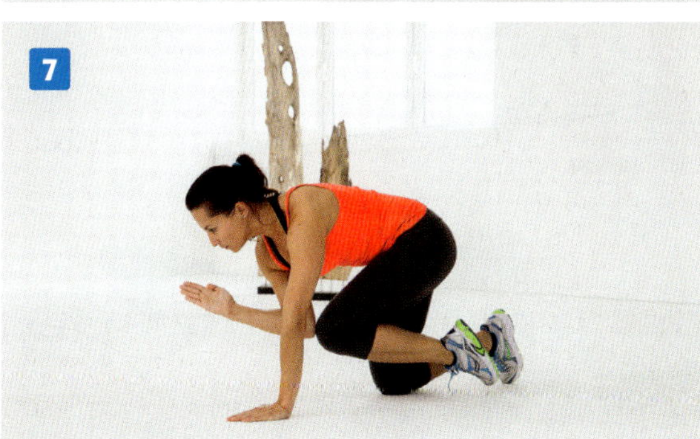
7

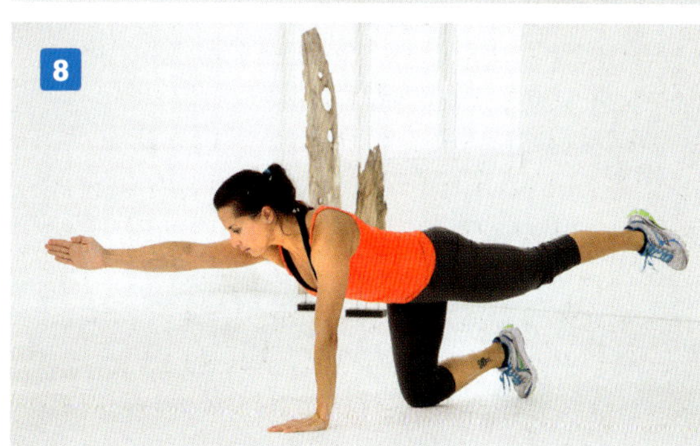
8

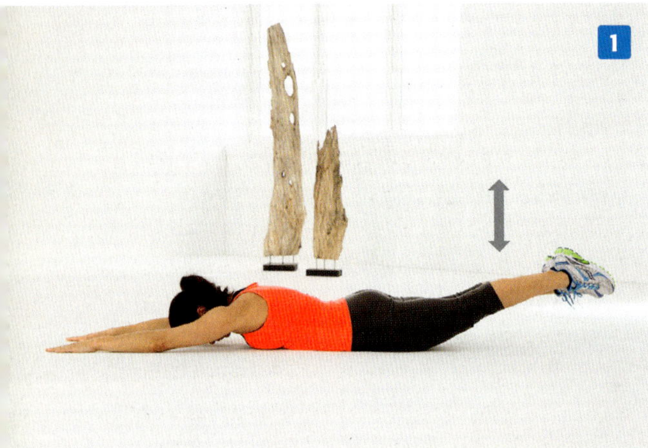
1

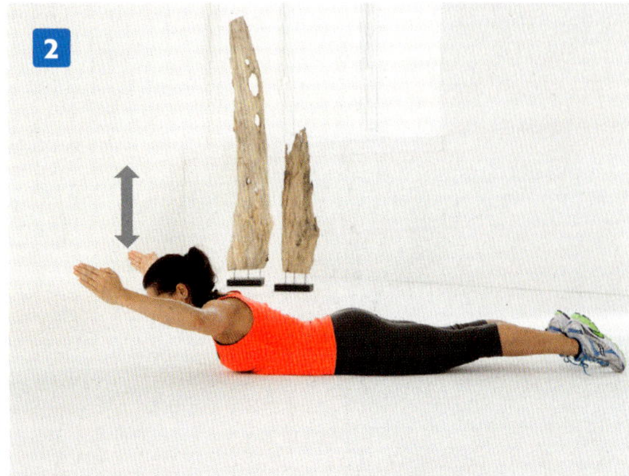
2

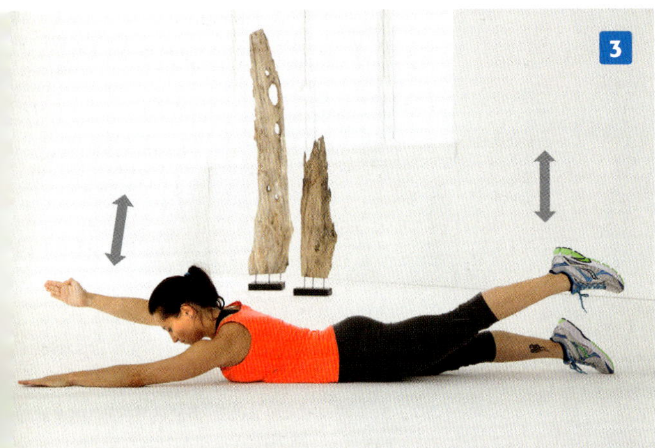
3

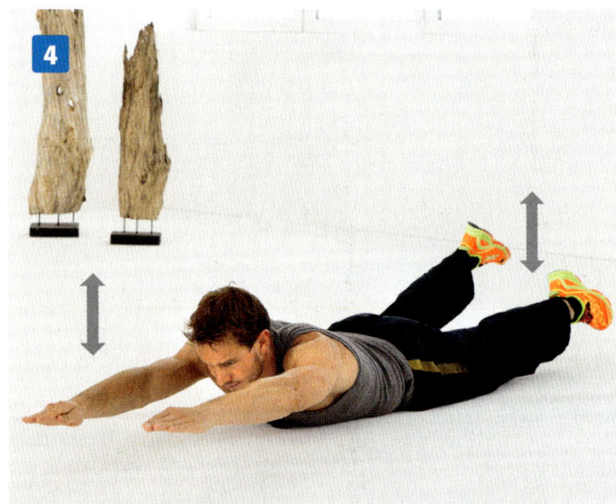
4

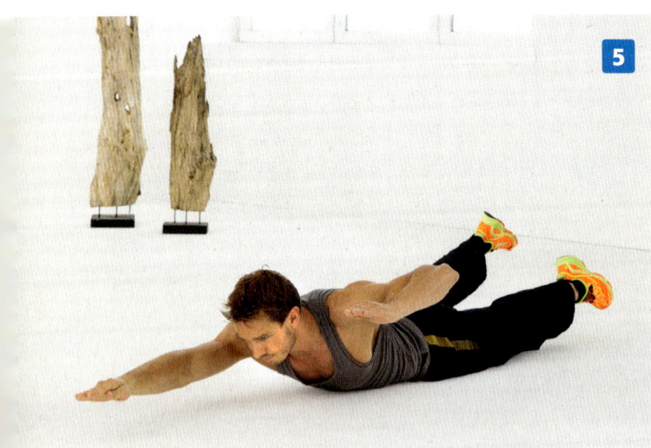
5

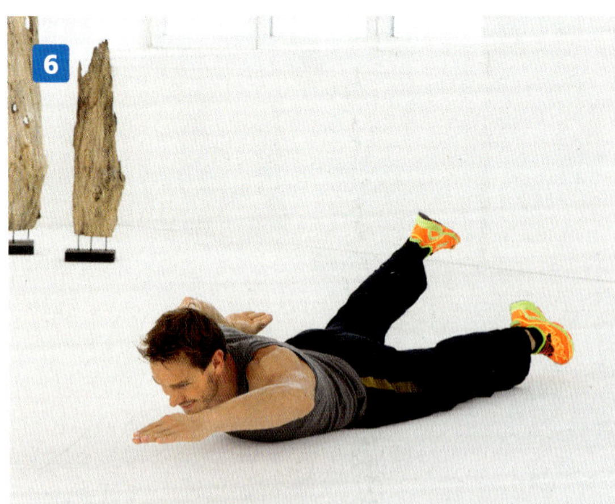
6

R 11: Front Lying Leg Raise

↕ ▬ ⚡ ♥ Leicht

1 Legen Sie sich vorlings mit gestreckten Beinen und nach vorne ausgestreckten Armen auf den Boden. Spannen Sie den Bauch fest an und heben Sie nun beide Beine ca. 10–15 cm vom Boden an und senken Sie sie anschließend bis kurz über den Boden nach unten zurück. Der Oberkörper bleibt während dieser Bewegung statisch auf dem Boden.

Tipp: Um etwas mehr Stabilität zu erlangen, halten Sie sich mit den Händen an einem Gegenstand (z. B. Unterkante eines Schranks) fest.

R 12: Lying Body Raise

↕ ▬ ⚡ ♥ Leicht

2 Ähnlich wie bei der vorausgegangenen Übung legen Sie sich vorlings mit gestreckten Beinen und nach vorne ausgestreckten Armen auf den Boden. Lassen Sie nun aber Ihre Beine auf dem Boden liegen und heben Sie nur den Oberkörper ca. 10–15 cm nach oben an und senken Sie ihn im Anschluss bis kurz über den Boden wieder ab. Achten Sie darauf, dass Sie bei dieser und auch bei der zuvor beschriebenen Übung nie mit Schwung arbeiten, sodass der Rücken nicht unkontrolliert überstreckt wird. Diese Übung ähnelt dem *Lying Arm Raise* (R 3), jedoch wird der gesamte Oberkörper und nicht nur die Arme angehoben. Dadurch erreichen Sie die untere Rückenmuskulatur.

Tipp: Auch bei dieser Übung können Sie die Stabilität erhöhen, indem Sie Ihre Füße fixieren. Dies kann entweder durch die Hilfe eines Partners geschehen oder Sie klemmen die Füße unter eine feste Auflage (z. B. Unterkante eines Schranks oder Sofas).

R 13: Diagonal Arm and Leg Raise

↕ ▬ ⚡ ♥ Leicht

3 Legen Sie sich vorlings mit gestreckten Beinen und nach vorne ausgestreckten Armen auf den Boden. Spannen Sie den Bauch fest an und heben Sie beide Beine und Arme ca. 5 cm vom Boden an. Aus dieser Ausgangslage führen Sie nun jeweils kleine Auf- und Abwärtsbewegungen mit einem Arm und dem diagonal gegenüberliegenden Bein durch. Der Ausschlag der Bewegung sollte maximal 10–15 cm betragen, um den Rücken nicht unnötig zu überstrecken.

Richten Sie den Blick bei all diesen liegenden Rückenübungen stets in Verlängerung der Wirbelsäule schräg nach unten auf den Boden.

R 14: Swimming

↕ ▬ ⚡ ♥ Leicht

4–6 Legen Sie sich vorlings mit gestreckten Beinen und nach vorne ausgestreckten Armen auf den Boden. Spannen Sie den Bauch fest an und heben Sie beide Beine und Arme ca. 5 cm vom Boden an. Führen Sie nun mit den Beinen kurze Auf- und Abwärtsbewegungen, ähnlich wie beim Kraulschwimmen durch. Gleichzeitig bewegen Sie die Arme wechselseitig von hinten-oben nach vorne-unten, als ob Sie durch Wasser tauchen würden. Führen Sie die Armbewegung bis ganz nach hinten in die Streckung durch und heben Sie beim Vorgreifen den Ellenbogen so weit wie möglich nach oben an. Stellen Sie sich vor, Sie würden durch die Wellen kraulen. Halten Sie während der gesamten Übung Ihren Oberkörper leicht angehoben ca. 5 cm vom Boden entfernt.

Tipp: Als Alternative können Sie anstatt der Kraulbewegung auch das Brustschwimmen imitieren. Achten Sie dabei auf weite und kontrollierte Bewegungsradien.

Übungskombinationen für den ganzen Körper

Im Kapitel »Grundlagen« ab S. 18 haben Sie bereits erfahren, dass ein kurzes, intensives Kraftausdauertraining meist effektiver als ein lange andauerndes Aerobictraining mit niedriger Intensität ist. Natürlich muss an dieser Stelle erwähnt werden, dass es für einen absoluten Anfänger natürlich empfehlenswert ist, mit einem solchen Training zu beginnen. Doch möchte man langfristig Erfolg haben, so sollten Sie zunehmend auf kurze und intensive Intervalle zurückgreifen. Die Effektivität wurde seitens der Sportwissenschaft in den letzten Jahren immer wieder bestätigt.

Aktivierung des Energiestoffwechsels

Für den Trainingseinsatz eignen sich besonders Kombinationen verschiedener Einzelübungen, die in der Gesamtheit fast alle Muskeln Ihres Körpers ansprechen. Dadurch treiben Sie Ihre Herzfrequenz in die Höhe und das gesamte metabolische System wird trainiert.

Außerdem bauen Sie auf diese Weise straffe Muskeln auf und verlieren Fett. Je intensiver Sie sich in diesen Trainingsintervallen auslasten, umso mehr provozieren Sie dabei den sogenannten Nachbrenneffekt. Durch solche progressive Überlastung ist der Körper einmal mehr gezwungen sich anzupassen. Das heißt, dass sich Ihr Körper nach dem Training mehrere Stunden erholt und regeneriert. In dieser Zeit benötigt er viel Energie, um ein gesteigertes Leistungsniveau aufzubauen. Je intensiver ein Muskel, eine Muskelgruppe oder der gesamte Körper während des Trainings ausbelastet wird, desto länger verbrennt die Muskulatur nach dem Training Ihre überschüssigen Kalorien. Einige Studien konnten sogar nachweisen, dass nach einem »HIIT-Programm« die Stoffwechselrate unseres Körpers noch 24–48 Stunden nach dem Training erhöht war. In dieser Zeit verarbeiten Sie mehr Energie als im normalen Zustand. Sie können sich also leicht vorstellen, dass Ihr Energiestoffwechsel langfristig signifikant angehoben wird, wenn Sie 3–4-mal pro Woche ein solches Training absolvieren.

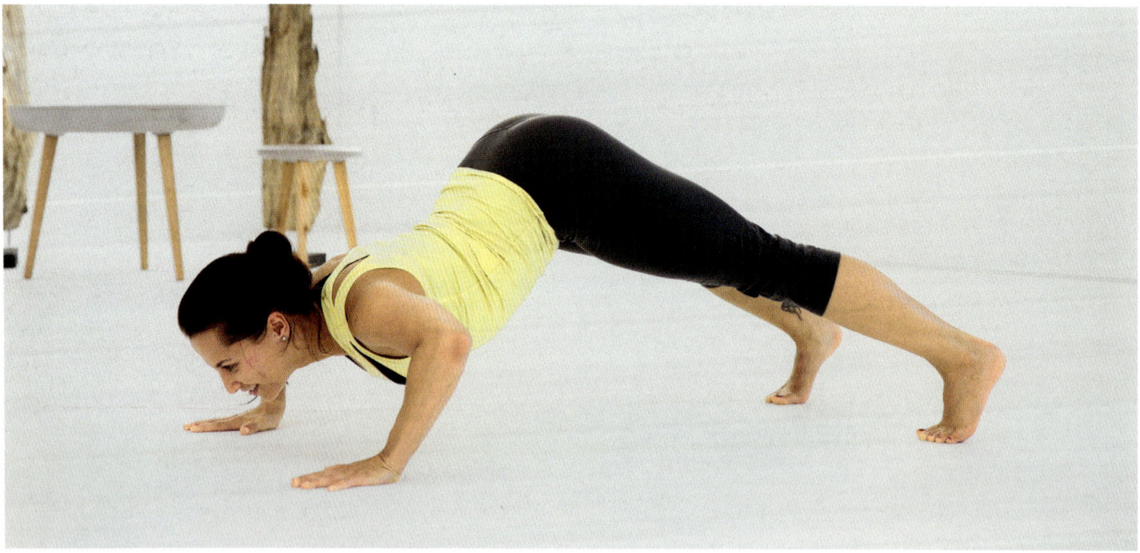

Komplexe Ganzkörperübungen trainieren viele verschiedene Muskeln.

Hilfreiche Tipps für die Kombination verschiedener Übungen

Grundsätzlich können Sie fast alle der in den vorangegangenen Kapiteln vorgestellten Übungen miteinander kombinieren. Achten Sie aber darauf, dass es sich um keine einseitigen Ausführungen handelt. Natürlich können Sie mehrere dieser einseitigen Ausführungen auch miteinander verbinden, jedoch müssen Sie diese dann jeweils einmal mit der einen und anschließend mit der anderen Seite durchführen. Aus diesem Grund lassen sich komplette Übungen einfacher miteinander kombinieren.

Die folgenden Tipps sollen Ihnen helfen, die Übungsauswahl zur Erstellung Ihrer eigenen komplexen Ganzkörperkombination zu erleichtern:

- Verwenden Sie als Basisübungen immer solche, die große Muskelgruppen beinhalten (z.B. Oberschenkel, Brust-Schulter, Rücken)
- Wechseln Sie zwischen Unterkörper und Oberkörperübungen. Dadurch bleibt die Herzfrequenz ständig erhöht und die vorübergehend nicht so intensiv beanspruchten Muskelgruppen können sich währenddessen aktiv erholen. Ein Beispiel ist die Kombination von Liegestützen in einem Satz, gefolgt von einem anderen Satz Kniebeugen.
- Kombinieren Sie reine Kraftübungen wie z.B. Liegestütze mit reinen Cardio-Übungen wie z.B. einem Sprint oder *Jumping Jacks* (Hampelmann).
- Versuchen Sie mit zunehmendem Leistungsstand, das Tempo der Übungen zu erhöhen, ohne dabei abzufälschen.
- Die Kombination von vollständig-zügigen und unvollständig-schnellen oder statischen Halteübungen innerhalb eines Trainings schafft neue Reize, auf die sich der Körper immer wieder neu einstellen muss. Kombinieren Sie also hin und wieder verschiedene Übungsausführungsformen innerhalb eines Satzes bzw. einer Trainingseinheit. Dies könnten z.B. normale Kniebeugen in einem Satz, gefolgt von kurzen schnellen Wiederholungen im nächsten Satz, Kniebeuge-Sprüngen im Folgesatz und statischem Halten in der Mittelstellung der Bewegung im letzten Satz sein.
- Achten Sie bei der Kombination von liegenden mit stehenden Übungen, z.B. *Crunch* am Boden in Kombination mit Kniebeuge-Sprüngen, darauf, dass Sie stets ökonomisch aufstehen und einen geraden Rücken beibehalten. Zu schnelle und hektische Kombinationen provozieren häufig unkontrollierte Bewegungen.
- Übungskombinationen, für die sehr lange Wechselzeiten in Kauf genommen werden müssen, sind eher weniger geeignet. Aus diesem Grund sollten Sie bei der Kombination darauf achten, dass die zu verbindenden Übungen einen ähnlichen Bewegungsfluss bzw. eine ähnliche Ausrichtung aufweisen.
- Kombinieren Sie nicht zu viele Übungen miteinander. Einerseits sind die Pausenzeiten der nicht hauptsächlich beanspruchten Muskeln dann zu lange und andererseits können Sie sich dann lokal meist nicht mehr vollständig auslasten.
- Verwenden Sie zwischen den Sätzen kurze Pausen.
- Legen Sie die komplexen und komplizierten Übungen an den Anfang Ihres Trainings. Dadurch ist eine gesunde und kontrollierte Ausführung besser gewährleistet, als wenn Sie diese zum Ende des Workouts machen.

Auf den folgenden Seiten werden einige Ganzkörper-Übungskombinationen vorgestellt, die besonders effektiv sind und eine gute Grundlage schaffen.

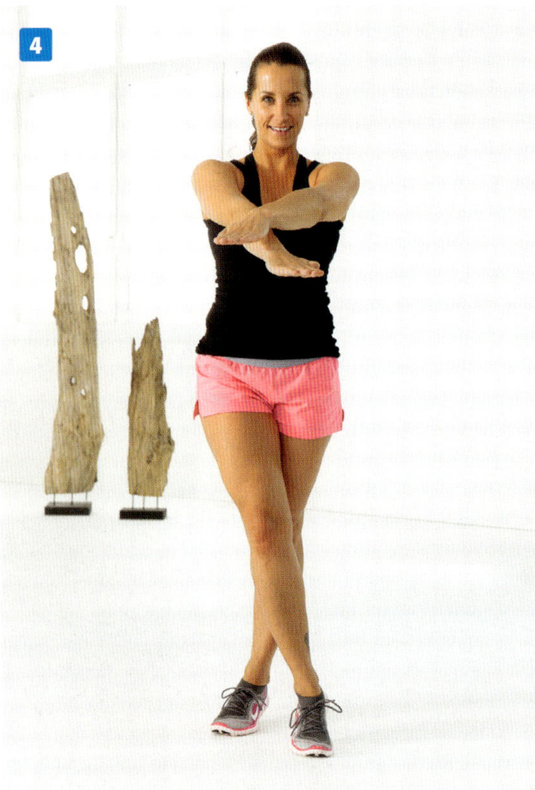

G 1: Jumping Jack (Hampelmann)

Leicht

Der sogenannte *Jumping Jack,* also der »Hampelmann«, ist Ihnen mit Sicherheit noch aus dem Sportunterricht bekannt. Häufig wurde diese Übung als Bestandteil des Aufwärmens durchgeführt und fand wenig Beachtung. Dabei beinhaltet der *Jumping Jack* wesentlich mehr, als er auf den ersten Blick zu erkennen gibt. Schon alleine die Kombination der Arm- und Beinbewegung stellt hohe Ansprüche an unser Timing und die Kopplungsfähigkeit. Durch eine schnelle Ausführung, mit kurzen Bodenkontaktzeiten, wird die Schnell- und Reaktivkraft trainiert. Darüber hinaus lässt sich diese Übung in vielen verschiedenen Facetten variieren und ganz einfach mit anderen Bewegungsformen kombinieren.

1–3 Stellen Sie sich mit geschlossenen Beinen auf den Boden und legen Sie die Arme gestreckt seitlich am Körper an. Dies stellt die Ausgangsposition dar. Springen Sie nun flach in eine leichte Grätsche und führen Sie dabei die Arme seitlich gestreckt über den Kopf. Sprin-

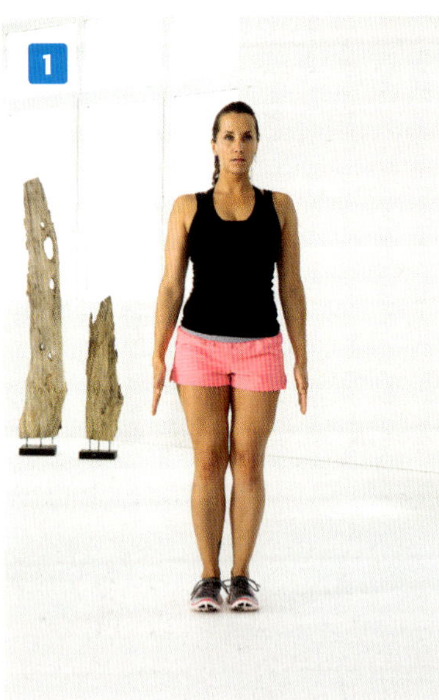

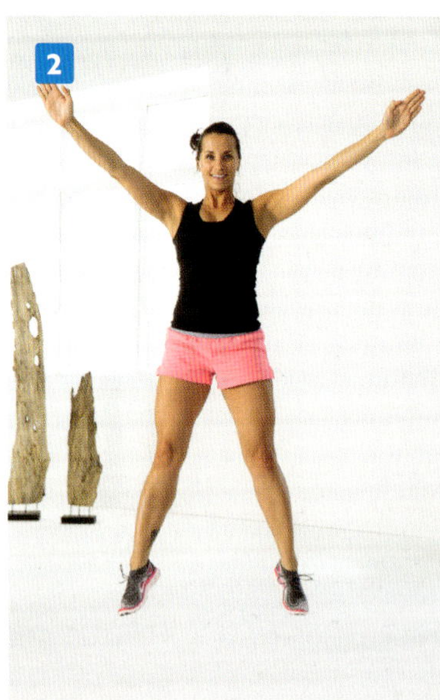

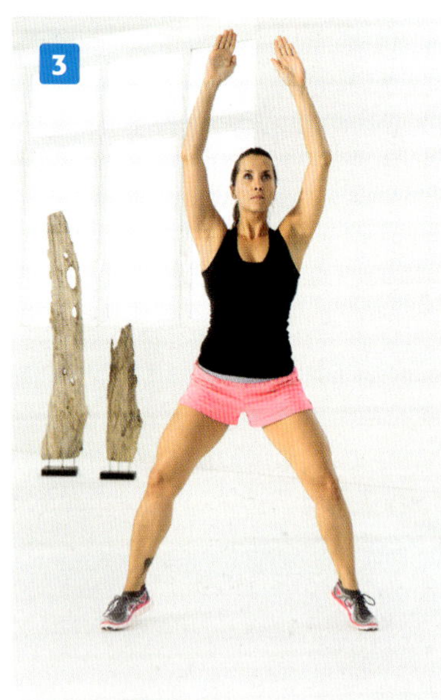

gen Sie anschließend wieder zurück in die Ausgangsposition und führen Sie den Wechsel mehrmals schnell hintereinander durch.

4 **Variationen:** Um die Schwierigkeit zu steigern, können Sie die Beine in der Ausgangsposition kreuzen. Überkreuzen Sie die Beine im stetigen Wechsel, jeweils einmal mit dem linken und danach mit dem rechten Bein vorne. Die Schwierigkeit wird ein weiteres Mal erhöht, wenn Sie die Arme ebenfalls wechselseitig vor dem Körper in der Ausgangsstellung kreuzen.

Tipp: Um Ihre Koordination zu verbessern, versuchen Sie, sich mit den Beinen doppelt so schnell zu bewegen als mit den Armen.

G 2: Aki Jacks & Lunge Switches

Mittel

5–7 Den *Jumping Jack* haben Sie bereits kennengelernt. Eine intensivere Ausführungsform dieser Übung ist der sogenannte *Aki Jack.* Anstatt in einem aufrechten Stand zu starten, nehmen Sie eine Kniebeugeposition ein. Die Beine sind dabei geschlossen und die Knie etwa 90° gebeugt. Winkeln Sie Ihre Arme vor dem Körper etwas an und starten Sie mit der Übung, indem Sie in eine Grätsche springen und die Arme dabei seitwärts nach oben bis in die Waagerechte schwingen. Springen Sie nun wieder in die Ausgangsstellung zurück und springen Sie im Anschluss sofort mit einem Bein in eine tiefe *Lunge*-Position. Achten Sie dabei auf die korrekte Beinhaltung und kippen Sie Ihren Oberkörper nicht nach vorne. Danach springen Sie wieder zurück in die Ausgangsstellung, grätschen erneut und springen jetzt mit dem anderen Bein in den *Lunge*. Versuchen Sie, während der gesamten Übungskombination die Beine stets gebeugt und Ihren Körperschwerpunkt immer tief zu halten. Dadurch bleiben die Oberschenkel dauernd in Spannung und die Intensität steigt.

5
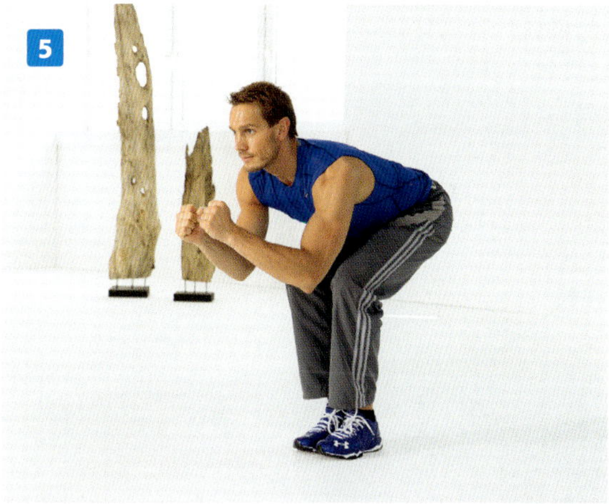

6
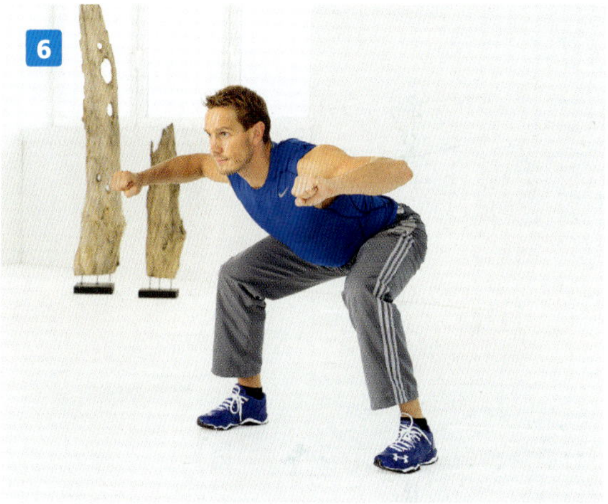

7
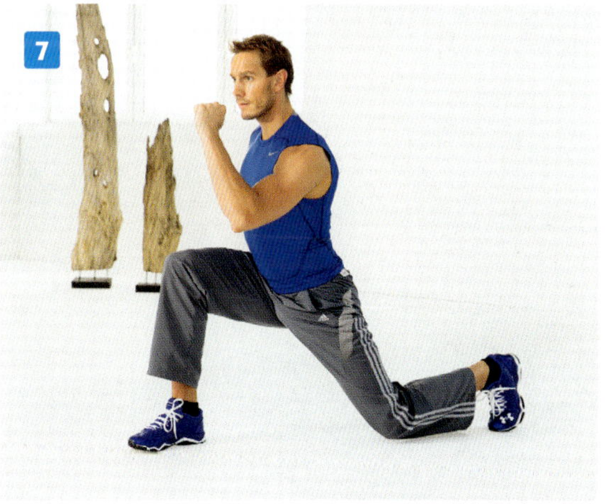

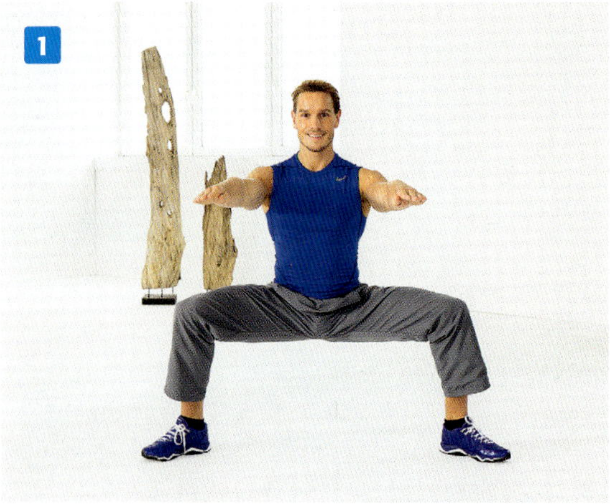

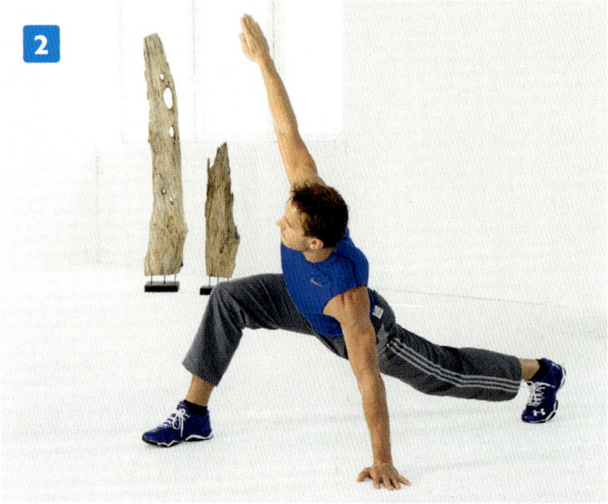

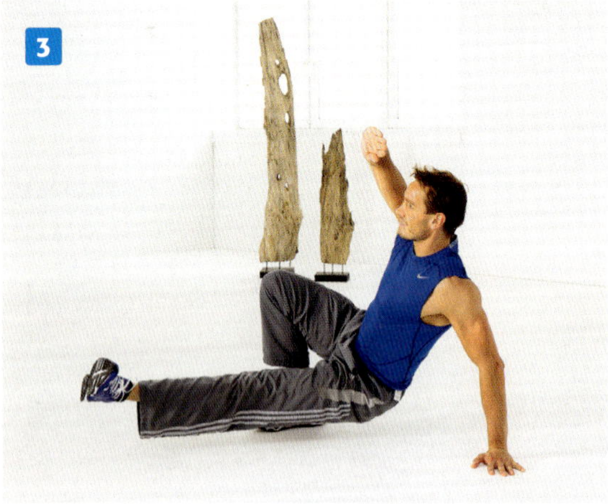

G 3: Wide Squat Jump & Capoeira Lunge

Schwer

Diese Übungskombination schließt mit der sogenannten »Negativa« ab, einer Position, die aus dem brasilianischen Kampftanz Capoeira bekannt ist.

1 + 2 Stellen Sie sich mit etwa schulterbreit geöffneten Beinen auf den Boden und führen einen *Wide Squat* bzw. *Sumo Squat* durch, so wie im Kapitel »Unterkörper« auf S. 48 beschrieben. Springen Sie am Ende dieses *Squat* explosiv in die Höhe und landen Sie sanft wieder. Nach der Landung drehen Sie Ihren Körper etwa 90° zur Seite, sodass Sie in einem Ausfallschritt bzw. in einer *Lunge*-Position stehen. Beugen Sie die Beine und neigen Sie Ihren Oberkörper etwas nach vorne, sodass Sie sich mit der vorderen Hand auf dem Boden abstützen können. Der hintere Arm wird senkrecht nach oben gestreckt. Sie befinden sich nun in einem tiefen Ausfallschritt.

3 Verlagern Sie das gesamte Körpergewicht auf den am Boden aufgestützten Arm und strecken Sie jetzt Ihr hinteres Bein schwebend nach vorne durch, als ob Sie einen Kick machen würden. Im Capoeira wird diese Position als »Negativa« bezeichnet. Der gegenüberliegende Arm zieht währenddessen angewinkelt nach oben über den Kopf und macht einen »Block«. Stellen Sie sich bei dieser Übung vor, Sie würden einem »Gegner« gegen das Bein treten und gleichzeitig mit dem Arm den Kopf schützen. Der Körper wird währenddessen schwebend über dem Boden gehalten. Sie ziehen das vordere Bein anschließend wieder in den Ausfallschritt nach hinten zurück, richten sich über den Lunge wieder auf und starten die gesamte Übungsabfolge erneut auf der anderen Seite.

G 4: Mountain Climber & Wide Squat Jump

Mittel

Diese Übung kombiniert den *Mountain Climber,* der in einer Liegestützposition durchgeführt wird, mit einer breiten Kniebeuge. Die erste Übung beansprucht vorwiegend unsere Stützmuskulatur am Oberkörper sowie den gesamten Körperkern. Mit der zweiten Übung werden die Oberschenkel trainiert. Da die gesamte Übungskombination jeweils große Muskelgruppen anspricht, wird Ihre Herzfrequenz schnell steigen. Dadurch kombinieren Sie auf einfache und effektive Art und Weise Kraft und Ausdauer.

4 + 5 Nehmen Sie als Startposition einen Liegestütz vorlings ein. Spannen Sie Ihren Bauch fest an und halten Sie den Rücken gerade. Ziehen Sie nun so schnell und explosiv wie möglich jeweils das rechte und linke Bein 3–4-mal abwechselnd angewinkelt zur Brust. Stellen Sie sich vor, Sie würden einen steilen Berg erklimmen. Hocken Sie sofort danach beide Beine an und springen dynamisch in die tiefe Ausgangsstellung einer breiten Kniebeuge.

6 Drücken Sie sich nun explosiv nach oben und machen einen Strecksprung oder auch einen Hocksprung. Landen Sie im Anschluss sanft. Beugen Sie im Anschluss die Knie und stützen sich mit den Händen auf dem Boden ab, sodass Sie wieder in die Liegestützposition als Ausgangslage zurückspringen können.

Achten Sie bei der gesamten Bewegung stets auf eine korrekte Haltung und Ausführung. Vor allem beim Wechseln vom Stütz in die Kniebeugestellung und anders herum ist auf einen kontrollierten Bewegungsablauf und einen geraden Rücken zu achten.

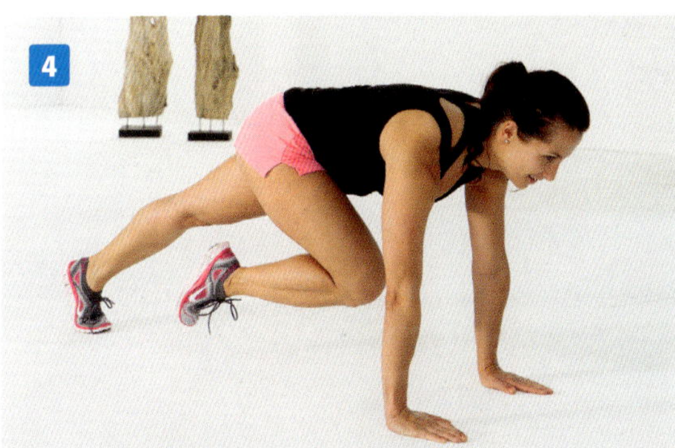

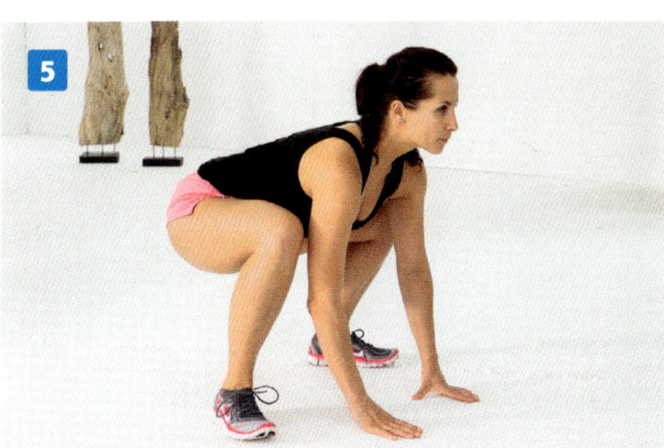

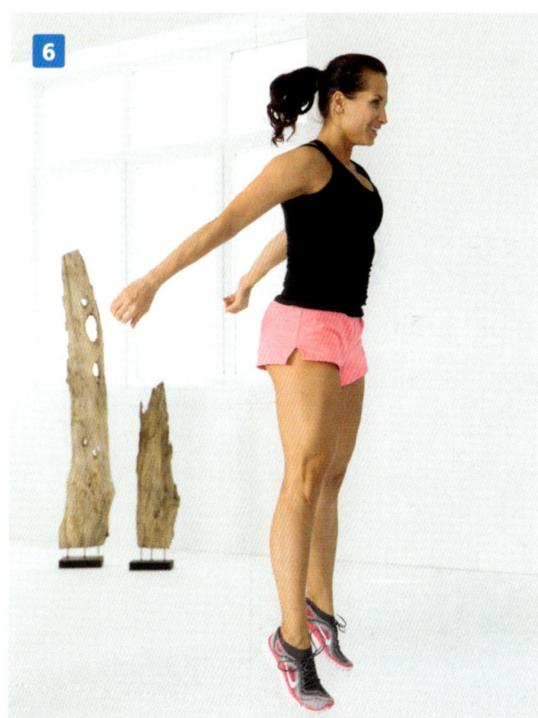

G 5: Burpee

Mittel

Burpees sind in den letzten Jahren wieder sehr modern und populär geworden und sind aus leistungsorientierten, funktionellen Trainingszirkeln nicht mehr wegzudenken. Ein *Burpee* ist eine Kombination aus einem Liegestütz vorlings, einem Anhocken und einem Strecksprung.

Sie starten dabei in einer neutralen, etwa schulterbreiten Standposition. Beugen Sie nun die Beine in eine tiefe Hocke und stützen Sie die Hände vor Ihren Knien auf den Boden.

1–4 Springen Sie mit den Beinen nach hinten in eine Liegestützposition. Halten Sie Ihren Körperkern stabil und in Spannung und führen Sie nun einen Push Up durch. Achten Sie darauf, dass Sie Ihren Körper in der Beugeposition bis zum Boden absenken. Drücken Sie sich wieder hoch und hocken Sie die Beine wieder nach vorne an. Strecken Sie aus dieser Position beide Beine explosiv durch, richten Sie Ihren Oberkörper auf und machen Sie einen möglichst hohen Strecksprung. Sie landen im Anschluss danach sanft auf dem Boden, beugen sofort wieder die Beine, nehmen erneut die Hockposition ein und beginnen die Übung erneut.

Tipp: Falls mit zunehmender Erschöpfung kein vollständiger *Push Up* mehr möglich ist, können Sie diesen auch weglassen und stattdessen nur einmal kurz in die Liegestützposition springen und im Anschluss gleich wieder anhocken. Als Alternative wäre auch ein langsames Einnehmen der Liegestützposition empfehlenswert, indem Sie nach der Hocke erst das eine und dann das andere Bein nach hinten führen bzw. nach dem *Push Up* nacheinander in die Hocke beugen. Für diejenigen, die in dieser Übung eine höhere Intensität erreichen wollen, empfiehlt sich eine der schweren *Push Up*-Varianten, wie Sie im Übungskapitel Oberkörper (ab S. 114) beschrieben werden. Zusätzlich können Sie anstatt eines normalen Strecksprungs auch einen Hocksprung oder einen Sprung mit einer 180°- oder 360°-Drehung einbauen. Auch Kombinationen mit *Jumping Jacks, Lunge Jumps* oder ähnlichen dynamischen Übungen sind an dieser Stelle möglich.

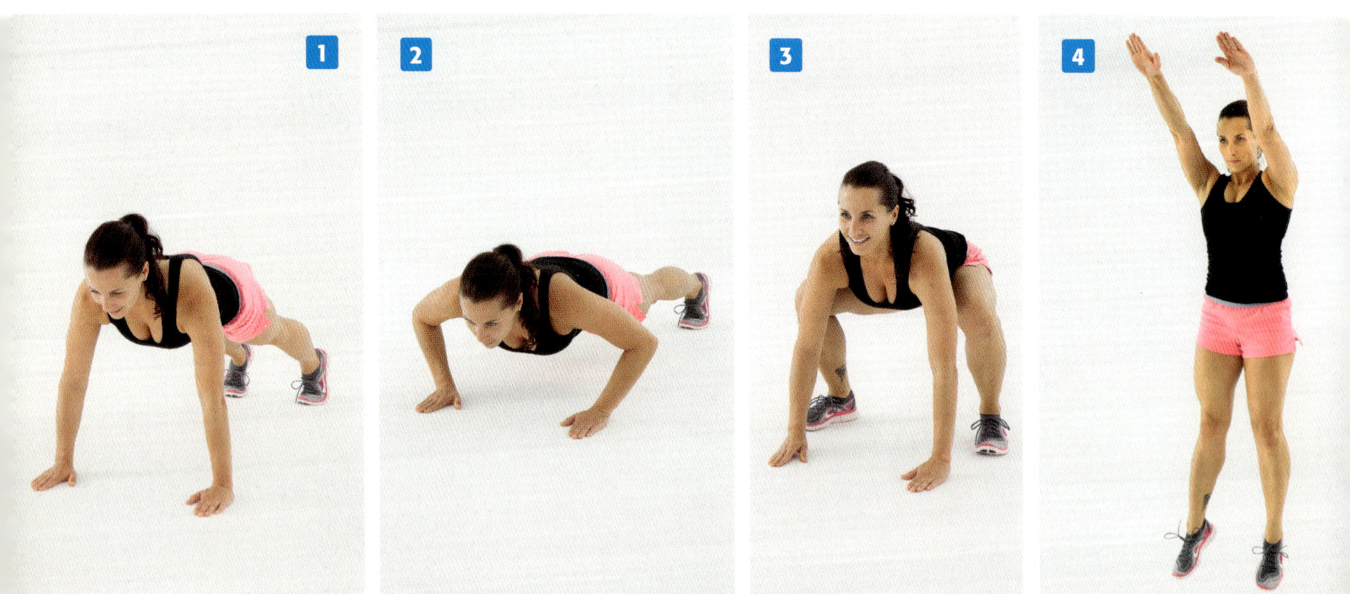

G 6: Spiderman Walk

Sehr schwer

Den *Spiderman Push Up* haben Sie bereits im Übungskapitel »Oberkörper« (S. 118) kennengelernt. Eine intensivere Variante dieser Übung, die viele kleine Teilbewegungen miteinander kombiniert, ist der sogenannte *Spiderman Walk*.

5 + 6 Die Übung beginnt in einer tiefen Liegestützposition. Gehen Sie dazu in eine Liegestützstellung vorlings und senken Sie Ihren Körper bis kurz vor dem Boden ab. Halten Sie die Arme während der ganzen Übung stets gebeugt und lassen Sie den gesamten Körper immer knapp über dem Boden schweben. Lösen Sie nun ein Bein vom Boden und ziehen Sie dieses gebeugt nach vorne-außen. Parallel dazu lösen Sie die gegenüberliegende Hand vom Boden und greifen weit nach vorne. Setzen Sie nun den Fuß des herangezogenen Beins wieder auf dem Boden ab und verlagern Sie das Körpergewicht auf diesen. Nun drücken Sie das Bein durch, sodass der gesamte Körper nach vorne geschoben wird. Führen Sie die gleiche Bewegung anschließend auf der anderen Seite identisch durch. Dadurch ergibt sich eine tiefe, kriechende Bewegung, während Ihr gesamter Körper immer in Spannung gehalten wird. Stellen Sie sich vor, Sie würden unter einem niedrigen Gegenstand hindurchkriechen, ohne dabei mit dem Körper auf dem Boden aufzusetzen.

Tipp: Anstatt vorwärts zu laufen, können Sie diese Übung auch rückwärts durchführen oder sogar kombinieren. Setzen Sie sich eine Start- und Ziellinie und kriechen Sie vorwärts bis zum Ziel und anschließend rückwärts wieder zurück zum Start.

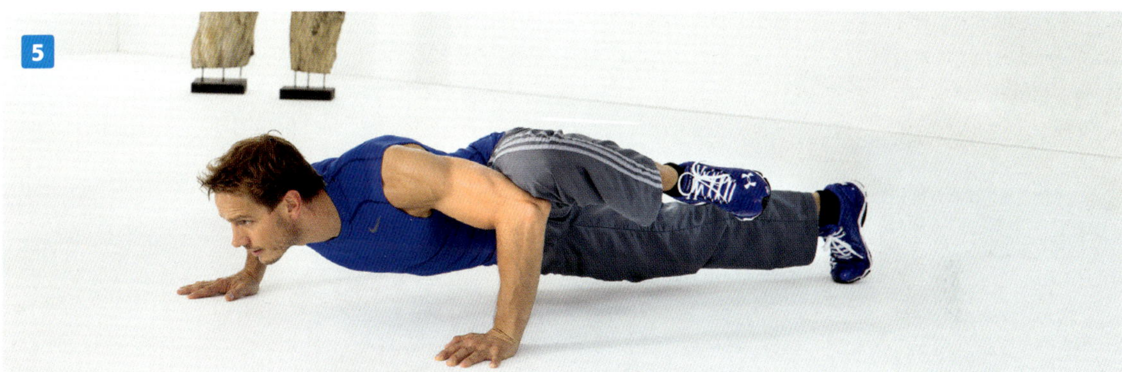

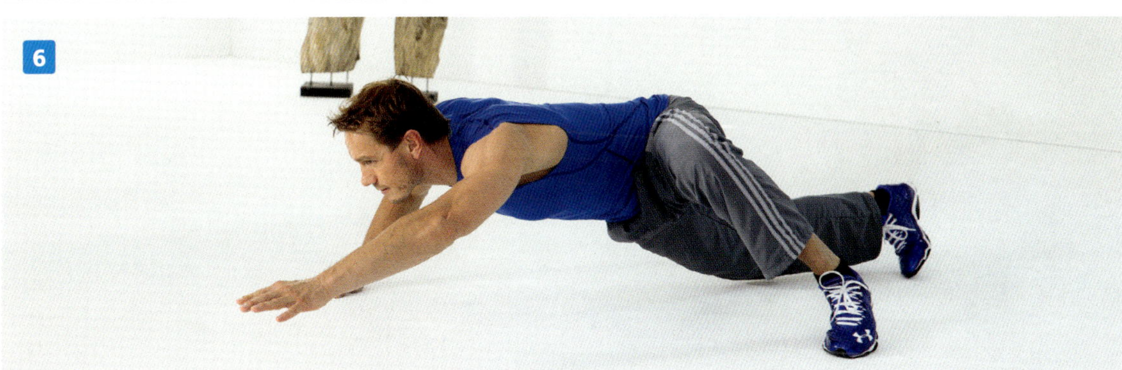

G 7: Cross Walk Crocodile Push Up

Schwer

1–3 Diese Übung beginnt in einem Liegestütz vorlings. Nehmen Sie diese Position ein und wandern Sie zunächst etwa eine gesamte Körperbreite nach rechts-außen. Überkreuzen Sie den linken Arm vor dem rechten und grätschen Sie gleichzeitig mit dem rechten Bein etwa 30–40 cm nach rechts-außen. Setzen Sie nun den rechten Arm nach außen und platzieren Sie ihn wieder schulterbreit in einer normalen Liegestützposition. Führen Sie währenddessen das linke Bein ebenfalls aus der Grätsche wieder in eine normale Liegestützposition. So können Sie koordiniert in einer Liegestützstellung zur Seite hin wandern, ohne sich zu verhaken. Achten Sie darauf, den Rumpf dabei stets fest angespannt zu lassen.

4 Machen Sie nun einen *Push Up* und ziehen Sie während der Abwärtsbewegung das linke Bein angewinkelt in Richtung Schulter. Idealerweise berührt das Knie in dieser Stellung die linke Schulter. Drücken Sie sich danach wieder hoch und lassen Sie das Bein zurück in die Ausgangslage des Liegestützes gleiten. Wandern Sie nun auf gleiche Art und Weise nach links auf die andere Seite und führen Sie dort ebenfalls einen *Crocodile Push Up* durch.

Tipp: Anstatt eines *Crocodile Push Up*, können Sie natürlich auch alle anderen Liegestütz-Varianten nach dem Seitwärtswandern anfügen. Besonders intensiv wird die Übung, wenn Sie beim Beugen in den Liegestütz das gestreckte Bein zur Seite führen. Des Weiteren können Sie auch eine Längsachsen-Innenrotation, ähnlich wie beim *T-Push Up* (P 13), einbauen.

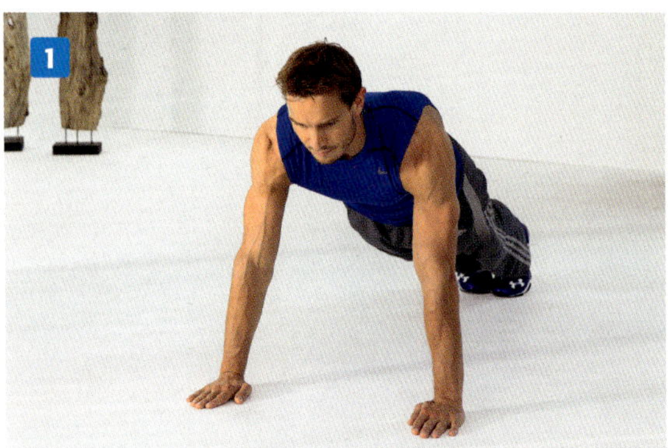

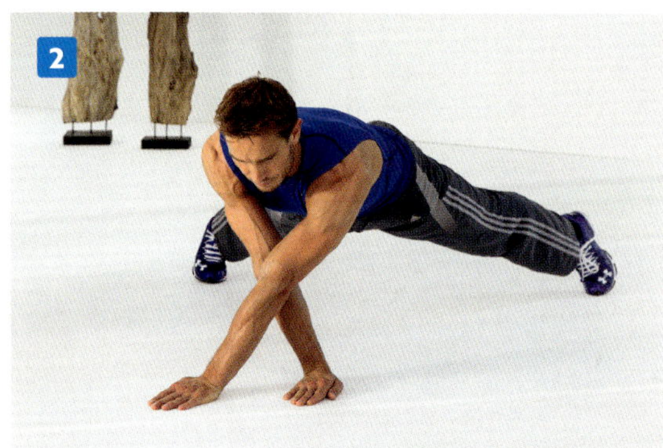

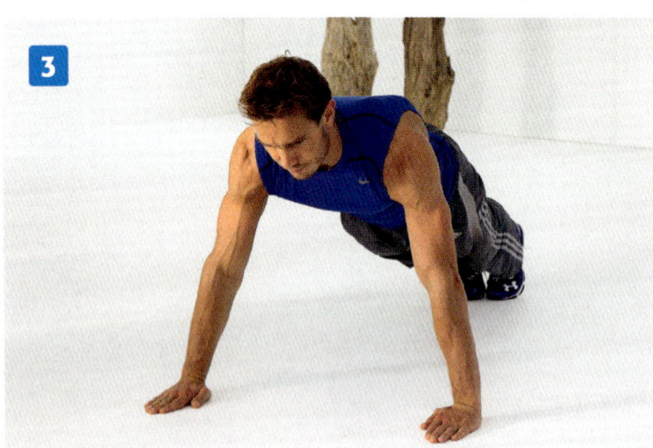

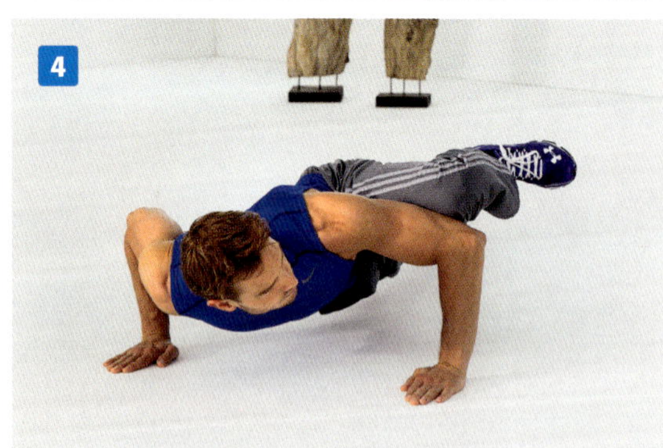

G 8: Prisoner Get Up & Squat Jump

Schwer

Stellen Sie sich bei dieser Übung vor, Sie wären ein Gefangener, der auf dem Boden liegt und dem die Hände über dem Kopf gefesselt wurden. Nun müssen Sie irgendwie aufstehen, können aber Ihre Arme nicht zu Hilfe nehmen. Das heißt, Sie können bei dieser Übung nicht abfälschen, indem Sie mit einem Armschwung arbeiten oder sich vom Boden abstützen.

5–8 Legen Sie sich mit gestreckten Beinen rücklings auf den Boden und halten Sie die Hände hinten dem Kopf zusammen. Spannen Sie Ihren Bauch fest an und vermeiden Sie während der gesamten Übung ein Hohlkreuz oder einen starken Rundrücken. Beginnen Sie die Übung, indem Sie zunächst Ihre Beine etwa 90° beugen und die Füße auf den Boden stellen. Führen Sie einen *Crunch* durch, indem Sie den Oberkörper möglichst ohne Schwung nach oben anheben, bis er sich in einer aufrechten Position befindet. Ziehen Sie jetzt einen Fuß ganz an Ihren Körper heran, sodass ein kleiner Ausfallschritt entsteht. Verlagern Sie den Oberkörper nach vorne und bringen Sie Druck auf die Fußsohle des vorderen Beins. Richten Sie sich langsam in den Stand auf, indem Sie dieses Bein durchdrücken.

Senken Sie sich im Anschluss auf die gleiche Art und Weise wieder nach unten ab, legen Sie den Oberkörper langsam nach hinten und lassen Sie ihn wieder in die liegende Ausgangslage zurückgleiten. Führen Sie die Übung erneut durch, aber stehen Sie nun über das andere Bein auf, sodass beide Beine gleichermaßen beansprucht werden.

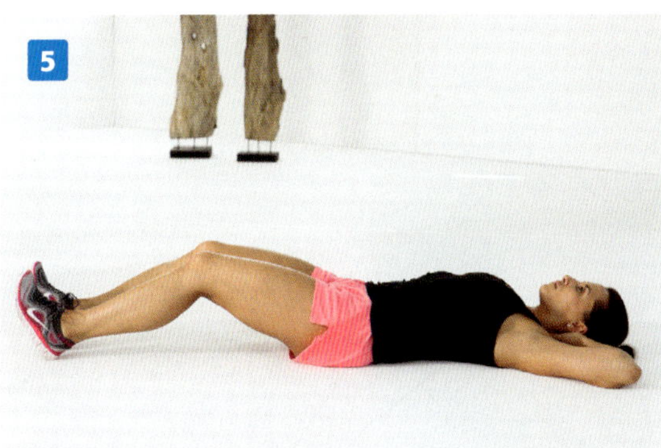

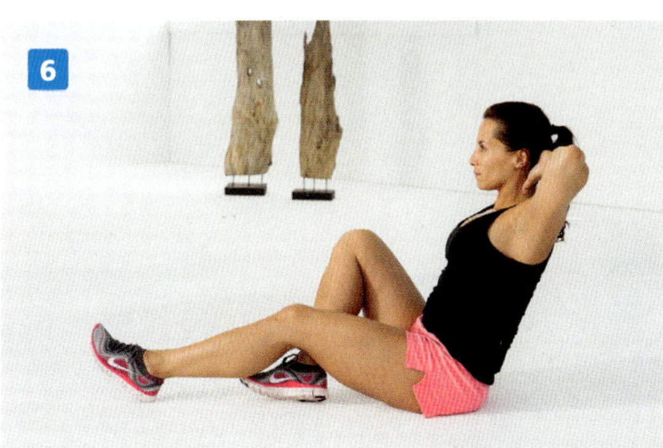

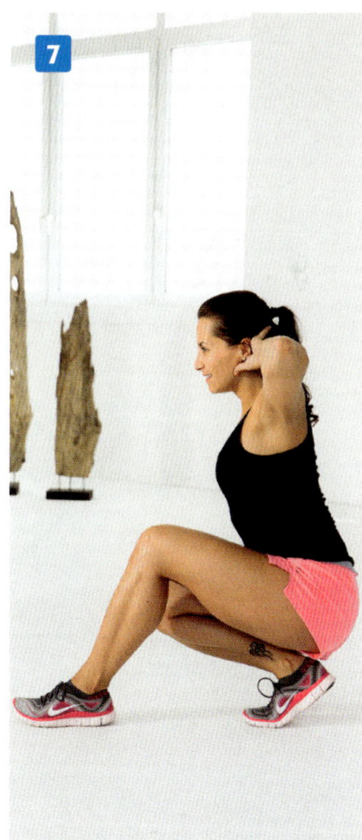

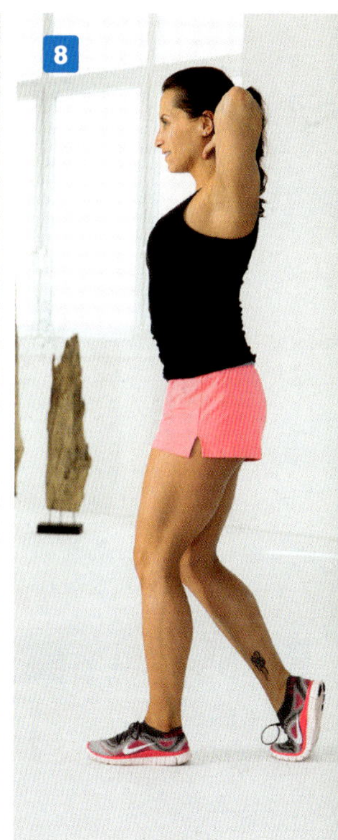

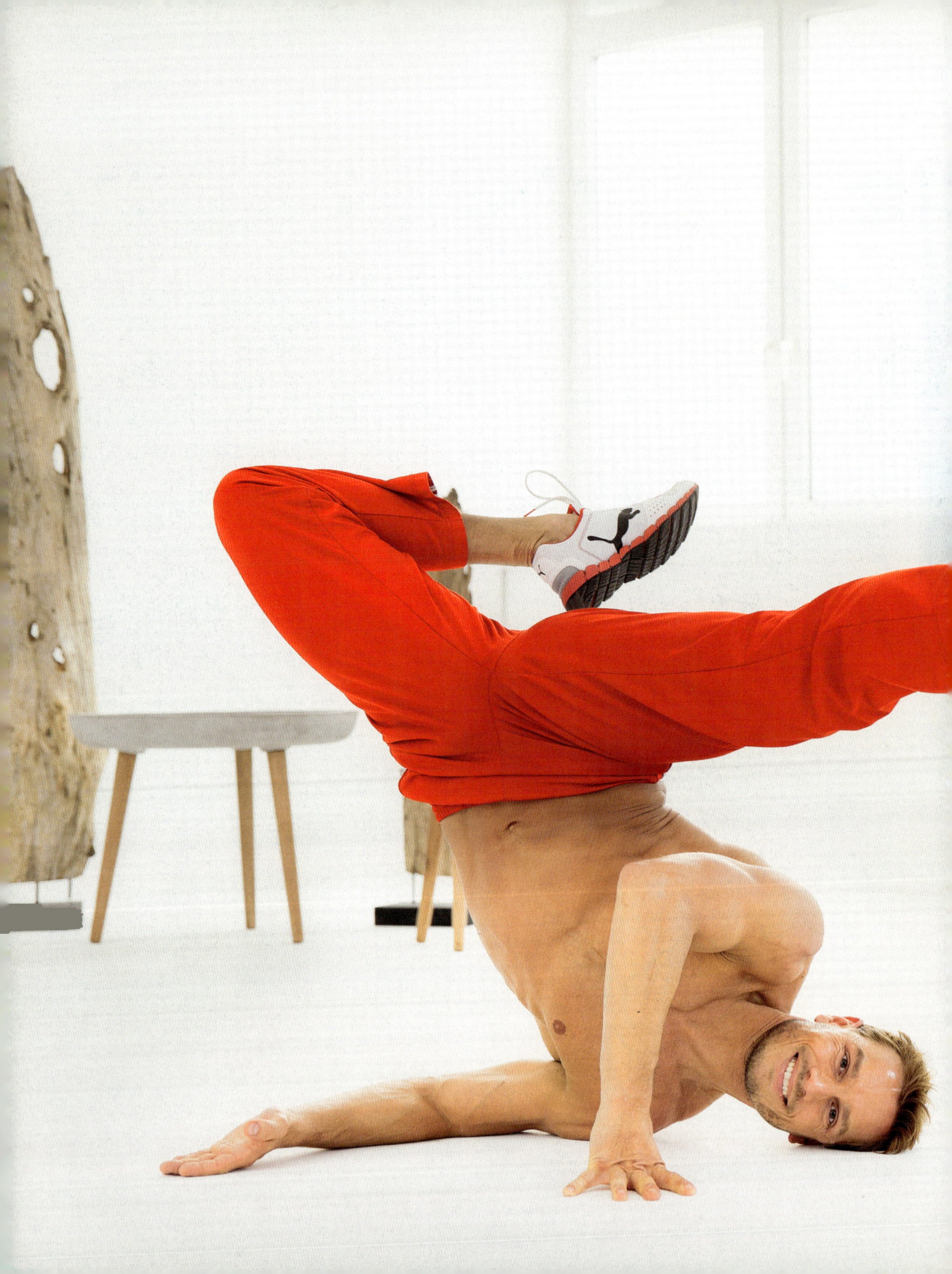

Trainingspläne

In diesem Kapitel finden Sie verschiedene Trainingspläne, die es Ihnen ermöglichen, sofort mit Ihrem eigenen Workout zu beginnen, ohne dabei unnötig viel Zeit für die Suche nach Übungen zu verschwenden. Die in diesem Kapitel enthaltenen Trainingsvorschläge erleichtern Ihnen die Durchführung eines sinnvollen und regelmäßigen Trainings. Jeder dieser Trainingspläne beinhaltet darüber hinaus drei verschiedene Schwierigkeitslevels, die Ihrem individuellen Leistungsstand und möglichen Zeitaufwand gerecht werden. Suchen Sie sich Ihren Plan aus und starten Sie mit dem Training – jetzt!

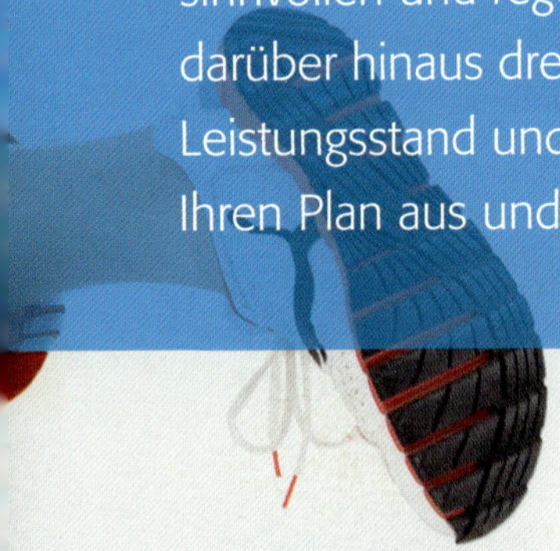

Bodyboom-Zirkelmethode

Die »Bodyboom-Zirkelmethode« ist eine Variation des HIIT-Trainingsprinzips, das Sie bereits im Kapitel »Trainingsgestaltung und Konzepte« (s. S. 30) kennengelernt haben. Dieses intensive Ganzkörperintervalltraining nutzt das Prinzip des Supersatzes. Dabei werden jeweils zwei Übungen nacheinander durchgeführt, die die gleiche Muskelgruppe oder eine ähnliche Körperregion ansprechen. Dadurch erreichen Sie in kürzester Zeit eine maximale Muskelausbelastung. Mit anderen Worten: »Mit diesem Workout haben Sie die maximale Effizienz bei geringstem Zeiteinsatz.«

Durch das »Trainingsrundenkonzept« ist das Fitnessprogramm so aufgebaut, dass Sie ein Workout nach Ihren zeitlichen und trainingsspezifischen Wünschen optimal in den Alltag integrieren können. Zugleich wird durch die Konzeption der Übungen Kraft und Ausdauer trainiert, denn Ihr Puls bleibt während des gesamten Trainings erhöht. Das Fitnessprogramm ist also bestens geeignet, um Muskeln aufzubauen, Muskeln zu definieren, Fett abzubauen und die Ausdauer zu verbessern. Und alles ganz ohne Geräte, nur mit Ihrem eigenen Körpergewicht.

Programmaufbau

Das Programm beinhaltet jeweils 3 Runden zu je 7 Übungskombinationen, bestehend aus einer Basisübung und einer zweiten Übung als Supersatz. Die erste Übung wird immer 30 Sekunden lang durchgeführt. Unmittelbar im Anschluss folgt ohne Pause die zweite Übung. Diese wird in der ersten Runde jeweils 30 Sekunden, in der zweiten 20 Sekunden und in der dritten 10 Sekunden durchgeführt. Nach jedem Supersatz gibt es 45 Sekunden Pause, ehe zur nächsten Supersatzübung für die andere Muskelgruppe gewechselt wird. Um möglichst viele verschiedene Reize auf den Muskel einwirken zu lassen, ist die Ausführungsform der zweiten Übung als Supersatz verschieden. Die erste Runde beinhaltet jeweils zwei vollständige Übungen mit der kompletten Bewegungsamplitude. In der zweiten Runde wird das Static-Prinzip und in der dritten Runde das Burn-Prinzip genutzt. Das bedeutet, dass Sie in der zweiten Runde die Folgeübung immer statisch halten. In der dritten Runde wird die Folgeübung nur in einer halben, dafür aber sehr schnellen Bewegungsrange durchgeführt.

Zeitaufwand

Sie sollten nach Möglichkeit alle 3 Runden durchführen, um optimale Ergebnisse zu erzielen. Falls Sie aber wenig Zeit haben oder nur ein Kurzworkout durchführen wollen, können Sie jederzeit auch nur eine oder zwei Runden trainieren.
Mit der ersten Runde sind Sie sind nach 12 Minuten fertig und haben in dieser Zeit 14 verschiedene Übungen (7 × 2 Übungen) durchgeführt.
Nun können Sie einen zweiten oder dritten Durchlauf starten. Wie bereits erwähnt, beinhaltet der zweite Durchlauf in der Supersatzübung ein statisches Halten in der Mittelposition mit einer Länge von 20 Sekunden. Wenn Sie mit diesem Durchlauf fertig sind, haben Sie bereits schon 28 Übungen absolviert und es sind 22 Minuten vergangen.
Falls Sie noch fit sind, können Sie in den dritten Durchlauf starten. Die dritte Runde beinhaltet in der Supersatzübung kurze kleine Teilwiederholungen. Diese Übungen werden »burns« genannt, weil sie zum Schluss des Workouts die Muskeln richtig zum Brennen bringen. Aus diesem Grund werden diese nur 10 Sekunden lang absolviert. Wenn Sie mit der dritten Runde fertig sind, haben Sie insgesamt 30 Minuten trainiert und 42 Übungen erfolgreich bewältigt.
Anhand der Grafik auf S. 159 können Sie sich noch einmal einen Überblick verschaffen.

Grafischer Überblick

1. Durchgang:	**2. Durchgang:**	**3. Durchgang:**
Übungskombination 1: Basisübung + Supersatzübung 30 Sek. + 30 Sek. + 45 Sek. Pause	Übungskombination 1: Basisübung + statisches Halten 30 Sek. + 20 Sek. + 30 Sek. Pause	Übungskombination 1: Basisübung + kurze Burns 30 Sek. + 10 Sek. + 20 Sek. Pause
Übungskombination 2: Basisübung + Supersatzübung 30 Sek. + 30 Sek. + 45 Sek. Pause	Übungskombination 2: Basisübung + Supersatzübung 30 Sek. + 20 Sek. + 30 Sek. Pause	Übungskombination 2: Basisübung + Supersatzübung 30 Sek. + 10 Sek. + 20 Sek. Pause
Übungskombination 3: Basisübung + Supersatzübung 30 Sek. + 30 Sek. + 45 Sek. Pause	Übungskombination 3: Basisübung + Supersatzübung 30 Sek. + 20 Sek. + 30 Sek. Pause	Übungskombination 3: Basisübung + Supersatzübung 30 Sek. + 10 Sek. + 20 Sek. Pause
Übungskombination 4: Basisübung + Supersatzübung 30 Sek. + 30 Sek. + 45 Sek. Pause	Übungskombination 4: Basisübung + Supersatzübung 30 Sek. + 20 Sek. + 30 Sek. Pause	Übungskombination 4: Basisübung + Supersatzübung 30 Sek. + 10 Sek. + 20 Sek. Pause
Übungskombination 5: Basisübung + Supersatzübung 30 Sek. + 30 Sek. + 45 Sek. Pause	Übungskombination 5: Basisübung + Supersatzübung 30 Sek. + 20 Sek. + 30 Sek. Pause	Übungskombination 5: Basisübung + Supersatzübung 30 Sek. + 10 Sek. + 20 Sek. Pause
Übungskombination 6: Basisübung + Supersatzübung 30 Sek. + 30 Sek. + 45 Sek. Pause	Übungskombination 6: Basisübung + Supersatzübung 30 Sek. + 20 Sek. + 30 Sek. Pause	Übungskombination 6: Basisübung + Supersatzübung 30 Sek. + 10 Sek. + 20 Sek. Pause
Übungskombination 7: Basisübung + Supersatzübung 30 Sek. + 30 Sek. + 45 Sek. Pause	Übungskombination 7: Basisübung + Supersatzübung 30 Sek. + 20 Sek. + 30 Sek. Pause	Übungskombination 7: Basisübung + Supersatzübung 30 Sek. + 10 Sek. + 20 Sek. Pause
Gesamt: 12 Min. 25 Sek.	**Gesamt: 9 Min. 33 Sek.**	**Gesamt: 7,0 Minuten**

Gesamtzeit 1. + 2. Durchgang = ca. 22 Minuten

Gesamtzeit 1. + 2. + 3. Durchgang = ca. 30 Minuten

Die erste Runde beinhaltet 7 aufeinander folgende Supersatzübungen. Sie führen dabei zwei vollständige Übungen mit dem kompletten Bewegungsumfang jeweils 30 Sekunden lang durch.

Übung 1 (30 Sekunden) Vollständige Bewegung	+	**Übung 2** (30 Sekunden) Vollständige Bewegung	= **Supersatz**

Die zweite Runde beinhaltet ebenfalls 7 aufeinander folgende Supersatzübungen. Sie führen dabei die erste 30 Sekunden lang mit der vollständigen Bewegungsamplitude durch, die Folgeübung wird nur statisch in der Mittelposition für 20 Sekunden gehalten.

Übung 1 (30 Sekunden) Vollständige Bewegung	+	**Übung 2** (20 Sekunden) Statisch halten	= **Supersatz**

Die dritte Runde besteht auch aus 7 aufeinander folgenden Supersätzen. Sie führen die erste wieder 30 Sekunden lang vollständig durch und wechseln bei der zweiten Übung zu einer 10-sekündigen, schnellen Ausführungsform, die nur im halben Bewegungsumfang durchgeführt wird.

Übung 1 (30 Sekunden) Vollständige Bewegung	+	**Übung 2** (10 Sekunden) Statisch halten	= **Supersatz**

Trainingsplan Einsteiger

Dieser Trainingsplan beinhaltet leichte bis mittlere Übungen und ist für alle Einsteiger geeignet. Da die Pausenzeiten innerhalb der Übungen sehr kurz gehalten werden, ist es durchaus normal und sinnvoll, dass Sie während einiger Übungen an Ihre Leistungsgrenzen stoßen und ggf. vor der Zeit abbrechen müssen. Setzen Sie sich deshalb kleine Teilziele und versuchen Sie, die Wiederholungen von Einheit zu Einheit zu verlängern. Wenn Sie nach etwa 4–6 Wochen alle Übungen, ohne vorzeitig abzubrechen, durchhalten und sich in der Lage fühlen, höhere Leistungen zu bewältigen, wechseln Sie zum Fortgeschrittenenprogramm (s. S. 162).

Einsteiger											
Runde 1				Runde 2				Runde 3			
Nr.	Basisübung	Zweite Übung	Pause	Nr.	Basisübung	Zweite Ü. = statisch	Pause	Nr.	Basisübung	Zweite Ü. = Burns	Pause
1	30	30	45	8	30	20	30	15	30	10	20
	B 1: Squats	B 13: Lunges (wechselseitig)			B 2: Squats Heel Raise	B10: Wall Sit			B 6: Sumo Squats	B 7: Sumo Squats Heel Raise	
2	30	30	45	9	30	20	30	16	30	10	20
	P 4: Wide Push Up	P 2: Torso elev. Push Up			P 6: Diagonal Push Up (auf d. Knien)	C 31: Front Plank			P 1: Push Up (auf d. Knien)	P 9: Mountain Climber (ohne Push Up)	
3	30	30	45	10	30	20	30	17	30	10	20
	B 22: Single Leg Bridge (wechselseitig)	B 20: Leg Bridge (ohne Slide)			B 23: High Leg Bridge	B 25: Straight Arms Leg Bridge (beidbeinig statisch)			B 26: Rev. Leg Raise	B 27: Standing Rev. Leg Raise (wechselseitig schnell)	
4	30	30	45	11	30	20	30	18	30	10	20
	B 35: Front Knee Raise (wechselseitig)	B 41: Heel Raise (beidseitig)			B 35: Front Knee Raise mit Frontkick (wechsels.)	B 42: Box Heel Raise (statisch i. d. Mittelstellung)			B 35: Front Knee Raise / Skippings (laufend)	B 43: Heel Jumps (beidseitig)	
5	30	30	45	12	30	20	30	19	30	10	20
	R 10: Kneeling Arm & Leg Ext. (wechselseitig)	R 3: Lying Arm Raise			R 7: Standing Leg Raise (wechselseitig)	R 11: Lying Leg Raise (statisch)			R 12: Lying Body Raise	R 13: Diagonal Arm & Leg Raise (schnelle Bewegungen)	
6	30	30	45	13	30	20	30	20	30	10	20
	C 1: Crunch	C 23: Lying Leg Ext.			C 6: Elev. Crunch	C 10: Straight Leg Crunch (nur statisch)			C 2: Diamond Crunch	C 18: Elev. Side Crunch (wechselseitig)	
7	30	30	45	14	30	20	30	21	30	10	20
	G 5: Burpee (ohne Push Ups)	G 4: Mountain Climber + Squats			G 5: Burpee (ohne Push Ups)	P 1: Push Up (statisch i. d. hohen Position)			G 5: Burpee (ohne Push Ups)	G 1: Jumping Jack	
Gesamt I			12 Min. 25 Sek.	Gesamt II			9 Min. 33 Sek.	Gesamt III			7 Min.
Gesamt-Trainingszeit 28 Min. 58 Sek.											

Empfehlung für Einsteiger

Als Einsteiger sollten Sie diesen Trainingsplan mindestens 3-mal pro Woche durchführen und jeweils 1–2 Tage Pause zwischen den Workouts einbauen, sodass sich die Muskulatur vollständig erholen kann. An den Pausentagen ist es empfehlenswert, sich nicht nur auf die faule Haut zu legen. Leichte Bewegung, wie etwa ein 20–30-minütiges schnelles Spazierengehen, Joggen oder Radfahren, sorgen für eine optimierte Durchblutung im Organismus und beschleunigen die Regeneration. Außerdem verbessern sich dadurch Ihre Grundlagenausdauer und das allgemeine Wohlbefinden. Sie sollten als Einsteiger jedoch langsam beginnen und die sportliche Belastung stufenweise steigern. Starten Sie, indem Sie anfangs nicht sofort alle drei Runden durchführen, sondern in den ersten Einheiten zunächst eine oder zwei Runde(n) absolvieren. Auf Grundlage dieser Empfehlung finden Sie auf der folgenden Tabelle einen 4-Wochen-Trainingsplan. Bitte beachten Sie, dass es sich hierbei um einen Beispiel-Trainingsplan handelt. Die Einteilung der Trainingstage können Sie selbstverständlich so anpassen, dass Sie mit Ihrem individuellen Arbeits- und Terminplan vereinbar sind.

4-Wochen-Trainingsplan

1. Woche							
Tag	Montag	Dienstag	Mittwoch	Donnerstag	Freitag	Samstag	Sonntag
Training	**Bodyboom Einsteiger** Kurzprogramm Nur 1. Runde	**Aktive Pause** 30 Minuten leichte Bewegung (Joggen, schnelles Gehen etc.)	**Bodyboom Einsteiger** Mittelprogramm 1. + 2. Runde	**Passive Pause** (einfach einmal nichts machen)	**Aktive Pause** leichtes Stretching (statisch + leicht dynamisch ca. 20 Sek./Übung)	**Bodyboom Einsteiger** komplettes Programm 1. + 2. + 3. Runde	**Passive Pause** (einfach einmal nichts machen)
2. Woche							
Tag	Montag	Dienstag	Mittwoch	Donnerstag	Freitag	Samstag	Sonntag
Training	**Bodyboom Einsteiger** Mittelprogramm 1. + 2. Runde	**Aktive Pause** 30 Minuten leichte Bewegung (Joggen, schnelles Gehen etc.)	**Bodyboom Einsteiger** komplettes Programm 1. + 2. + 3. Runde	**Passive Pause** (einfach einmal nichts machen)	**Aktive Pause** leichtes Stretching (statisch + leicht dynamisch ca. 20 Sek./Übung)	**Bodyboom Einsteiger** komplettes Programm 1. + 2. + 3. Runde	**Passive Pause** (einfach einmal nichts machen)
3. Woche							
Tag	Montag	Dienstag	Mittwoch	Donnerstag	Freitag	Samstag	Sonntag
Training	**Bodyboom Einsteiger** komplettes Programm 1. + 2. + 3. Runde	**Aktive Pause** 30 Minuten leichte Bewegung (Joggen, schnelles Gehen etc.)	**Bodyboom Einsteiger** komplettes Programm 1. + 2. + 3. Runde	**Passive Pause** (einfach einmal nichts machen)	**Aktive Pause** leichtes Stretching (statisch + leicht dynamisch ca. 20 Sek./Übung)	**Bodyboom Einsteiger** komplettes Programm 1. + 2. + 3. Runde	**Passive Pause** (einfach einmal nichts machen)
4. Woche							
Tag	Montag	Dienstag	Mittwoch	Donnerstag	Freitag	Samstag	Sonntag
Training	**Bodyboom Einsteiger** komplettes Programm 1. + 2. + 3. Runde	**Aktive Pause** 30 Minuten leichte Bewegung (Joggen, schnelles Gehen etc.)	**Bodyboom Einsteiger** komplettes Programm 1. + 2. + 3. Runde	**Bodyboom Einsteiger** Mittelprogramm 1. + 2. Runde	**Aktive Pause** leichtes Stretching (statisch + leicht dynamisch ca. 20 Sek./Übung)	**Bodyboom Einsteiger** komplettes Programm 1. + 2. + 3. Runde	**Passive Pause** (einfach einmal nichts machen)

Trainingsplan Fortgeschrittene

Trainieren Sie bereits regelmäßig und verfügen Sie über einen bestimmten Bewegungsschatz, so können Sie mit dem Fortgeschrittenenprogramm starten. Anfänger oder Fortgeschrittene mit längerer Sportpause sollten zunächst das Einsteigerprogramm 4–6 Wochen lang durchführen, ehe Sie an dieser Stelle einsteigen. Dieser Trainingsplan beinhaltet Übungen mittlerer Schwierigkeit. Trotzdem kann es sein, dass Sie bei bestimmten Übungen über- oder unterfordert sind. Variieren Sie in diesem Fall, indem Sie entweder auf die leichtere oder schwerere Ausführungsform wechseln.

Fortgeschrittene											
Runde 1				**Runde 2**				**Runde 3**			
Nr.	Basisübung	Zweite Übung	Pause	Nr.	Basisübung	Zweite Ü. = statisch	Pause	Nr.	Basisübung	Zweite Ü. = Burns	Pause
1	30	30	45	8	30	20	30	15	30	10	20
	B 3: Squat Tuck	B 6: Box Lunges (wechselseit.)			B 5: Box Squats Jump	B 11: Wall Sit Heel Lift			B 6: Sumo Squats	B 14: Lunge Switches	
2	30	30	45	9	30	20	30	16	30	10	20
	P 6: Diagonal Push Up (wechselseitig)	P1: Push Up			P 4: Wide Push Up	P 10: Straddle-Jump Push Up (statisch, nur Beine bewegen)			P 20: Narrow Push Up	P 9: Mountain Climber	
3	30	30	45	10	30	20	30	17	30	10	20
	B 20: Sliding Rev. Leg Bridge	B 21: Single Leg Bridge (wechselseitig)			B 24: Single High Leg Bridge Crosslegs (wechselseit.)	B 25: Straight Arms Leg Bridge (einbeinig je 10 Sek. statisch)			B 28: Reverse Leg Extension	B 25: Straight Arms Leg Bridge (wechselseitig zügig)	
4	30	30	45	11	30	20	30	18	30	10	20
	B 32: Side Leg Raise (rechte Seite)	B 32: Side Leg Raise (linke Seite)			B 40: Side Plank Invert Leg Raise (je 15 Sek. pro S.)	B 39: Inverse Side Plank (je 10 Sek. pro Seite)			B 42: Box Heel Raise (mit Gewicht, evtl. Flaschen)	B 43: 2.Sätze Heel Jumps (je 10 Sek. pro Bein)	
5	30	30	45	12	30	20	30	19	30	10	20
	R 1: Reverse Pull Up	R 13: Lying Body Raise (mit Gewicht, z.B. Flaschen)			R 4: Reverse Edge Butterfly	R 8: Standing Leg and Arm Ext. (statisch halten 10 Sek./Seite)			R 15: Swimming	R 14: Diagonal Arm & Leg Raise (zügig, mit Gewicht, z.B. Flaschen)	
6	30	30	45	13	30	20	30	20	30	10	20
	C 8: Straight Elev. Toe Crunch	C 24: Lying Leg Raise			C 27: Seated V-Ups	C 26: Candle (statisch halten i. d. hohen Position)			C 19: Circle Crunch	C 14: Short Scissor Crunch	
7	30	30	45	14	30	20	30	21	30	10	20
	G 5: Burpees	G 4: Mountain Climber + Wide Squat Jumps			G 5: Burpee	P 23: Bench Dips			G 5: Burpee (ohne Push Ups)	G 2: Aki Jacks + Lunge Switches	
Gesamt I			12 Min. 25 Sek.	Gesamt II			9 Min. 33 Sek.	Gesamt III			7 Min.
Gesamt-Trainingszeit 28 Min. 58 Sek.											

Empfehlung für Fortgeschrittene

Je ambitionierter Sie Sport treiben und wirklich ernsthafte Erfolge erzielen wollen, umso höher sollte im Laufe der Zeit die Intensität werden. Deshalb steigert sich mit zunehmender Leistung in diesem Programm der Trainingsumfang auf mindestens 3–4 Workouts pro Woche. Innerhalb der Trainingseinheiten können Sie selbstverständlich hin und wieder nur eine oder zwei Runden trainieren, falls das Ihr Zeitmanagement nicht anders zulässt. Sollten Sie zudem bei einigen Übungen an Ihre Grenzen stoßen, stoppen Sie das Training nicht, sondern führen Sie die Bewegung in einer leichteren Übungsvariante fort. Sofern Sie sich in der Lage fühlen, dieses Programm ohne Schwierigkeiten durchzuhalten, können Sie zum Profi-Programm wechseln.

4-Wochen-Trainingsplan

1. Woche							
Tag	Montag	Dienstag	Mittwoch	Donnerstag	Freitag	Samstag	Sonntag
Training	**Bodyboom Fortgeschritten** Mittelprogramm 1. + 2. Runde	**Grundlagenausdauer** 45–60 Minuten leichtes Ausdauertraining (Laufen, Radfahren etc.)	**Bodyboom Fortgeschritten** komplettes Programm 1. + 2. + 3. Runde	**Aktive Pause** 30 Minuten leichte Bewegung (Joggen, schnelles Gehen etc.)	**Aktive Pause** leichtes Stretching (statisch + leicht dynamisch ca. 20 Sek./Übung)	**Bodyboom Fortgeschritten** komplettes Programm 1. + 2. + 3. Runde	**Passive Pause** (einfach einmal nichts machen)
2. Woche							
Tag	Montag	Dienstag	Mittwoch	Donnerstag	Freitag	Samstag	Sonntag
Training	**Bodyboom Fortgeschritten** komplettes Programm 1. + 2. + 3. Runde	**Aktive Pause** 30 Minuten leichte Bewegung (Joggen, schnelles Gehen etc.)	**Bodyboom Fortgeschritten** komplettes Programm 1. + 2. + 3. Runde	**Grundlagenausdauer** 45–60 Minuten leichtes Ausdauertraining (Laufen, Radfahren etc.)	**Aktive Pause** leichtes Stretching (statisch + leicht dynamisch ca. 20 Sek./Übung)	**Bodyboom Fortgeschritten** komplettes Programm 1. + 2. + 3. Runde	**Passive Pause** (einfach einmal nichts machen)
3. Woche							
Tag	Montag	Dienstag	Mittwoch	Donnerstag	Freitag	Samstag	Sonntag
Training	**Bodyboom Fortgeschritten** komplettes Programm 1. + 2. + 3. Runde	**Grundlagenausdauer** 45–60 Minuten leichtes Ausdauertraining (Laufen, Radfahren etc.)	**Bodyboom Fortgeschritten** komplettes Programm 1. + 2. + 3. Runde	**Bodyboom Fortgeschritten** Mittelprogramm 1. + 2. Runde	**Aktive Pause** leichtes Stretching (statisch + leicht dynamisch ca. 20 Sek./Übung)	**Bodyboom Fortgeschritten** komplettes Programm 1. + 2. + 3. Runde	**Passive Pause** (einfach einmal nichts machen)
4. Woche							
Tag	Montag	Dienstag	Mittwoch	Donnerstag	Freitag	Samstag	Sonntag
Training	**Bodyboom Fortgeschritten** komplettes Programm 1. + 2. + 3. Runde	**Bodyboom Fortgeschritten** Mittelprogramm 1. + 2. Runde	**Bodyboom Fortgeschritten** komplettes Programm 1. + 2. + 3. Runde	**Bodyboom Fortgeschritten** Mittelprogramm 1. + 2. Runde	**Aktive Pause** leichtes Stretching (statisch + leicht dynamisch ca. 20 Sek./Übung)	**Bodyboom Fortgeschritten** komplettes Programm 1. + 2. + 3. Runde	**Passive Pause** (einfach einmal nichts machen)

Trainingsplan Profi

Dieser Trainingsplan ist an leistungsorientierte Sportler adressiert, die es gewohnt sind, regelmäßig mit schweren Übungen bis zum Muskelversagen zu trainieren. Bei diesem Trainingsplan erhöht sich nicht nur der Umfang, sondern auch die Intensität steigt signifikant an. Sie werden bei jeder Übung jeweils eine schwere oder sogar die schwerste Variante durchführen. Sofern Sie sich als Fortgeschrittener erst einmal langsam an dieses Training herantasten wollen, können Sie während der Übungen jederzeit zu einer weniger intensiven Ausführungsform wechseln.

Profi											
Runde 1				Runde 2				Runde 3			
Nr.	Basisübung	Zweite Übung	Pause	Nr.	Basisübung	Zweite Ü. = statisch	Pause	Nr.	Basisübung	Zweite Ü. = Burns	Pause
1	30	30	45	8	30	20	30	15	30	10	20
	B 8: Sumo Squat Ninja Jump	B15: Lunge forward & twist touch (wechselseitig)			B 18: Pistol Squat (wechselseitig)	B 12: One Leg Wall Sit (10 Sek. pro Bein)			B 3: Squat Tuck Jump	B 9: Squat Jump & Sumo Squat Jump	
2	30	30	45	9	30	20	30	16	30	10	20
	P 3: Feet-Elevated Push Up	P 8: Spiderman Push Up			P 5: Japanese Push Up	P 12: Side-to-Side Push Up (wechselseit., je 2 Sek. statisch halten pro Seite)			P 7: One Arm Elevated Push Up (wechselseitig)	P 11: Plyo Push Up	
3	30	30	45	10	30	20	30	17	30	10	20
	B 34: Straight Dog Outs (15 Sek. pro Seite)	B 1+B 35: Squat + Frontkicks in Kombination (wechselseit.)			B 40: Side Plank Invert Leg Raise (wechselseit. mit Rotation)	P 15: Pike Push Up (statisch halten, Nase 5 cm über dem Boden)			G 3: Wide Squat Jump + Capoeira Lunge (wechselseit.)	B 35: Knieheben vorwärts im Laufen so schnell wie möglich (Skippings)	
4	30	30	45	11	30	20	30	18	30	10	20
	C 13: Jackknife Crunch	C 12: Shipping Crunch (mit Bewegung)			C 28: V-Ups	C 31: Front Plank (schwere Var., wechselseit.)			C 20: Turtle Circle	C 22: Shipping Crunch + Bicycle Crunch	
5	30	30	45	12	30	20	30	19	30	10	20
	R 5: Reverse Butterfly	C 34: Side Plank Rotation (wechsels.)			B 19: Leg Curl	B 25: Straight Arms Single Leg Bridge (je 10 Sek. pro Bein stat.)			R 8: Standing Arm & Leg Extension (mit Zusatzgewicht)	R 15: Swimming (mit Zusatzgewicht, z.B. Flaschen)	
6	30	30	45	13	30	20	30	20	30	10	20
	P 16: Elevated Pike Push Up	P 19: Sphinx Push Up			G 7: Cross Walk Crocodile Push Up	P 17: Wall Handstand (ohne Push Up; nur halten)			P 21: Diamond Push Up	P 24: One Leg One Arm Dip (im schnellen Seitenwechsel)	
7	30	30	45	14	30	20	30	21	30	10	20
	P 6: Spiderman Walk	C 29: L-Sit Knee Up			G 8: Prisoner Get Up + Squat Jump	C 29: L-Sit			P 13: T-Push Up	G 5: Burpee	
Gesamt I			12 Min. 25 Sek.	Gesamt II			9 Min. 33 Sek.	Gesamt III			7 Min.
Gesamt-Trainingszeit 28 Min. 58 Sek.											

Empfehlung für Profis

Gehört der regelmäßige Sport seit langer Zeit genauso zu Ihrem Leben wie die tägliche Dusche oder der Weg zur Arbeit und können Sie sich ein Leben ohne Training überhaupt nicht mehr vorstellen, dann sind Sie der richtige Kandidat für dieses Profi-Programm. Mit 5–6 Workouts trainieren Sie praktisch jeden Tag in der Woche und haben nur einen Pausentag. In diesem Leistungslevel ist der Körper bereits an die hohen Trainingsumfänge gewöhnt, sodass die Regenerationsphase schneller und ökonomischer abläuft. Aus diesem Grund haben Sie nur einen bis maximal zwei Pausentag(e) in der Woche. Dieses Programm ist hart, aber fair. Wenn Sie regelmäßig trainieren, werden Sie nach 4–6 Wochen sichtbare Ergebnisse erzielen. Der Körperfettanteil sinkt, Ihre Muskeln werden stark und Ihr ganzer Körper wird leistungsfähig.

4-Wochen-Trainingsplan

1. Woche

Tag	Montag	Dienstag	Mittwoch	Donnerstag	Freitag	Samstag	Sonntag
Training	**Bodyboom Profi** Mittel-programm 1. + 2. Runde	**Grundlagen-ausdauer** 45–60 Minuten leichtes Ausdauertraining (Laufen, Radfahren etc.)	**Bodyboom Profi** komplettes Programm 1. + 2. + 3. Runde	**Bodyboom Profi** Kurzprogramm Nur 1. Runde	**Aktive Pause** leichtes Stretching (statisch + leicht dynamisch ca. 20 Sek./Übung)	**Bodyboom Profi** komplettes Programm 1. + 2. + 3. Runde	**Passive Pause** (einfach einmal nichts machen)

2. Woche

Tag	Montag	Dienstag	Mittwoch	Donnerstag	Freitag	Samstag	Sonntag
Training	**Bodyboom Profi** komplettes Programm 1. + 2. + 3. Runde	**Bodyboom Profi** Mittelprogramm 1. + 2. Runde	**Bodyboom Profi** komplettes Programm 1. + 2. + 3. Runde	**Bodyboom Profi** Kurzprogramm Nur 1. Runde	**Aktive Pause** leichtes Stretching (statisch + leicht dynamisch ca. 20 Sek./Übung)	**Bodyboom Profi** komplettes Programm 1. + 2. + 3. Runde	**Passive Pause** (einfach einmal nichts machen)

3. Woche

Tag	Montag	Dienstag	Mittwoch	Donnerstag	Freitag	Samstag	Sonntag
Training	**Bodyboom Profi** komplettes Programm 1. + 2. + 3. Runde	**Aktive Pause** 30 Minuten leichte Bewegung (Joggen, schnelles Gehen etc.)	**Bodyboom Profi** komplettes Programm 1. + 2. + 3. Runde	**Bodyboom Profi** Mittelprogramm 1. + 2. Runde	**Bodyboom Profi** komplettes Programm 1. + 2. + 3. Runde	**Bodyboom Profi** komplettes Programm 1. + 2. + 3. Runde	**Passive Pause** (einfach einmal nichts machen)

4. Woche

Tag	Montag	Dienstag	Mittwoch	Donnerstag	Freitag	Samstag	Sonntag
Training	**Bodyboom Profi** komplettes Programm 1. + 2. + 3. Runde	**Bodyboom Profi** komplettes Programm 1. + 2. + 3. Runde	**Grundlagen-ausdauer** 45–60 Minuten leichtes Ausdauertraining (Laufen, Radfahren etc.)	**Bodyboom Profi** komplettes Programm 1. + 2. + 3. Runde	**Bodyboom Profi** komplettes Programm 1. + 2. + 3. Runde	**Bodyboom Profi** komplettes Programm 1. + 2. + 3. Runde	**Passive Pause** (einfach einmal nichts machen)

Vom Einsteiger zum Profi: Ihr persönlicher 12-Wochen-Trainingsplan

Die allmähliche Steigerung der Belastung und Reizdichte führt langfristig zu einem nachhaltigen und stabilen Leistungsniveau, während sich zu schnelle Steigerungen und zu starke Reize in der Anfangsphase nachteilig auswirken können. Aus diesem Grund ist es gerade für Anfänger empfehlenswert, sich kleine Teilziele zu setzen und langsam zu beginnen. Es sollte deshalb nicht in jeder Trainingseinheit das Niveau erhöht werden. Stattdessen sorgen kleinere Etappen zwischen 4–6 Wochen, in denen die Inhalte, Umfänge und die Intensität bis auf einige wenige Veränderungen gleich bleiben, für bessere Trainingserfolge. Denn gerade im Anfängertraining müssen sich in den ersten Trainingseinheiten erst koordinative Prozesse optimieren. Der Körper lernt also, seine Muskeln richtig anzusteuern, sodass eine Übung überhaupt richtig ausgeführt werden kann. Erst wenn die Übung beherrscht wird, kann über die natürliche Reizschwelle hinaus trainiert werden. Dadurch passt sich der Muskel morphologisch, d.h. auf zellulärer Ebene, an und wird leistungsfähiger.

Um Ihnen als Anfänger den Einstieg in ein langfristiges Training zu erleichtern, finden Sie in der nachfolgenden Tabelle eine Trainingsempfehlung über 12 Wochen. Diese 12 Wochen stellen einen sogenannten Makrozyklus, also eine gesamte Trainingsperiode, dar. Dieser ist in drei Mesozyklen, kleinere Etappen von jeweils 4 Wochen, eingeteilt. Jede dieser Mesozyklen enthält Mikrozyklen, die die Trainingsinhalte einer Woche beschreiben. Sie beginnen als Anfänger mit dem ersten Mesozyklus, der 4 Wochen dauert und leichte bis mittelschwere Übungen beinhaltet. Sie werden in dieser Zeit jeweils 3-mal pro Woche trainieren. Nach dieser Periode starten Sie in den fortgeschrittenen Mesozyklus, der ebenfalls 4 Wochen dauert. Die Übungen werden schwerer und auch der Trainingsumfang pro Woche nimmt zu. Haben Sie auch diese Periode erfolgreich bewältigt, starten Sie in den letzten Mesozyklus, der hauptsächlich schwere Übungen beinhaltet. In dieser Zeit trainieren Sie bis zu 6-mal pro Woche.

Wie geht es nach den 12 Wochen weiter?

Nach der gesamten Trainingsperiode folgen ein paar Tage bis zu einer Woche Erholung, in der Sie sich durch regelmäßige, leichte Ausdauereinheiten wie etwa Joggen oder Radfahren bei niedriger Intensität, aktiv erholen. Sie können dann mit einem anderen Trainingsplan fortfahren oder denselben Plan, mit jeweils anderen und schwereren Übungen wiederholen.

Falls Sie nach diesem 12-Wochen-Programm etwas Abwechslung wünschen, eignet sich u.a. ein sehr zeitsparendes Tabata-Training, ein Training nach der Gärtner-Pyramide oder ein muskelgruppenspezifisches Splittraining, in dem Sie das gesamte Workout in Körperregionen aufteilen.

Ein Muskelgruppen-Splitting bedeutet, dass Sie sich während einer Einheit vollständig auf ein oder zwei Körperregionen konzentrieren können, sodass Sie eine maximale Auslastung erreichen. Trainieren Sie am nächsten oder übernächsten Tag dann eine andere Region, kann diese auch wieder fokussiert bearbeitet werden. Gleichzeitig werden die am Tag zuvor belasteten Muskeln passiv mitbewegt und regenerieren sich durch die erhöhte Durchblutung schneller. Vor genau diesem Hintergrund wurden die Muskelgruppen im Übungskapitel dieses Buches in belastungsspezifische Muster eingeteilt, die exakt die an einer Bewegung zusammenspielenden Muskeln beschreiben.

Genauere Erläuterungen, wie so ein Muskelgruppen-Splitting-Programm aussehen kann, finden Sie im Anschluss an die 12-Wochen-Tabelle.

Makrozyklus (12 Wochen)											
Leichtes Programm (Mesozyklus = 4 Wochen)				Mittleres Programm (Mesozyklus = 4 Wochen)				Schweres Programm (Mesozyklus = 4 Wochen)			
Woche I	Woche II	Woche III	Woche IV	Woche I	Woche II	Woche III	Woche IV	Woche I	Woche II	Woche III	Woche IV
MO Bodyboom Einsteiger 1. Runde	MO Bodyboom Einsteiger 1. + 2. Runde	MO Bodyboom Einsteiger 1. + 2. + 3. Runde	MO Bodyboom Einsteiger 1. + 2. + 3. Runde	MO Bodyboom Fortgeschritten 1. + 2. Runde	MO Bodyboom Fortgeschritten 1. + 2. + 3. Runde	MO Bodyboom Fortgeschritten 1. + 2. + 3. Runde	MO Bodyboom Fortgeschritten 1. + 2. + 3. Runde	MO Bodyboom Profi 1. + 2. Runde	MO Bodyboom Profi 1. + 2. + 3. Runde	MO Bodyboom Profi 1. + 2. + 3. Runde	MO Bodyboom Profi 1. + 2. + 3. Runde
DI Aktive Pause (30 Min. Joggen)	DI Aktive Pause (30 Min. Joggen)	DI Aktive Pause (30 Min. Joggen)	DI Aktive Pause (30 Min. Joggen)	DI Grundlagenausdauer 45–60 Min. Laufen, Radfahren etc.	DI Aktive Pause 30 Min leichtes Joggen o.Ä.	DI Grundlagenausdauer 45–60 Min. Laufen, Radfahren etc.	DI Bodyboom Fortgeschritten 1. + 2. Runde	DI Grundlagenausdauer 45–60 Min. Laufen, Radfahren etc.	DI Bodyboom Profi 1. + 2. Runde	DI Aktive Pause (30 Min. Joggen)	DI Bodyboom Profi 1. + 2. + 3. Runde
MI Bodyboom Einsteiger 1. + 2. Runde	MI Bodyboom Einsteiger 1. + 2. + 3. Runde	MI Bodyboom Einsteiger 1. + 2. + 3. Runde	MI Bodyboom Einsteiger 1. + 2. + 3. Runde	MI Bodyboom Fortgeschritten 1. + 2. + 3. Runde	MI Bodyboom Fortgeschritten 1. + 2. + 3. Runde	MI Bodyboom Fortgeschritten 1. + 2. + 3. Runde	MI Bodyboom Fortgeschritten 1. + 2 .+ 3. Runde	MI Bodyboom Profi 1. + 2. + 3. Runde	MI Bodyboom Profi 1. + 2. + 3. Runde	MI Bodyboom Profi 1. + 2. + 3. Runde	MI Grundlagenausdauer 45–60 Min. Laufen, Radfahren etc.
DO Passive Pause (Ruhe)	DO Passive Pause (Ruhe)	DO Passive Pause (Ruhe)	DO Bodyboom Einsteiger 1. + 2. Runde	DO Aktive Pause 30 Min. leichtes Joggen o.Ä.	DO Grundlagenausdauer 45–60 Min. Laufen, Radfahren etc.	DO Bodyboom Fortgeschritten 1. + 2. Runde	DO Bodyboom Fortgeschritten 1. + 2. Runde	DO Bodyboom Profi 1. Runde	DO Bodyboom Profi 1. Runde	DO Bodyboom Profi 1. + 2. Runde	DO Bodyboom Profi 1. + 2. + 3. Runde
FR Aktive Pause, leichtes Stretching	FR Aktive Pause, leichtes Stretching	FR Aktive Pause, leichtes Stretching	FR Aktive Pause, leichtes Stretching	FR Aktive Pause, leichtes Stretching	FR Aktive Pause, leichtes Stretching	FR Aktive Pause, leichtes Stretching	FR Aktive Pause, leichtes Stretching	FR Aktive Pause, leichtes Stretching	FR Aktive Pause, leichtes Stretching	FR Bodyboom Profi 1. + 2. + 3. Runde	FR Bodyboom Profi 1. + 2. + 3. Runde
SA Bodyboom Einsteiger 1. + 2. + 3. Runde	SA Bodyboom Einsteiger 1. + 2. + 3. Runde	SA Bodyboom Einsteiger 1. + 2. + 3. Runde	SA Bodyboom Einsteiger 1. + 2. + 3. Runde	SA Bodyboom Fortgeschritten 1. + 2. + 3. Runde	SA Bodyboom Fortgeschritten 1. + 2. + 3. Runde	SA Bodyboom Fortgeschritten 1. + 2. + 3. Runde	SA Bodyboom Fortgeschritten 1. + 2. + 3. Runde	SA Bodyboom Profi 1. + 2. + 3. Runde	SA Bodyboom Profi 1. + 2. + 3. Runde	SA Bodyboom Profi 1. + 2. + 3. Runde	SA Bodyboom Profi 1. + 2. + 3. Runde
SO Passive Pause (Ruhe)	SO Passive Pause (Ruhe)	SO Passive Pause (Ruhe)	SO Passive Pause (Ruhe)	SO Passive Pause (Ruhe)	SO Passive Pause (Ruhe)	SO Passive Pause (Ruhe)	SO Passive Pause (Ruhe)	SO Passive Pause (Ruhe)	SO Passive Pause (Ruhe)	SO Aktive Pause, leichtes Stretching	SO Passive Pause (Ruhe)

Muskelgruppen-Splitting

Sie haben bereits erfahren, dass die Einteilung nach Muskelgruppen oder Körperregionen sehr effektiv sein kann, sofern die Übungen und Inhalte sinnvoll aufeinander abgestimmt sind. Das sogenannte Splittraining stammt aus dem Bodybuilding und ist hinsichtlich der Ausbildung starker und straffer Muskeln als besonders effektiv zu bewerten. Außerdem kann durch die Fokussierung auf ein bis zwei Muskelgruppen sehr viel Zeit gespart werden. Dringend zu beachten ist bei dieser Trainingsmethode, dass Sie wöchentlich mindestens 3–5-mal trainieren. Andernfalls sind die Pausen zwischen dem Training der einzelnen Körperregionen viel zu lange, um Anpassungsprozesse effektiv in Gang zu setzen.

Zwei Arten eines Splittrainings

Muskelgruppen: Diese Form orientiert sich daran, welche Muskelgruppen bei bestimmten Übungen als Hauptmuskeln und welche als unterstützende Muskeln beteiligt sind und deshalb weniger oder vermindert intensiv innerhalb einer Einheit trainiert werden können. So wird beispielsweise neben der Brust- und Schultermuskulatur bei jeder Druckübung (Liegestütz, Bankdrücken etc.) der Trizeps als Hilfsmuskel beansprucht. Möchte ein Sportler hauptsächlich Kraft aufbauen, wäre es in solch einer Einheit nicht empfehlenswert, den Trizeps isoliert zu trainieren, da dieser durch die Vorerschöpfung nicht mehr die volle Leistungsfähigkeit entfalten kann. Der Bizeps würde sich an dieser Stelle besser eignen, da dieser bei allen Druckübungen nur passiv bewegt wird und an der Bewegung nicht als unterstützender Muskel mitwirkt. Demzufolge ergeben sich effektive Kombinationen:

- Brust + Bizeps (+ Bauch)
- Rücken + Trizeps (+ Bauch)
- Schultern + Beine (+ Bauch)

Es soll jedoch angemerkt werden, dass das Splitting in einzelne Muskeln bei einem Gerätetraining einfacher zu realisieren ist als beim Training mit dem eigenen Körpergewicht, denn dabei spielen bewegungsbedingt immer mehrere Muskeln zusammen. Diese können durch die festen Bewegungsverläufe beim Geräte- und Hanteltraining einfacher isoliert trainiert werden. Deshalb ist es beim Bodyweight-Training sinnvoll, nach Körperregionen zu splitten.

Körperregionen: Die menschliche Anatomie ermöglicht uns verschiedene Grundbewegungen, die jeweils über ein Zusammenspiel verschiedener Muskelgruppen ermöglicht werden. Am Anfang des Übungskapitels in diesem Buch haben Sie bereits erfahren, dass bei typischen Stütz-, Druck- oder Spannungsübungen meist immer die gleichen Muskeln in einer Muskelkette vereint sind und dadurch die Bewegungen realisiert werden können. Aus diesem Grund ist beim Training mit dem eigenen Körpergewicht auch der koordinative Nutzen nicht zu unterschätzen, der die Synchronisierung und die Steuerung dieser Muskelgruppen verbessert. Auf Grundlage dieser Muskelketten können folgende Körperregionen abgeleitet werden:

- Stützbewegungen: vorderer Oberkörper (Brust, Schultern, Trizeps)
- Zugbewegungen: Rücken & hinterer Oberkörper (oberer & seitlicher Rücken, Bizeps, hinterer Schulteranteil)
- Stabilisierung: Körpermitte (Bauchmuskulatur, unterer Rücken, Gesäß)
- Standbewegungen: unterer Körper (Oberschenkel- und Unterschenkelmuskulatur, Hüftbeuger, Gesäß)

Auf der nachfolgenden Seite finden Sie eine Trainingsempfehlung, die es Ihnen erleichtern soll, Ihr Training nach Körperregionen zu splitten.

Splittraining nach Körperregionen: Wochentrainingsvorschlag

In dieser Übungstabelle finden Sie für jede Übung jeweils drei verschiedene Ausführungsformen (leicht/mittel/schwer), um verschiedene Leistungsniveaus abzudecken. Wenn Sie Ihren Körper kennen und wissen, was Sie zu leisten imstande sind, dann wählen Sie die für Sie passende Schwierigkeit aus. Andernfalls tasten Sie sich über die leichte Variante langsam zur schwereren heran. Schaffen Sie aber einige Wiederholungen der schweren Übung, dann führen Sie diese ohne Abfälschung durch, ehe Sie mit zunehmender Erschöpfung zur mittleren und dann zur leichten Ausführung wechseln.

Montag	Dienstag	Mittwoch	Donnerstag	Freitag	Samstag	Sonntag
Oberkörper	Aktive Pause	Körpermitte	Rücken	Aktive Pause	Unterkörper	Passive Pause
Brust Schultern Trizeps		**Bauch Rumpf**	**Rücken Bizeps**		**Beine Gesäß**	**Pausentag**
Leicht ***P2*** / *Mittel* ***P1*** / *Schwer* ***P3***	**Leichtes Ausdauer-Training**	*Leicht* ***C1*** / *Mittel* ***C8*** / *Schwer* ***C12***	*Leicht* ***R2*** / *Mittel* ***R1*** / *Schwer* ***R1*****	**Leichtes Ausdauer-Training**	*Leicht* ***B1*** / *Mittel* ***B3*** / *Schwer* ***B9***	Ruhe & Entspannung
Je 3–4 Sätze / 50 Sek. 50 Sek. Pause zwischen den Sätzen. 2 Min. Pause zum Wechsel auf die nächste Übung	Ca. 45–60 Minuten Joggen/ Radfahren etc. bei einer Herzfrequenz von 120–140 bpm	**Je 3–4 Sätze / 50 Sek.** 50 Sek. Pause zwischen den Sätzen. 2 Min. Pause zum Wechsel auf die nächste Übung	**Je 3–4 Sätze / 50 Sek.** 50 Sek. Pause zwischen den Sätzen. 2 Min. Pause zum Wechsel auf die nächste Übung	Ca. 45-60 Minuten Joggen/ Radfahren etc. bei einer Herzfrequenz von 120-140 bpm	**Je 3–4 Sätze / 50 Sek.** 50 Sek. Pause zwischen den Sätzen. 2 Min. Pause zum Wechsel auf die nächste Übung	Evtl. Sauna, Therme, Sonnenbad
Leicht ***P6**** / *Mittel* ***P4*** / *Schwer* ***P5***	Zusätzlich leichtes Stretching, ganzer Körper ca. 15–20 Sek. pro Übung statisch + leicht dynamisch	*Leicht* ***C6*** / *Mittel* ***C11*** / *Schwer* ***C13***	*Leicht* ***R3*** / *Mittel* ***R4*** / *Schwer* ***R5***	Zusätzlich leichtes Stretching, ganzer Körper ca. 15–20 Sek. pro Übung statisch + leicht dynamisch	*Leicht* ***B13*** / *Mittel* ***B17*** / *Schwer* ***B18***	
Je 3–4 Sätze / 45 Sek. 45 Sek. Pause zwischen den Sätzen. 2 Min. Pause zum Wechsel auf die nächste Übung.		**Je 3–4 Sätze / 45 Sek.** 45 Sek. Pause zwischen den Sätzen. 2 Min. Pause zum Wechsel auf die nächste Übung	**Je 3–4 Sätze / 45 Sek.** 45 Sek. Pause zwischen den Sätzen. 2 Min. Pause zum Wechsel auf die nächste Übung		**Je 3–4 Sätze / 45 Sek.** 45 Sek. Pause zwischen den Sätzen. 2 Min. Pause zum Wechsel auf die nächste Übung	
Leicht ***P14**** / *Mittel* ***P15*** / *Schwer* ***P16***		*Leicht* ***C18*** / *Mittel* ***C19*** / *Schwer* ***C21***	*Leicht* ***R6*** / *Mittel* ***R8*** / *Schwer* ***R8*****		*Leicht* ***B22*** / *Mittel* ***B21*** / *Schwer* ***B24*****	
Je 3–4 Sätze / 40 Sek. 40 Sek. Pause zwischen den Sätzen. 2 Min. Pause zum Wechsel auf die nächste Übung.		**Je 3–4 Sätze / 40 Sek.** 40 Sek. Pause zwischen den Sätzen. 2 Min. Pause zum Wechsel auf die nächste Übung	**Je 3–4 Sätze / 40 Sek.** 40 Sek. Pause zwischen den Sätzen. 2 Min. Pause zum Wechsel auf die nächste Übung		**Je 3–4 Sätze / 40 Sek.** 40 Sek. Pause zwischen den Sätzen. 2 Min. Pause zum Wechsel auf die nächste Übung	
Leicht ***P20**** / *Mittel* ***P18*** / *Schwer* ***P19***		*Leicht* ***C23*** / *Mittel* ***C24*** / *Schwer* ***C29***	*Leicht* ***R14*** / *Mittel* ***R15*** / *Schwer* ***R15*****		*Leicht* ***B31*** / *Mittel* ***B33*** / *Schwer* ***B34***	
Je 3–4 Sätze / 35 Sek. 35 Sek. Pause zwischen den Sätzen. 2 Min. Pause zum Wechsel auf die nächste Übung.		**Je 3–4 Sätze / 35 Sek.** 35 Sek. Pause zwischen den Sätzen. 2 Min. Pause zum Wechsel auf die nächste Übung	**Je 3–4 Sätze / 35 Sek.** 35 Sek. Pause zwischen den Sätzen. 2 Min. Pause zum Wechsel auf die nächste Übung		**Je 3–4 Sätze / 35 Sek.** 35 Sek. Pause zwischen den Sätzen. 2 Min. Pause zum Wechsel auf die nächste Übung	
Leicht ***P23*** / *Mittel* ***P23*** / *Schwer* ***P23*****		*Leicht* ***C31*** / *Mittel* ***C32*** / *Schwer* ***C33***	*Leicht* ***B26*** / *Mittel* ***B28*** / *Schwer* ***B28*****		*Leicht* ***B36*** / *Mittel* ***B37*** / *Schwer* ***B38***	
Je 3–4 Sätze / 30 Sek. 30 Sek. Pause zwischen den Sätzen. 2 Min. Pause zum Wechsel auf die nächste Übung		**Je 3–4 Sätze / 30 Sek.** 30 Sek. Pause zwischen den Sätzen. 2 Min. Pause zum Wechsel auf die nächste Übung	**Je 3–4 Sätze / 30 Sek.** 30 Sek. Pause zwischen den Sätzen. 2 Min. Pause zum Wechsel auf die nächste Übung		**Je 3–4 Sätze / 30 Sek.** 30 Sek. Pause zwischen den Sätzen. 2 Min. Pause zum Wechsel auf die nächste Übung	
Bonusübung als Abschluss des Workouts: **G5** 2 × je 60 Sek. **G4** 2 × je 60 Sek.		**Bonusübung als Abschluss des Workouts:** **G 8** 1 × 60 Sek. **B 31/B32** 2 × je 60 Sek. **C31** 1 × 60 Sek.	**Bonusübung als Abschluss des Workouts:** **B25** 2 × je 60 Sek. **R7** 2 × je 60 Sek. statisch halten		**Bonusübung als Abschluss des Workouts:** **G2** 1 × 60 Sek. **B42/B43** 1 × 60 Sek. **B11/B12** 2 × je 60 Sek.	

* Leichtere Ausführung evtl. auf den Knien oder Beine beugen
** Schwere Variante (evtl. Beine erhöht oder mit Zusatzgewicht, z. B. Wasserflaschen)
Bei wechselseitigen Übungen führen Sie zunächst immer einen Satz vollständig auf der einen Seite und anschließend einen auf der anderen Seite durch.
Versuchen Sie in der jeweiligen Belastungszeit so viele Wiederholungen wie möglich zu schaffen. Notieren Sie sich Ihre erzielten Ergebnisse in einer Tabelle und kontrollieren Sie so Ihren Trainingserfolg über mehrere Wochen.

Tabata-Training: effektive Quick-Workouts als Ergänzung oder für zwischendurch

Diese Version des HIIT (High Intensity Interval Training) haben Sie im Kapitel Belastungsparameter (s. S. 26) bereits kennengelernt. Die Methode kann speziell auf eine einzelne Muskelgruppe oder auch auf den gesamten Körper angewendet werden. In den folgenden Tabellen haben wir für Sie einige Tabata-Vorschläge zusammengestellt, mit denen Sie Ihr Training sofort starten können. Jede dieser Übungstabellen beinhaltet drei verschiedene Schwierigkeitsstufen. Sie können sich also entscheiden, mit welchem Level Sie starten wollen. Der Vorteil dabei ist, dass Sie während des Trainings auch einfach zwischen den Stufen wechseln können. So kann es durchaus passieren, dass Sie nach der 4. Runde in der schweren Ausführungsform keine Wiederholung mehr schaffen. Hören Sie deshalb nicht auf, sondern wechseln Sie zur mittleren oder sogar zur leichten Stufe. Je nachdem, wie viel Zeit und Energie Sie aufwenden möchten, können Sie alle dieser Übungsbatterien nacheinander oder nur einige ausgewählte durchführen. Bauen Sie diese Workouts hin und wieder als Ergänzung in Ihr Training ein oder machen Sie daraus ein Quick-Workout, wenn Sie wenig Zeit zur Verfügung haben und trotzdem das Training nicht vernachlässigen wollen.

Durch diese Art des HIIT-Prinzips erreichen Sie in kürzester Zeit eine maximale Muskelauslastung. Dadurch wird, u. a. aufgrund einer hohen Laktatausschüttung, die Hormonsynthese optimiert, sodass für den Muskel wichtige Aufbauprozesse aktiviert werden. Besonders wichtig dabei ist jedoch das Erreichen der Leistungsgrenze. Sofern die Übungen zu leicht sind und Sie keine maximale Erschöpfung spüren, treten die Wirkungen nur bedingt ein. Gehen Sie bei diesem Training wirklich an Ihre Grenzen.

Ganzkörperworkout

Übungs-Nr.:	Leicht	Mittel	Schwer	Zeit
Runde 1	G 1	G 2	G 3	20 Sek. Belastung / 10 Sek. Pause
Runde 2	B 7 + B 13	B 3	B 8 + B 14	20 Sek. Belastung / 10 Sek. Pause
Runde 3	G 5 (ohne Push Up)	G 5	G 5 + P 8	20 Sek. Belastung / 10 Sek. Pause
Runde 4	C 1	C 8	C 12	20 Sek. Belastung / 10 Sek. Pause
Runde 5	G 4	G 4 + P 1	G 4 + P 15	20 Sek. Belastung / 10 Sek. Pause
Runde 6	C 25	C 27	C 32	20 Sek. Belastung / 10 Sek. Pause
Runde 7	R 2	R 2 angewinkelte Beine	R 1 gestreckte Beine	20 sek. Belastung / 10 Sek. Pause
Runde 8	C 31	C 32	C 33	20 Sek. Belastung / 10 Sek. Pause

Unterkörper

Übungs-Nr.	Leicht	Mittel	Schwer	Zeit
Runde 1	B 2	B 3	B 8	20 Sek. Belastung / 10 Sek. Pause
Runde 2	B 4	B 5	B 19	20 Sek. Belastung / 10 Sek. Pause
Runde 3	B 7	B 11	B 21	20 Sek. Belastung / 10 Sek. Pause
Runde 4	G 1	G 2	G 3	20 Sek. Belastung / 10 Sek. Pause
Runde 5	B 13	B 14	B 14 + B 3	20 Sek. Belastung / 10 Sek. Pause
Runde 6	B 27 links	B 33 links	B 34 links	20 Sek. Belastung / 10 Sek. Pause
Runde 7	B 27 rechts	B 33 rechts	B 34 rechts	20 Sek. Belastung / 10 Sek. Pause
Runde 8	B 35 wechselseitig	B 35 mit Frontkick wechselseitig	B 35 + B 41 wechselseitig	20 Sek. Belastung / 10 Sek. Pause

Oberkörper

Übungs-Nr.	Leicht	Mittel	Schwer	Zeit
Runde 1	P 2	P 3	P 11	20 Sek. Belastung / 10 Sek. Pause
Runde 2	P 4 kniend	P 9	P 12	20 Sek. Belastung / 10 Sek. Pause
Runde 3	P 15 statisch haltend	P 14	P 14	20 Sek. Belastung / 10 Sek. Pause
Runde 4	P 22 angewinkelte Beine	P 22	P 19	20 Sek. Belastung / 10 Sek. Pause
Runde 5	R 1 enge Fußstellung	P 1	C 31	20 Sek. Belastung / 10 Sek. Pause
Runde 6	R 4	R 1	R 5	20 Sek. Belastung / 10 Sek. Pause
Runde 7	P 6 kniend	P 18	P 17	20 Sek. Belastung / 10 Sek. Pause
Runde 8	G 5 Push Up kniend	G 5	G 5 + P 10	20 Sek. Belastung / 10 Sek. Pause

Core

Übungs-Nr.	Leicht	Mittel	Schwer	Zeit
Runde 1	C 6	C 8	C 12	20 Sek. Belastung / 10 Sek. Pause
Runde 2	C 3	C 11	G 8	20 Sek. Belastung / 10 Sek. Pause
Runde 3	C 15	C 26	C 28	20 Sek. Belastung / 10 Sek. Pause
Runde 4	C 7	C 14	C 13	20 Sek. Belastung / 10 Sek. Pause
Runde 5	C 18	C 19	C 21	20 Sek. Belastung / 10 Sek. Pause
Runde 6	C 23	C 24	C 26 + C 24	20 Sek. Belastung / 10 Sek. Pause
Runde 7	C 31	C 32	C 33	20 Sek. Belastung / 10 Sek. Pause
Runde 8	C 25	C 27	C 29	20 Sek. Belastung / 10 Sek. Pause

Übungsverzeichnis

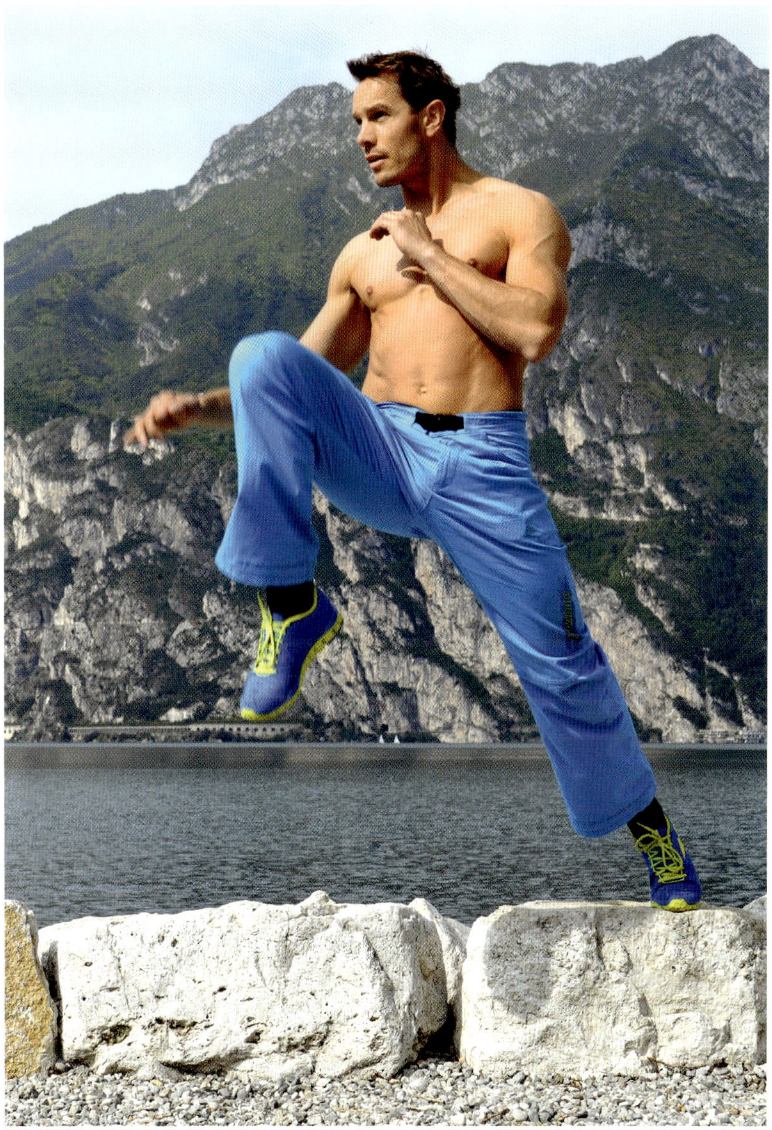

Stichwortverzeichnis

Verwendete Literatur

Boyle, M. (2010): Functional Training – Das Erfolgsprogramm der Spitzensportler. München: Riva Verlag.

Ehlenz, H./Grosser, M./Zimmermann, E. (1998): Krafttraining. München, Wien, Zürich.

Fleck, S./Kraemer, W. (2004): Designing Resistance Training. Human Kinetics, Expanded third edition, S. 155.

Göhner, U. (1979): Bewegungsanalyse im Sport. Schorndorf: Hofmann.

Grosser, M./Renner, T. (2007): Schnelligkeitstraining – Grundlagen, Methoden, Leistungssteuerung, Programme für alle Sportarten. München: BLV Buchverlag.

Grosser, M./Starischka, S./Zimmermann, E. (2012): Das neue Konditionstraining. Grundlagen / Methoden / Leistungssteuerung / Übungen / Trainingsprogramme. München: BLV Buchverlag.

Grosser, M./Starischka, S./Zimmermann, E. (2001): Das neue Konditionstraining für alle Sportarten, für Kinder, Jugendliche und Aktive. München: BLV Buchverlag.

Letzelter, M. (1984): Trainingsgrundlagen. Reinbek: Rowohlt Verlag.

Meinel, K./Schnabel, G. (2004): Bewegungslehre – Sportmotorik. München: Südwest Verlag.

Sanata, J.C. (2000): Functional Training: Breaking the Bonds of Traditionalism, Boca Raton, FL: Optimum Performance Systems.

Schnabel, G./Harre, D./Borde, A. (Hrsg.) (1994): Trainingswissenschaft: Leistung – Training – Wettkampf. Berlin: Sportverlag.

Schnabel, G./Harre, D./Krug, J. (Hrsg.) (2005): Trainingswissenschaft – Leistung, Training, Wettkampf. Berlin: Sportverlag.

Störig, H. J. (1982): Kleine Weltgeschichte der Wissenschaft 2, Hamburg: Fischer Taschenbuch.

Weineck, J. (2010): Optimales Training – Leistungsphysiologische Trainingslehre unter besonderer Berücksichtigung des Kinder- und Jugendtrainings. 16. Auflage. Balingen: Spitta Verlag.

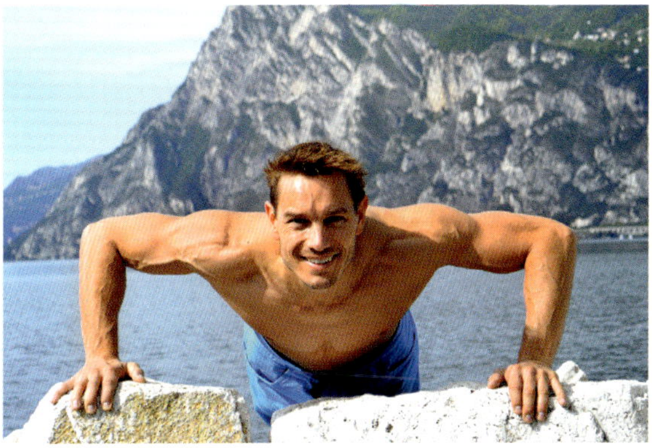

Über den Autor

Dr. Daniel Gärtner ist Sportwissenschaftler und staatlich geprüfter Sportlehrer. Er arbeitet als Dozent an der TU München und forscht auf dem Gebiet der Biomechanik im Sport. Er unterrichtet seine Studenten in Gerätturnen, Kampfsport und Fitness, entwickelt Trainingsvideos für zu Hause und dreht Berichte für Film und Fernsehen. Zu seinen größten Erfolgen im Leistungssport gehört der dreimalige Weltmeistertitel im Kickboxen.

Impressum

Bibliografische Information der Deutschen Nationalbibliothek

Die Deutsche Nationalbibliothek verzeichnet diese Publikation in der Deutschen Nationalbibliografie; detaillierte bibliografische Daten sind im Internet über http://dnb.d-nb.de abrufbar.

BLV Buchverlag GmbH & Co. KG
80797 München

www.facebook.com/blv.verlag

Bildnachweis
Alle Fotos von Ulli Seer, außer S. 1, 6/7, 9, 16, 172, 175 Daniel Gärtner; S. 10 Shutterstock (Lefteris Papaulakis); S. 11 Shutterstock (Everett Collection)

Grafiken
Angelika Brauner, München

Umschlagkonzeption: Kochan & Partner, München
Umschlagfotos:
Vorderseite: Gettyimages/Doug Berry
Rückseite: Ulli Seer

Lektorat: Stella Rahn
Herstellung: Hermann Maxant
DTP: Satz+Layout Fruth GmbH, München

Gedruckt auf chlorfrei gebleichtem Papier

Printed in Italy

ISBN 978-3-8354-1282-8

Hinweis
Das vorliegende Buch wurde sorgfältig erarbeitet. Dennoch erfolgen alle Angaben ohne Gewähr. Weder Autor noch Verlag können für eventuelle Nachteile oder Schäden, die aus den im Buch vorgestellten Informationen resultieren, eine Haftung übernehmen.